扶阳春秋系列读本

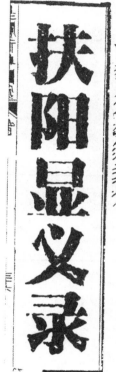

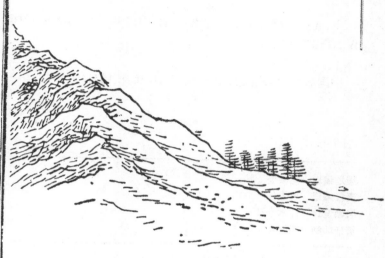

王献民 张宇轩 编著

U0189110

中国科学技术出版社

·北 京·

图书在版编目（CIP）数据

扶阳显义录 / 王献民，张宇轩编著 . — 北京：中国科学技术出版社，2019.9
（2024.1 重印）

ISBN 978-7-5046-8365-6

Ⅰ . ①扶… Ⅱ . ①王… ②张… Ⅲ . ①中医临床—经验—中国—现代
Ⅳ . ① R249.7

中国版本图书馆 CIP 数据核字 (2019) 第 185149 号

| | |
|---|---|
| 策划编辑 | 焦健姿　韩　翔 |
| 责任编辑 | 黄维佳 |
| 装帧设计 | 佳木水轩 |
| 责任印制 | 李晓霖 |

| | |
|---|---|
| 出　　版 | 中国科学技术出版社 |
| 发　　行 | 中国科学技术出版社有限公司发行部 |
| 地　　址 | 北京市海淀区中关村南大街 16 号 |
| 邮　　编 | 100081 |
| 发行电话 | 010-62173865 |
| 传　　真 | 010-62179148 |
| 网　　址 | http://www.cspbooks.com.cn |

| | |
|---|---|
| 开　　本 | 710mm×1000mm　1/16 |
| 字　　数 | 245 千字 |
| 印　　张 | 21.25 |
| 版　　次 | 2019 年 9 月第 1 版 |
| 印　　次 | 2024 年 1 月第 4 次印刷 |
| 印　　刷 | 北京盛通印刷股份有限公司 |
| 书　　号 | ISBN 978-7-5046-8365-6 / R・2428 |
| 定　　价 | 45.00 元 |

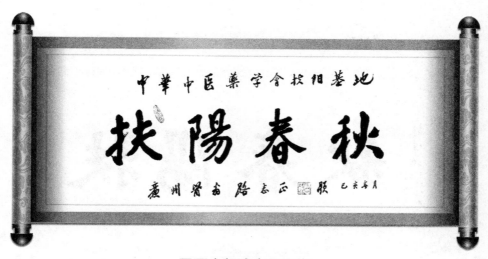

国医大师路志正题字

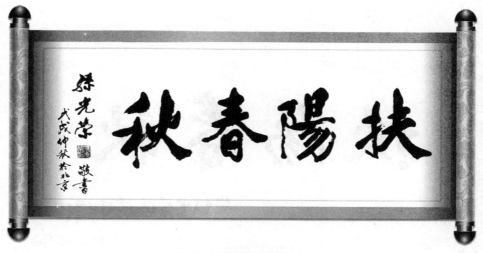

国医大师孙光荣题字

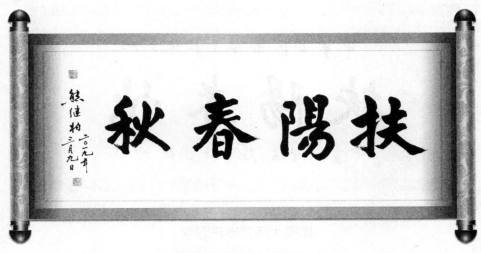

国医大师熊继柏题字

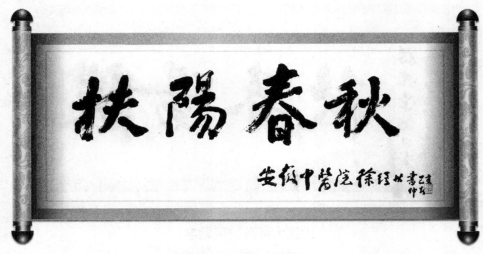

国医大师徐经世题字

# 内容提要

本书分为"麻杏竹甘综合法""四逆败毒综合法""川乌法本要""川乌法衍义"四篇，另有一附篇"火中生莲"。著者从喘证和热证两个常见但难治的病证入手，结合临床病案系统解析了"扶阳医学"的诊疗思路和用药技巧，然后深入讲解了"扶阳医家"眼中的中药，重点介绍了川乌的基本用法和临床应用，以及煎煮法、临床禁忌及衍生法。本书文辞精练，结构清晰，观点独到，讲解透彻，更有真实病案相佐证，适合广大中医药临床工作者及中医爱好者阅读参考。

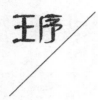

## 花自飘香水自流

一门医学（或称医学流派）的产生和构成，离不开两个基本因素：一曰"师承"，即要有明确的师承授受，每个时期会出现一个或几个"大家"和"宗师"，进而形成的同宗医家群体，他们步踵前贤，宗承其核心学术思想，濯古来新，并在继承积累的基础上创新发展、弘扬光大；二曰"文章"，即在学派的不同发展时期，有代表当时本宗学术最高成就的传世之作问世。学术流派的走向，必然会经历一个从发端源头到兼收并蓄的支流汇入干流，最后融归大海的自然发展过程。

传承有序，这是历史的厚度，也是一门医学流派的底蕴所在。如果能再进一步，成为时代的显学，还需要强大的临床实践来支撑和证明，此为医学和医家最终的落脚之处，没有选择和商榷的余地。

清末伤寒大家郑钦安坐蜀地而以"火神"之名享誉神州，著《医理真传》《医法圆通》《伤寒恒论》等医学三书，以"坎中一阳"立极，首彰"扶阳"大义，为扶阳医学前身"火神派"的开山鼻祖，自此以降，历经近200年的发展，期间名医辈出。郑氏之关门弟子卢铸之，进一步提出"以火立极"之论，著有《卢氏临证实验录》《金寿老人药解》等传世，并于临床上取得了卓越的成就，被誉为"卢火神"。其他如云南吴氏火神派创始人吴佩衡、川渝"火神菩萨"补晓岚、上海火神祝味菊教授、当代火神李可老中医等，俱是体宗扶阳、各张其能的一代名医。经过火神派历代祖师的理论积累和临床实践，扶阳医学已经初具雏形。

吾出身于中医世家，幼即秉承家传温病之学，少时立志穷经皓首，详参《易经》《内经》《本经》《伤寒》等历代经典，并博览方书，不敢稍懈，虽粗知医理，但因资质愚钝，始终未窥堂奥，近10年又参学扶阳法脉，厚积薄发，始有洞见。我自20世纪70年代末期开始临床，至今已近50年。在早期的行医生涯中，也就是20世纪的七八十年代，还可以倚仗家技而薄有医名，但是进入本世纪后，临床上发现人的体质有了翻天覆地的变化，现代人除了阳气不足以外，多湿、多痰、多瘀、多毒、虚实夹杂、郁毒内蕴、本虚标实的状况比比皆是，这是历史上未曾出现过的。临床上处理这种复杂多变的疾病时，单纯应用伤寒、温病甚至经典火神派的理法方药，会感觉越来越吃力，很难达到治愈的效果。

这种严峻的局面就促使我重新思考，既然疾病能够互联郁结，为什么医者就不能打破医学的流派界线，转割裂为融合呢？我们能否在伤寒经典的六经辨证基础上，将温病学纳入扶阳的立法体系中，从而形成寒温一统的格局呢？我以自身 40 多年的理论储备和临床积累为基础，采揉编纳历代医家学术之长，在扶阳架构下进行了重新整合，经过 3 年多的艰苦临床实践，天道酬勤，终于创立了以"枢转"理论为核心、"川乌法"为主体，辅以麻杏竹甘综合法、四逆败毒综合法、鹿角片法、白术法和乌附法等一系列大法的扶阳医学之完整体系，并在临床上形成了更加完善和符合现代人体质和疾病特点的疗愈系统，疗效显著。九折臂而成医，扶阳医学终于可以正名扬眉，卓立于世了。

业医经年，因常感时光易逝而无补于事，为医者不能因此虚度一生，更不能"自秘其术"，但为弘扬传统中医文化，彰显扶阳大义，以使更多医家及患者受益，我辈只有忘躯循志，当仁不让，此为本书写作和出版的初衷。书中纰缪不足之处，尚请方家与仁者打破泥囿，加以指正为是。

为医者，当以病为师，每每临床上治愈危重病人，医者不能以所谓"仁术"自居，更多的是要帮助身体恢复令人惊异的自愈功能，要敬畏和发现生命的坚韧和活力；为医者，每有发明，必当稽考于经典（历史），征信于临床（当下），方能纵横捭阖，经纬成章，头头是道。

扶阳医学，花自飘香水自流。
惟愿天佑中华，天佑中医。

王献民

# 张序

　　自古有云：生死事大！于医者，于患者，此言毕矣！进而问曰：既然，谁主生死沉浮？此又一千古之疑！

　　细细考之，唯有"元气"可为正解，真阳即是。《诗经》有云："相其阴阳，观其流泉。"自中华上古"阴阳"之理初显，河图、洛书即出，《易经》、太极袭承，乃至《本经》厘定药物，岐黄遂以《内经》汇宗，总赅万法，发衍圣义，老庄辉耀，抱阳守阴，冶于一炉，再至仲景条立《伤寒》，妙解六经，开一派之先河，然"扶阳"消息，却如神龙首尾，若隐若现，俯仰之间，其义幽隐。

　　《易经》首倡"天行健，君子以自强不息"，《内经》继之以"阳气者，若天与日，失其所则折寿而不彰，故天运当以日光明"，老子复云"万物负阴而抱阳，冲气以为和"，仲景语"阴阳会通，玄冥幽微，变化难极"，更于《伤寒》经方中垂范扶阳大义，上示以规矩，惜人之不识。

后世医家，修短随化，相与天时地气，应运国势民情，于是各朝流派，名家辈出，如葛洪、孙真人、刘河间、朱丹溪、张景岳等，俱独领风骚于一时，虽趣舍有殊，静躁不同，终归莫衷一是。从术而论，但必"明扶阳而兼益阴，显益阴又暗扶阳"，然以究竟而言，莫不心系黎苦，治病立法，无非固护元气，此非"扶阳"而何！

如景岳"天之大宝，只此一丸红日；人之大宝，只此一息真阳"之断语，颇得"扶阳"圣义。

清之一代，川西有止唐夫子（姓刘，名沅，字止唐）出，博学鸿儒，兼弘佛道之学，著作等身，名震当世。止唐夫子于医道造诣，虽曰"票友"，然上承岐黄之旨，中临伤寒之义，下启扶阳之门，隐然已有风雷之象！如其《医理大概约说》：

"补血必补气，气行则血行，无补血法也。""火乃人身生化之源，无火，则不能运化。""人身以元气为主，气足则邪火自息。故古人谓火气元气，不两立也。""阳气即元气，阴阳二气，统于元阳。元气暗滋于肾家，一病则无不病也，故医家斤斤辨三阴三阳，云某药入某脏，尚为太拘。"

郑钦安亲炙止唐公，从师越三十五载，虽称"伤寒大家"而坚云，"有阳则生，无阳则死……故曰人活一口气，气即阳也，火也，人非此火不生"，并以此理法，贯穿前后三书，已尽呈扶阳要义！

卢铸之再依止钦安，接扶阳衣钵，孜孜以求，嗣后遵师遗嘱，散尽家财，行脚乱世，历时八载，以资求证止唐、钦安理体，终于有得，"人身立命在于以火立极，治病立法在于以火消阴！"一门三杰，以火立极，前后两朝，历近百年，"扶阳"心灯始明！果叶扶疏，衍出一华数枝，扶阳要义遂广播天下。

轩之尝闻：须具通方手段，始定界外乾坤。此所以古时"先生"之尊称，唯医者与师者克当。今之岐黄行者王献民先生，即此"医、师"典范。

王献民先生，中医世家出身，幼承庭训，早于伤寒温病，已有悟入，及亲炙扶阳法脉，纵横捭阖于扶阳与温病，奇峰突起。

创洄溪堂医馆，悬壶济世，悲天悯人，以病为师，于扶阳一路，如履薄冰，切磋琢磨，不忘初心，终成大统！王师百尺竿头，更雄于临床，每于重病危症，运筹帷幄，决胜千里，屡起沉疴，妙手回春，四方谒病者，常辐辏其门。

王师于医学一道，虚怀若谷，海纳百川，自然渊渟岳峙，是不分轩轾，而高下已判，确为我辈楷模。

笔耕书上除太和无他，舟行学海有扶阳领航！

轩之景愿，在以扶阳理法为眼目，临证医案为手足，体用双全，经纬显义，发明往圣之绝学，俾来者能于"扶阳"之岐黄妙义有所趣入：使未发明者，自启扶阳之门；已发明者，同入扶阳精进之路；已精进者，直登扶阳修证之堂，广济天下苍生，以此！

此显义录，分明杏林鸿宝！俱是扶阳行者越百余年之济世丹愚，医海勾陈。赤子之心，天地可鉴。真功实料，童叟无欺；唯静驻一隅，且待有缘。

于我言华枝春满，
予君为天心月圆！

是为序。

张宇轩

# 前言

1999 年始，我身染重疾，经中西医治疗，其中不乏大院名医，然未愈而日渐恶化，惶惶困顿之际，于 2001 年，蒙文道长垂怜，始入扶阳道门，治病学医，恩同再造。及后亲炙扶阳名师彭重善先生，忝列门墙，并得彭师施以回春妙手，诸症终愈，然其时艰难困苦，历经九死一生，实非常人堪忍！所谓"如人饮水，冷暖自知"。尤病时所见所闻，满目疮痍，百姓病苦，感同身受，直如仲景所言"赍百年之寿命，持至贵之重器，委付凡医，恣其所措"！乃愤而决然弃商从医，凭坚忍不拔，期间又得诸多奇缘，所幸功不唐捐，感得天道酬勤，凡春秋十余载，业医渐进。

后幸遇中原扶阳名医王献民先生，偕行越三载，亦师亦友，余经王师耳提面命，倾囊相授，于医之一途，终感拨云见日，得意忘形。仗之临床驭病，真如吹糠见米，确是屡起沉疴。今得王师重宝，始敢问鼎扶阳，良可慨也！

铸之太老师尝道"医必先明理法而后可言方药","益知医学为当今之急需，决不可自秘其术，坐视伤亡而不救"，秉此，献民先生嘱余将医案成帙，取法乎上，用资医者参证，以冀病者得救。

诗云：乃积乃仓，乃裹餱粮，于橐于囊。思辑用光，弓矢斯张，干戈戚扬，爰方启行……

此为王师肝胆披沥，亦是轩之昆仑行愿！

张宇轩

# 目录

第一篇 | **麻杏竹甘综合法**

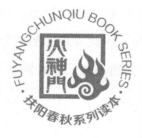

　　支气管哮喘是常见的慢性病之一，据相关流行病学调查显示，目前我国哮喘患者已逾3000万人。咳嗽也一样，每天因此发热的患者数不胜数，势成蔓延。特别是很多感冒后的咳嗽，久治不愈，这种病症，西医诊断为变异性哮喘。

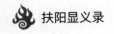 

第一篇
# 麻杏竹甘综合法
题记：一法莹然破尘氛，妙至毫巅解天罗

支气管哮喘是常见的慢性病之一，据相关流行病学调查显示，目前我国哮喘患者已逾 3000 万人。咳嗽也一样，每天因此发热的患者数不胜数，势成蔓延。特别是很多感冒后的咳嗽，久治不愈，这种病症，西医诊断为变异性哮喘。

2017 年 5 月 3 日是世界哮喘日，已是第十九个年头了，恰恰又是在我写作此篇之时，脑海里瞬间满是那些千千万万躺在医院里的孩子，心情沉重。因为咳嗽，因为哮喘，孩子们孤苦无依于病榻之上，辗转呻吟，难以承重，家人们同样遭受着撕心裂肺般的痛苦折磨，心如刀割，欲哭无泪。

父母的天伦之乐，莫过于每天看到孩子开心的笑容，能够健康地成长。然而，每当孩子感冒发热时，由于认识上的误区，仓促间病急乱投医，多数父母无奈下只有选择"华山一条路"，去医院静脉滴注抗生素，"打点滴"似乎成了灵丹妙药！我想，如果懂得一点基本的中医扶阳常识，以扶阳的方法治疗，咳嗽和哮喘的病症大都能够痊愈，甚至是可以从根本上避免的。

因此，本书的第一篇，我就以"扶阳"这一岐黄要义为根本，从咳嗽和哮喘这种看似简单的病症入手，讲解如何用麻杏竹甘综合法精准处置，从而开显扶阳医学正确踏实的健康理念和行之有效的诊疗手段，期望为医者和患者提供些许力所能及的帮助。

## 缘起

2015 年 5 月，广州南沙扶阳医学传承基地开班授课期间，有位学员由于偶感伤寒，突发严重咳喘，痛苦不堪。据她自己说，咳嗽长期和她纠缠不休，一直断断续续，用了很多办法仍然止不住。无奈下，我们便向同在基地进行内证群修的王献民老师讨教，而王老师当时给出的，正是麻杏竹甘综合法的处方！

这是我第一次在临床处方中见到鲜竹沥，也是第一次接触麻杏竹甘综合法。由于自己弃商从医，半路出家，自 2007 年开始才入扶阳医学之门，在之后不多的临床实践中，只会运用扶阳医学的理法方药处理疾病，学识浅薄，掌握的药物有限，对鲜竹沥根本就一无所知。

所以，王老师此方一出，我心中便疑云顿起，整个处方理法混乱、阴阳不辨、寒热不分，这么乱七八糟怎么能治病呢？即使止住了咳嗽，恐怕也是误打误中，说不定还会损伤阳气，对患者的预后非常不利。

果然！患者服用一剂之后咳嗽加剧，再服一剂症状更加严重，信心大受打击，遂停止服药，不敢再继续治疗了。这个结果正好印证了我的怀疑——这根本就是个立法混乱的死方嘛，怎么能够治好病呢？

然而短暂的得意之后，静下来仔细想想，开始感觉不踏实起来，更多的疑问随之而来。王献民老师业医四十余年，医治了四十余万人次的患者，在处理大病难病和急症危症方面，向来得心应手，怎么会连一个咳嗽都治不好，这靠谱吗？我漏掉了什么？患者服药后为什么会咳嗽加剧？

问题到底出在哪里呢？

他山之石，可以攻玉。我决定花时间去研究并实践这个处方。

首先想到的是回归经典，从中寻找答案。从《伤寒论》中，拣出麻杏石甘汤、小青龙汤以及其他几个治咳喘的条文，然后又翻出文道长带我学习伤寒的笔记，集中在一起反复思索，重新深入学习。

麻杏石甘汤伤寒条文："发汗若下后，汗出而喘，无大热者，不可更行桂枝汤，可与麻黄杏仁甘草石膏汤。"

经方组成：麻黄四两，杏仁五十个，炙甘草二两，石膏半斤。

这么一看，问题出来了。

第一，麻杏石甘汤中，麻黄用到了四两，比麻黄汤的三两还多一两，但说的是"汗出而喘"，既然已经"汗出"了，仲师为什么还要用麻黄去开汗孔呢？

第二，麻杏石甘汤里用了如此大量的石膏，按理推论，患者身体内应该"有大热"才对，而仲师为什么偏偏说是"无大热者"呢？既然"无大热"，为什么还要用石膏呢？

我想，不仅自己对此含混不清，可能很多人也都没有弄明白这两个问题，包括一些著名的伤寒大家。比如柯韵伯，他在《伤寒来苏集》中就说：这个条文是仲景大意了，一定有问题，要改成"有大热、不汗出"！因为"有大热"方可上石膏，"不汗出"才能用麻黄。这个判断，显然没有体会到仲师之意，而误把麻杏石甘汤当成大青龙汤证了，这当然不是仲景疏忽，而是柯老大意了。

所以，针对遇到的任何问题，都要善于思考，反复琢磨，把理法弄通了，很多疑难就可以迎刃而解。比如上面这两个问题，为什么要用麻黄呢？用麻黄是为了开汗孔发汗吗？当然不是！因为患者已经"汗出"了，不需要再发汗。那么，既然已经汗出了为什么还要用麻黄呢？

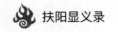

正确的答案是，麻黄可以走肺，能将肺中的邪气发出来，也就是说用麻黄的目的是开宣肺气、发散伏邪，这才是仲师的本意！

同样的，仲师为什么又要重用石膏呢？因为石膏在这里有两个作用：一是可以清肺中闷热；二是可以包住麻黄的药性，使麻黄的辛散作用不至于发散到皮肤，保证其力专注于肺和膈间而开宣肺气。此正是仲景神而明之的手段。

回头再看献民老师的处方，其立法之意，渐渐浮出水面。将麻杏石甘汤中的麻黄换作炙麻黄，炙过之后的麻黄，其"发汗解表"的药性降低，而"润肺、平喘、止咳"之功效相应增强；此意即在强化开宣肺气的同时，还能够削弱开汗孔的副作用。

那么，王老师为什么要用鲜竹沥替代石膏呢？

很多医者用过鲜竹沥这味药，可能会不屑一顾，认为不过尔尔。平心而言，当初我亦轻慢疏忽，疑之无径可循，殆难取则。然而当我窥其堂奥，并以之行而有效地救治了一个又一个危重患者后，不禁肃然起敬，于其弥足之珍贵，方才恍然！

历代医家对鲜竹沥之用多有阐发，《本草纲目》言"竹沥性寒而滑，大抵因风火燥热，而有痰者宜之"，又如《景岳全书》说其"味甘，性微凉，阴也，降也。治暴中风痰，失音不语，胸中烦热，止烦闷消渴"。丹溪曰："凡风痰虚痰在胸膈，使人癫狂，及痰在经络四肢、皮里膜外者，非此不达不行。"

麻杏石甘汤里的石膏是用来清除"肺中闷热"，而非针对"阳明热"。仲景说的"无大热"，所指的是没有阳明气分的热；鲜竹沥既能清肺中闷热，又可化痰为水，还能消炎抗癌。

天人眼目！

这样一来，麻杏石甘汤摇身一变，就成了麻杏竹甘汤。其基本法的组成也从"麻黄、杏仁、石膏、甘草"变为"炙麻黄、杏仁、鲜竹沥、甘草"。一字之差，临床上却有天壤之别，献民老师把石膏换成鲜竹沥更能体现仲师立方之法义，从心所欲而不逾矩，错落有致，法度严谨！仅此一变，立将麻杏石甘汤上升到立法的大美层面，又与扶阳医学的立法体系相结合并形成系列，尊古而不泥古，青出于蓝而不同于蓝。

为什么那位学员服用一剂药后咳嗽会加剧呢？奥秘就在于炙麻黄发散邪气的药性作用。因为病邪隐藏在患者肺里，首先要借助炙麻黄的药力将肺中邪气驱赶出去，所以病重之人会有 3～5 天的咳嗽加剧，病邪发散干净之后，咳嗽自然也就停止了，这样的治疗方法才能彻底地治愈咳嗽。有些镇咳药强制止咳，表面上看好像平静了，但病邪被压入肺中，留下了更为严重的祸根，如同特洛伊木马一样，一旦天气变化或受其他因素的影响，外邪内毒里应外合，如入无人之境，又将

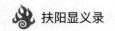 

无休止地反复咳嗽，甚至发展为哮喘。这种情况，我想医生们会经常在临床中碰到！

至此豁然开朗。

之后，我便开始了一系列的临床实践，从 2015 年的下半年至 2017 年，我用麻杏竹甘综合法治愈了五六十例顽固性咳喘的患者。在治疗中，由于殷鉴不远，处方时我都会对一般患者加以提醒，可能会有一个 3～4 天的排邪期而咳嗽加剧，一般 5 天好转，7 天治愈。通过一系列的临床实践，麻杏竹甘综合法的疗效可谓百发百中，捷报频传。我经常感慨地和同事们说，"麻杏竹甘综合法"是王献民老师为扶阳医学做出的伟大贡献之一，这个立法不仅仅可以解决咳嗽、哮喘等问题，还能于许多病症危急时刻，起死回生、力挽狂澜。更为难能可贵的是，这个立法架起了扶阳、伤寒以及温病之间的桥梁，注定会流芳百世！

## 临床应用

为了让读者能更好地理解，我就结合亲身经历，讲述几个临床运用麻杏竹甘综合法的故事。

[**基本法结构**] 炙麻黄、杏仁、鲜竹沥、甘草。

［**主要作用**］开太阴而攘新感、蠲伏邪而化顽痰、复清肃而释咳喘。

［**适应证**］适用于感冒咳嗽、支气管哮喘、咳喘久治不愈、肺炎及支气管肺炎；更能于肺心病、胸腔积液等病症危急之关键时刻，起死回生、力挽狂澜。

## 化顽痰，航天专家起死回生（白血病急性发作案）

钟某，男，84 岁。2016 年 5 月，钟老因白血病急性发作住进北京大学某中心医院接受治疗，但很快医院就下了病危通知，可能还有 7 天左右的时间，让家属做好思想准备。

血液病区住着很多像钟老这样游走于生死之间的患者。当我和李医生赶到医院时，看到的是一位风烛残年的老人家，奄奄一息地躺在病床上。家属们把全部希望都寄托在中医身上，我理解他们！人世间，没有什么比站在那里眼睁睁看着父母亲的生命在挣扎中流逝而自己却无能为力更加悲哀，深入骨髓！当时，威胁钟老生命的有"三大杀手"：顽痰、高热、造血功能衰竭。

针对顽痰，医生动用了很多手段，包括化痰药和吸痰器都无济于事，钟老的顽痰太黏、太稠、太硬，犹如橡皮筋一样。很多这样的患者都是因为顽痰阻塞呼吸道而去世的。

针对高热，用上了最先进的药物，高热还是退不下来。有的患者长期发热，最后因阳气耗尽而死亡。

针对造血功能衰竭，医生靠输血来提升钟老的检查指标，但效果非常有限，几天之后各项指标又被"打回原形"。而且，输血后还出现了更加严重的高热和抽搐。

患者的实际情况都摆在这里，刻见：双手整体脉都是洪大带劲，肾脉沉取至骨无根；舌质绛红，舌苔白厚腻罩黄；体温 39.6℃；心率 116/min；血压 180/115mmHg；血糖 24mmol/L；血小板 $7 \times 10^9$/L；时昏时醒。

对于治疗大病难病的重大决策，我们都会认真地向王老师请益，通过仔细辨证，王老师认为钟老此时已病入三阴和血分，高热实为三阴温病所发，结合脉象综合考虑后，治疗思路如下所示。

- 立四逆为大法：制附子 80g，炙甘草 6g，生姜 80g，用四逆纳下归根，固护心肾。

- 病家顽痰不化威胁生命，可立麻杏竹甘综合法为常法：炙麻黄 20g，炒紫苏子 25g，鲜竹沥 250ml，炙甘草 6g，法半夏 45g，用此法将顽痰化为水，可多用几剂。

- 患者高热不退，用扶阳医学四逆败毒综合法的透营转气类型，大便通，热即退。

- 患者血小板只有 $7 \times 10^9$/L，严重威胁生命，可用我们扶阳医学的升血小板粉剂，部分患者使用后，可使血小板每 3 天升高一倍。

[**处方**] 制附子（先煎 2h）80g，生白术 15g，茯神 15g，炙麻黄（先煎）20g，砂仁（后下）15g，防风 15g，前胡 30g，黄芩 25g，青蒿 25g，醋鳖甲（先煎）30g，炒紫苏子 25g，陈皮 15g，法半夏 45g，生黄芪 45g，生地黄 30g，牡丹皮 25g，玄参 30g，细辛 15g，三七（另炖）25g，人参（另炖）15g，炙甘草 6g，生姜 80g，水牛角片（先煎）75g，鲜竹沥（兑服）250ml。分 6～8 次服完。

第 1 剂药服后奇迹就出现了，痰咳得非常轻松，很容易滑出来。而在未服中药之前，每次咳出一口痰都要花费九牛二虎之力，女儿帮忙拍打背部，儿子从嗓子里往外抠，抠出的痰又黏、又硬，如橡皮筋一般。高热也随之而退，再加上服用升高血小板的粉剂，病情一天天好转，直至血小板化验指标正常，转危为安！

这个处方中包含大法、常法和法中法，格局大而复杂，但细看此方，君臣佐使，理法分明，卫气营血，步步歼敌，春冰虎尾，一切伏邪，扫荡净尽。由于本篇主要分析麻杏竹甘综合法，方中其他的立法后面再讲。

之前分析了麻杏竹甘综合法治疗咳喘的道理，但它还有一个很大的功效，就是可以把顽痰化成水，而这一点很少有人知道。本方中，麻杏竹甘综合法有一些变化加减，其结构是：炙麻黄 20g，炒紫苏子 25g，鲜竹沥 250ml，炙甘草 6g，法半夏 45g。

在基本法的结构上将杏仁换成炒紫苏子，再重用法半夏。

定喘用杏仁是《伤寒论》里仲景的用法。患者此时没有喘症，只是痰咳不出来，不需要杏仁来定喘，故用炒紫苏子替代杏仁，此为扶阳法要之妙用，炒紫苏子针对的是肾虚寒而咳嗽的肺，其着力点是将上逆之气从肺往少阴拉；炙麻黄与炒紫苏子配合，一升一降，使乾坤运转，更好地开宣肺气。

法半夏 45g 的用量，意取"半夏独大"，法于小青龙汤。小青龙汤证是因为患者体内之水代谢不良，液积肺中，"半夏独大"之目的是移肺中之水入膀胱，从而实现尿解！《伤寒论》在小青龙汤之前条列的所有方剂，包括从桂枝汤到各半汤，再到葛根汤、新加汤乃至大青龙汤，除麻黄汤之外，都使用了生姜和大枣，但是到了小青龙汤，仲师就去掉了生姜和大枣，为什么呢？

其实，小青龙之前的方剂都是在处理营卫问题，行"表解"，而协调营卫的主力就是生姜和大枣，多一份生姜就多一些能量补充卫分，多一枚大枣就多一份能量进入营分。麻黄汤没用生姜和大枣，是因为麻黄的开表功用非常强大，不需要生姜和大枣帮忙。

但是到了小青龙汤的时候，去掉生姜和大枣，说明小青龙汤根本就不是一个调节营卫的方，目的不在表解。因此，仲师就加大了半夏的剂量，用到半升，也就是现在的100g。治寒饮而咳的小青龙汤，由于妙用"半夏独大"，遂"降肺胃之积滞归于沤中"（卢铸之语），力使肺中水邪移归于膀胱。所以半夏独大的小青龙，仲景的真实意图是"尿解"而非"汗解"！仅此神来一笔，就够医者好好地学习了。

小青龙取"半夏独大"之意是使寒饮"尿解"，有路可去。很多医者在临床中不敢这么做，常常是半夏量少势微而成死局。一旦半夏剂量不足，就会退而与陈皮构成二陈格局，误成汗解。肺里满是积水痰饮，不顺"浊降"之意用尿解，而错施表法，或妄图气化，当属无理至极！那么患者服后，无不症见大虚！

麻杏竹甘综合法之奇伟处，是其已上升到"法"的层次，所以临床上可以随症加减，运用自如，不管是麻杏甘石汤的肺燥，还是小青龙汤之肺湿，都能够打包解决，一举荡平。比如本案，实质上就是肺很热又兼有积水，用麻杏竹甘法化痰为水，再取小青龙的半夏独大，移肺中之水邪入膀胱而尿解，当然效如桴鼓，真正做到了"一剂知，二剂已，三剂服后瘥"。

对于此案，钟老的主治医生由衷地感慨道，扶阳医学创造了他们

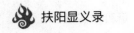

建院以来的一个奇迹。眼见为实之后，医院的医生们纷纷请我们扶阳团队为他们自己及其家属看病处方。

中医人自己要争气。发奋图强，立足经典，勇于创新，才是中医人应有的态度，这点上，王献民老师就是楷模。世风日下不可怕，急功近利不可怕，可怕的是随波逐流，人云亦云，不思改变自己！

化痰为水的故事告一段落，但并没有结束，比如，三阴温病的高热是如何退的？补血小板的粉剂又是什么呢？这些内容不是本篇要解决的问题，我们会在之后的相关篇章中为读者朋友们详细介绍。

**清陈邪，变蒸幼儿保全天真（婴儿咳嗽案）**

这个故事讲的是治疗一个 8 个月大婴儿的咳嗽。

8 个月大的婴儿正好处在小儿蒸变阶段。什么是小儿蒸变呢？蒸变又称为"变蒸"，民间又称"烧长"或"生长热"，是古代医家用来解释婴幼儿生长发育规律的一种学说。此说首见于西晋·王叔和的《脉经·平小儿杂病证第九》曰："小儿是其日数应变蒸之时，身热脉乱，汗不出，不欲食，食辄吐见者，脉乱无苦也。"

所谓变蒸，变者，变其情智，发其聪明，主要是指精神发育；蒸者，蒸其血脉，长其百骸，主要指形体生长。2 岁以内的小儿，由于生长发育的旺盛，其血脉、筋骨、脏腑、气血、神志等各个方面都在不断地变异，蒸蒸日上，每隔一定的时间就有一定的变化，并且还可表现出一些症状，如发热、烦闹、出汗等，这是小儿精神、形体阶段性生长发育的一种生理现象。变者生五脏，蒸者养六腑，变者上气，蒸者体热，小儿需变一变、蒸一蒸，方能长一长。

小儿变蒸期间，主要的病症之一就是咳嗽和发热，卢铸之针对婴儿变蒸期间的治疗有较为深刻的认识和论述："乳子未满周岁，为先后两天建立之时，营卫生会之机，若母亲乳子不慎，外邪与乳相聚于肺胃之间，重楼必阻。小儿正值蒸变期间，为筋骨发展之时，立法处方只宜扶助水火变换之机，不能抑制生化，必须纯保天真营卫。"这是卢老为我们指明小儿蒸变期间的治疗总则，即"只宜扶助水火变换之机，不能抑制生化，必须纯保天真营卫"。那么，临床上扶阳医学是如何治疗婴幼儿的咳嗽，并做到"纯保天真营卫"的呢？

2018 年 2 月 27 日，扶阳基地的一个学员缪同学发微信跟我说，她 8 个月大的孙女最近鼻涕特别多，晚上咳嗽，睡不好觉。主要原因是宝宝的爸妈在半个月之前感冒，孩子被传染后就开始发作。

针对这种情况，我给她开了一剂桂枝法，服药之后宝宝就舒服多了，咳嗽、流涕的症状基本消失，睡眠也随之改善。

接下来本应该吃收功方，结果因为父母不慎，携子外出时伤风受凉，再次发生严重咳嗽。缪同学将孩子抱到医院接受抗生素治疗，几天之后有所缓解，但没想到出院后又开始咳嗽、流涕。缪同学在微信上对我说："又回到从前。"情急无助之下，征询我的治疗意见。

此幼儿8个月大，正处于变蒸阶段，第一次感冒咳嗽之时用了桂枝法，收效。但由于受凉复感，经过抗生素治疗，孩子的阳气已伤，所以此时再用桂枝法不妥。当尊卢老"只宜扶助水火变换之机，不能抑制生化，必须纯保天真营卫"之旨，以四逆法立极、扶正以祛邪；再合麻杏竹甘综合法祛邪以安正。提醒缪同学，由于宝宝病程较长，阳气受损，肺胃之间病邪积聚，可能会加剧咳嗽3～5天，同时要注意，鲜竹沥必须是单方，不能用复方。

[**处方**] 制附子（先煎2h）10g，茅苍术20g，炒车前子（包煎）10g，防风10g，炙麻黄（先煎）6g，鲜竹沥（兑服）30ml，杏仁8g，白芷10g，黄芩5g，毛化红5g，山楂肉6g，地龙10g，姜虫6g，炙甘草5g，生姜10g，冰糖50g。7剂，日1剂，6次服完。

上法中，制附子、炙甘草、生姜，法于扶阳医学四逆法，补强心肾，扶正祛邪；炙麻黄、鲜竹沥、杏仁、炙甘草，麻杏竹甘基本法，辛凉解表，从肺论治；地龙配姜虫，调节免疫，息风镇痉，扩张气道，止咳平喘；白芷配黄芩，合解三阳之风寒湿热，宣通鼻窍，疏散郁热。

其实，一般的咳嗽，用麻杏竹甘综合法，2剂药可以完全消除。但如果肺里的积邪太多太久，有可能会加剧咳嗽3～5天，只有将病邪完全排出去之后，才能恢复平静。

还存在另外一种情况，假如第一天一直忍不住地咳，用了麻杏竹甘综合法以后，第二天觉得好了六七成，间或有一点喉咙痒，忍不住还要咳几声，没有好彻底，这个时候就要加一些息风解痉之品，比如，地龙和姜虫，一寒一热，肺热加地龙，肺寒加姜虫，也可以两味药一起加，如此案中的幼儿，病程拖得太久，所以地龙和姜虫一起上，增益息风止痉、镇咳平喘的力量。

## 镇咳喘，久病孩童柳暗花明（久咳不愈案）

患者是个2岁8个月大的小孩子，久咳不愈，遇风咳，遇寒咳，出汗咳，空调冷气环境中也咳，一年多的时间里，一天都没有停过，扶阳派的多位专家治疗了2个月，还未止住。2017年1月，孩子的妈妈在微信中请求我出手治疗。她很给扶阳派面子，说儿子的咳嗽问题虽未解决，但依然坚信扶阳的大方向没有错。我与患者家人不熟识，但就凭孩子妈妈对扶阳理念的这份信念和坚守，同气连枝，我决定帮助他们。

看其过去的处方，属于扶阳学派的经典立法，桂枝法、广紫菀法、藿香法等都用过了，看得出在努力践行其所理解的"正、纯、精、高"。可是，一年多的时间过去了，为什么就治不好孩子的咳嗽呢？

关于小儿长期咳喘，卢铸之太老师认为："此病系幼年所得，有两大原因。一因食乳后伤风，互相裹聚于肺胃之间；二因蒸变期间，工者不察，妄用清凉退热之品，寒湿凝聚于重楼，久久未愈。一感天时变换气流，内外相击，正邪相搏，此病必发。"

卢老接着阐述了治法："治宜正本清源，化太极中之驳杂，使阴阳分合无缪，或清气分中之秽浊，血分中之留污，更使水火既济，火土合德，先后二天均能得养，非化阴为阳，化浊为清，使气畅而血流，卫温而荣和，诚为拨通日月往来之路，尊古保全天真、营卫生会两大法门不可。"

卢老此论可谓一针见血。第一，要清除气分中之秽浊，血分中之留滞；第二，要使气畅而血流，卫温而荣和。王献民老师的麻杏竹甘综合法，正是遵此旨圭而创，立法纯在天真与营卫上打算，不专与咳嗽周旋。法用任督汤合麻杏竹甘综合法，着力于分清别浊，使升降畅通，打开日月往来之路，以能正本清源，与卢太师所言之旨貌若离而神暗合、道似殊而归一所。所谓精高之大行而不拘于妆纹之谨细！

[**处方**] 鹿角片（先煎）10g，辽沙参10g，炙麻黄（先煎）9g，杏仁9g，油厚朴9g，地龙15g，白芷15g，广陈皮15g，茅苍术15g，干

姜 20g，芦根 15g，百合 20g，炙甘草 5g，木蝴蝶 10g，鲜竹沥（兑服）125ml。7 剂，日 1 剂，分 6 ～ 8 次服完。

此处方用鹿角片配辽沙参为大法，法象孙思邈的任督汤，鹿角片定位于督脉，辽沙参定位于任脉，用任督带动六经运转，启动人身大气流动。同时，鹿角片还可以填精透邪，由少阴救太阳，献民老师称之为"鹿角片法"。炙麻黄、鲜竹沥、杏仁、炙甘草，为麻杏竹甘基本法，从肺论治。芦根法于千金苇茎汤，百合有固金肃肺之意，清降之中寓通补。地龙平喘，厚朴化燥，白芷升清降浊，木蝴蝶金降生水。

7 剂药过后病好大半，但没有完全断根，有时还会咳一两声。其实，这个时候再服一两剂"补强心肾、扶正祛邪"的收功方就能解决了，凭脉立法处方，依照次第调理，选择用扶阳医学的桂枝法，或附桂法，或四逆法。

气管里如果有痒，可以加用一味桑白皮，即桑树根剥下来的皮，对治气管发炎或支气管发炎有效。但要注意的是，桑白皮偏寒凉镇定，会影响炙麻黄的功效，不能把肺中的邪气发散干净，所以一开始最好不要用，等到炙麻黄把肺中邪气清理之后，再加桑白皮扫尾收功。

桑白皮用过后胸口不痒了，要是还有一点痰，很难咳出来，此时就可以用二陈来表解，陈皮配半夏很容易把痰滑出来。这个次第用法大家要注意，小青龙汤的痰不能用二陈，必须用半夏独大而尿解，麻

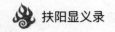

杏甘石汤证才可以上二陈。此案最后，这个孩子的收功方一直没有吃，留下了一点小尾巴，有些许美中不足。

## 抗感染，高热患者绝处逢生（重型颅脑外伤咳喘案）

这例患者的整个治疗过程是在180多人的微信群里完成的，相当于现场直播，既挽救了患者，又教育了医生。这个群里有中医，也有西医，西医认为中医治不好这个病，中医人底气不足，妄自菲薄，大气都不敢出一声。

患者是农民，男性，27岁，车祸致重型颅脑外伤、胸部闭合性损伤一个半月，持续反复高热20多天，合并肺部严重感染。无汗，舌绛，头身热，下肢凉，大便溏，无胸闷，无心悸，偶咳嗽，痰液黏稠，脉浮数。

对于这种复杂的病情，我认真向王师请教，他回答也干脆，还是按治疗北大医院钟老的那个思路！也就是说，还是要用麻杏竹甘综合法！

[**处方一**] 金银花 150g，制附子（先煎 2h）80g，生白术 15g，茯神 15g，炙麻黄（先煎）20g，砂仁（后下）15g，防风 15g，前胡 30g，黄芩 25g，制升麻 25g，醋鳖甲（先煎）30g，陈皮 15g，法半夏 45g，

生地黄 30g，牡丹皮 25g，三七（另炖）25g，炙甘草 6g，生姜 80g，水牛角（先煎）90g，鲜竹沥（兑服）250ml。7 剂，日 1 剂，分 6～8 次喝完。

[**处方二**] 制附子（先煎 2h）75g，茅苍术 15g，炙麻黄（先煎）15g，杏仁 30g，辽沙参 30g，前胡 30g，黄芩 15g，油厚朴 15g，广陈皮 15g，白芷 50g，炙甘草 15g，地龙 30g，鲜竹沥（兑服）250ml。7 剂，日 1 剂，分 6 次服完。

处方一以退热为主，暂且不讨论，等到后篇四逆败毒综合法中再细讲。处方二以止咳为主，思路依然是以四逆为大法，麻杏竹甘为常法，对症治疗为法中法。用四逆大温气血，补强心肾；麻、杏、竹、甘豁痰化涎，使清浊分开，气化得宣，肺与膻中之瘀凝可消，推动先、后二天能立、能壮，生机化机均归自然。

前面讲了麻杏竹甘综合法镇咳喘、清陈邪、还可以化顽痰为水；现在通过这个医案，来看看麻杏竹甘综合法的抗炎作用。麻杏竹甘综合法的抗炎作用主要依靠鲜竹沥！

《本草衍义》说："竹沥行痰，通达上下百骸毛窍诸处，如痰在巅顶可降，痰在皮里膜外可行。又如癫痫狂乱，风热发痉者可定；痰厥失音，人事昏迷者可省，为痰家之圣剂也。"

　　王老师对我说，鲜竹沥不仅针对这种血瘀及三阴温病发热的患者，脓毒败血症、脑膜炎以及严重的肺痿肺痈并伴有发热者，都可以在扶阳立法的体系内重用鲜竹沥，特别是治疗急性肺炎以及严重肺部感染等危证时，把麻杏竹甘综合法与其他扶阳立法结合起来，确实屡用不爽，药到病除。

　　体现在本案中，处方一重用竹沥，配合四逆加金银花寒热并用，以期达到清热解毒及治疗肺部感染的效果；处方二以四逆为大法，合麻杏竹甘综合法加减运用，补强心肾，止咳化痰。

　　麻杏甘石汤、麻黄汤、小青龙汤、桂枝加厚朴杏仁汤、小青龙加石膏汤都有喘证，临床上怎样运用麻杏竹甘综合法进行加减呢？

　　关键在于辨证。

　　如果是麻杏甘石汤证之喘，看到患者的舌头较红，说明肺又干又热，可以直接把麻杏竹甘基本法（炙麻黄、杏仁、鲜竹沥、甘草），放进扶阳立法的结构之中去治疗。而麻黄汤证的喘，是寒邪束表，皮毛不开，所以患者会喘，那么有针对性地将麻杏竹甘法中的炙麻黄改为麻黄就可以了。小青龙汤证的喘，其舌苔是比较水滑的，说明患者的肺又湿又冷，在麻杏竹甘法的结构里再加上"半夏独大"，效果就好。小青龙汤加石膏汤证的喘，患者肺中积水多又很热，这个时候尤其要注意的是，不能加石膏，而要用白芷配黄芩，这个药对组合就是扶阳医学的白虎法，为王献民老师所传。本案处方二就用了白芷与黄芩的配合，开太阴，清阳明，再联合前胡和解少阳，退热解表，清热燥湿。

综上条辨，麻杏竹甘综合法祛寒又清热，不仅体现在伤寒层面，温病领域也同样有用。麻杏竹甘综合法系列就是从兼收并蓄伤寒、温病、扶阳精炼而来的。比如，辛味药发散邪气，麻杏竹甘综合法就用炙麻黄，类似于荆芥、薄荷、桑叶和菊花在温病银翘散、桑菊饮中所起到的作用。

"热者寒之"，有热要用凉药，麻杏竹甘综合法用的是鲜竹沥，而温病派可能倾向于石膏或者竹叶，目的都是要清热。缓用甘草，润用杏仁，麻杏竹甘综合法的用药跟温病派的用药，其思路基本上是一致的，差别不大。

所以，麻杏竹甘综合法是扶阳、伤寒、温病三者之间的一个桥梁，比如第 1 个病案和第 4 个病案，患者都伴有严重感染，都有高热，治以四逆法为大法，用了大量的制附子，又把麻杏竹甘综合法作为常法，运用于扶阳立法之中，都取得了良好的疗效。

关于麻杏竹甘综合法的故事我讲完了，虽然说的是"我"，其实，思想和方法都是王老师的口传心授，只是通过我的笔，记录下来，分享给大家。下面王老师自己的三则医案，原汁原味，希望大家珍而重之，深入研究，进一步理解麻杏竹甘综合法，在理论和临床中更上一层楼。

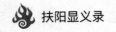

## 洄溪堂医案三则

### 医案一（过敏性哮喘）

谢某，男，6 岁。

**初诊：** 2016 年 6 月 10 日。

刻见：食积，咳嗽，过敏性哮喘；脉弦、滑、紧带滞；舌淡红、苔白腻。

[**处方**] 鹿角片（先煎）15g，北沙参 15g，炙麻黄（先煎）10g，鲜竹沥 90ml（兑服），杏仁 15g，茅苍术 15g，前胡 15g，黄芩 15g，砂仁（后下）10g，生姜 25g，清半夏 15g，炙甘草 5g，毛化红 10g，防风 15g。7 剂。

[**方解**] 用鹿角片与北沙参，一补督脉壮阳气，一滋太阴肺脾，阴阳和合为一，既补先天元阳，又助后天之本。但凡患儿有过敏与哮喘者，多为先天不足，后天失调，以鹿角片填精透邪为大法，固护先后天之根本；再用麻杏竹甘综合法宣肺泄热，通达三焦，使内外之邪无存留之机；用防风、苍术、生姜、炙甘草、毛化红、清半夏、砂仁，开太阳、理太阴、降痰浊，再用前胡与黄芩和解少阳，以期达到开太阳、解少阳、去郁热、化痰湿、扶阳气、建中宫之目的。

**二诊：**2016年6月20日。

近几天又外感，发热，咳嗽，哮喘较前有减。

[**处方**] 鹿角片（先煎）15g，北沙参15g，炙麻黄（先煎）10g，鲜竹沥（兑服）90ml，杏仁15g，茅苍术15g，黄芩15g，前胡15g，防风15g，淡豆豉15g，新会陈皮10g，清半夏15g，冰糖50g，炙甘草5g，地龙15g。5剂。

[**方解**] 用淡豆豉宣胸膈之郁热，清除三焦之余邪，加地龙以疏肺中之脉络，气机进出更加畅通无阻，阴阳和合再无阻隔；冰糖者，冰也，寒凉之性以防余火复燃，更有清甜之味而使患儿乐于服用，一举两用之功。

**三诊：**2016年6月25日。

发热无，双侧扁桃体Ⅱ度半肿大；咳嗽有痰、无哮喘；脉沉细、缓、滑、紧带滞。舌淡红、苔薄白腻。

[**处方**] 江油制附子（先煎2h）25g，炙麻黄（先煎）10g，鲜竹沥（兑服）60ml，北沙参15g，杏仁15g，黄芩15g，前胡15g，清半夏15g，生姜25g，砂仁（后下）10g，毛化红10g，炙甘草5g，地龙15g，冰糖50g。7剂。

[**方解**] 因患儿久病，阳气大伤，故用制附子大起坎阳使肾水沸腾，气化满天则天清地朗，丽日当空而阴云无存留之处，实为固本之意也。

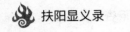

至此，咳嗽哮喘痊愈，停药。

**四诊：2016 年 9 月 13 日。**

近几天由于贪食生冷而食积发热，腹痛，扁桃体Ⅱ度半肿大；脉沉细、缓、滑、紧、滞而数；舌淡红、苔白厚腻；未见咳嗽与哮喘。

[**处方**] 江油制附子（先煎 2h）25g，防风 15g，杏仁 15g，清半夏 15g，黄芩 15g，前胡 15g，新会陈皮 10g，东山楂肉 15g，淡豆豉 15g，油厚朴 10g，生姜 25g，冰糖 50g，白蔻仁（后下）10g，香白芷 30g。7 剂。

[**方解**] 东方者，肝木也，升发之气足也，用东山楂柔肝木、助生发、建中宫、消食积，与香白芷、清半夏、新会陈皮联袂而行，引太和之气通达三阳；再合厚朴降阳明，使浊邪从阳明肠道出焉；白蔻仁再建中宫，扩胃囊，出艮土而助肝气之升发，生生不息之气得以正常运行。

[**按语**] 此患者由于长期使用抗生素以及止咳喘西药，导致体质逐渐虚弱，乏力、食积、便秘，各种症状时好时坏，体无宁日，苦恼不堪。经上述治疗后，特别是针对感冒，很快便解除了哮喘的问题，扁桃体逐渐缩小。四诊之后，患者身体有了翻天覆地的变化，不再感冒，不再哮喘，抵抗力明显增强。

### 医案二（外感咳嗽）

马某，男，3岁。

**初诊：2016年6月24日。**

该患者曾多次接受过抗生素治疗，此次感冒后再次接受抗生素治疗1周，病情逐渐加重，经人介绍来我处就诊。患者精神不振，咳嗽，喉中有痰鸣声，食欲不振；脉弦、滑、紧而滞；舌淡红暗、苔白腻、水润。

［**处方**］鹿角片（先煎2h）10g，北沙参10g，桂枝尖10g，炙麻黄（先煎）6g，鲜竹沥（兑服）30ml，毛化红6g，清半夏10g，南山楂10g，杏仁10g，生姜15g，淡豆豉10g，防风10g，炙甘草5g，前胡10g，黄芩5g，冰糖50g。7剂。

［**方解**］鹿角片与北沙参，法于任督汤，用任督二脉启动六经运行，带动大气旋转；用麻杏竹甘综合法宣肺泄热，化痰止咳，使内外之邪无存留之机；再用桂枝法（桂枝、南山楂、生姜、炙甘草、毛化红、清半夏）开太阳、理太阴、建中宫；用防风逐内外之风邪，祛风而正气不伤；淡豆豉、前胡、黄芩，三者联袂而行，通三焦、解少阳、宣郁热，使气机畅通，升降无阻。

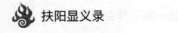

**二诊：** 2016 年 7 月 14 日。

服上方症状明显改善；尚有咳嗽，偶有痰鸣；食增、二便可；脉沉细、缓而滑；舌淡红、苔薄白腻。

[**处方**] 江油制附子（先煎 2h）20g，炙麻黄（先煎）10g，鲜竹沥（兑服）45ml，杏仁 10g，茅苍术 10g，广紫菀 10g，淡豆豉 10g，广木香（后下）5g，毛化红 10g，砂仁（后下）6g，白蔻仁（后下）6g，清半夏 10g，炙甘草 5g，冰糖 50g。7 剂。

[**方解**] 再用制附子大起坎阳，化冰体为液体，化液体为气流，气化蒸腾而天清地朗，天清则阴霾自无容身之地；用茅苍术化湿浊，广紫菀疏肺络，使肺气易开易合，宣肃治节得行；砂仁与白蔻仁旋转中宫，纳运升降，合广木香疏肝健脾，木土共荣，使先天得壮，后天得养。

[**按语**] 服上方后痊愈，半年后其祖母来看病告之，自从在这里治疗后，再没有生过病，并且还长高、长胖一些。

### 医案三（哮喘，扁桃体肿大）

王某，男，16 岁。

**初诊：** 2016 年 6 月 10 日。

咳喘多年，自小患哮喘病，扁桃体Ⅰ度肿大而红，曾使用止喘药、抗生素及止喘喷雾剂治疗。右手脉弦、滑、紧带滞、逆，左手脉沉、细、缓、滑滞；舌淡红、有齿痕，苔白腻。

[**处方**] 鹿角片（先煎）30g，北沙参 30g，炙麻黄（先煎）15g，鲜竹沥（兑服）200ml，杏仁 25g，炒紫苏子 25g，白前 25g，油厚朴 15g，生姜 60g，防风 25g，炙甘草 15g，砂仁（后下）20g，清半夏 25g，山楂肉 15g。7 剂。

[**方解**] 鹿角片填精透邪，由少阴救太阳；北沙参润后天太阴肺脾，由太阴救太阳；鹿角片与北沙参意为阴阳和合以助正气、阳气也。用麻杏竹甘综合法化痰止咳，再加炒紫苏子以降肺气，肺气宣降则能导热外出，使内外之邪无存留之机。用清半夏与厚朴，降阳明、通大肠，使邪气从下而解，上下得以分消。

**二诊：** 2016 年 6 月 16 日。

哮喘多年，服上方哮喘减，扁桃体Ⅰ度肿大，稍红，哮喘时作，喷雾剂仅用过 2 次。脉沉细、缓、滑而紧滞；舌淡红、苔白腻。

[**处方**] 江油制附子（先煎 2h）60g，生姜 60g，炙麻黄（先煎）20g，鲜竹沥（兑服）200ml，北沙参 25g，杏仁 30g，炒紫苏子 30g，毛化红 15g，防风 20g，清半夏 45g，油厚朴 15g，白前 30g，白辛夷

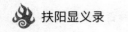

20g，炙甘草 15g，茅苍术 25g。7 剂。

[方解] 以四逆扶肾阳、暖中土，使先后二天得以强健，以期金生丽水，使肺肾功能得以复常，哮喘一病自然得以根除。只要有哮喘的人，一般都有鼻炎、过敏、扁桃体肿大、腺样体肥大等，白前、白辛夷、毛化红通鼻窍、开肺机、透皮肤、化痰饮，使污浊之气从皮毛而解，借坎水气化蒸腾之机，使尘霾之邪气消失于无形之中。

**三诊：2016 年 7 月 5 日。**

服上方后咳喘未作，近几天爬山后外感，有点咳嗽但未喘，已经很多天不再需要用气雾剂止喘。脉沉细缓滑，紧滞而弱；舌淡红，苔薄白腻。

[处方] 江油制附子（先煎 2h）75g，生姜 60g，炙麻黄（先煎）20g，鲜竹沥（兑服）200ml，杏仁 30g，砂仁（后下）25g，清半夏45g，炒紫苏子 25g，前胡 25g，黄芩 15g，茅苍术 25g，山楂肉 15g，白辛夷 25g，炙甘草 15g。7 剂。

[方解] 脉沉细滞弱，说明阳气和肾气已经伤得很厉害了，因为前医治疗不当，使患儿阳气肾气处在很低的水平，故以四逆之法先振奋阳气，再加麻杏竹甘综合法。有时候成人咳嗽才用 15g 炙麻黄，这个小孩为什么要用 20g 之多？因为小孩生机旺盛，如果量不够的话是很难解除气管痉挛的，一定要把气机宣通开；再者，哮喘一般是

过敏导致的气管痉挛，麻黄是解除气管痉挛的关键药。但也要根据患者的体质合理辨证应用，如果是一般的咳喘，麻黄的用量就要小一些。

**四诊：2016 年 8 月 23 日。**

近段时间由于贪食生冷加之外感，有轻度咳喘。脉沉细、弦、滑而紧滞；苔白厚腻。

［**处方**］江油制附子（先煎 2h）60g，生姜 60g，炙麻黄（先煎）20g，鲜竹沥（兑服）150ml，北沙参 20g，杏仁 20g，油厚朴 20g，清半夏 30g，白前 15g，广紫菀 30g，白辛夷 15g，茅苍术 25g，地龙 20g，炒紫苏子 20g，炙甘草 10g。5 剂。

［**方解**］用地龙与广紫菀，通络润肺，气机更易畅行，通气换气得以和合；清者升，浊者降，阴阳之机始终归于一气。一也者，正气也，阳气也，正气足而邪无存留之机，生生不息之机更加旺盛也。

## 篇后记

《诗经》有云：日就月将，学有缉熙于光明。一分耕耘就有一分收获，麻杏竹甘综合法，如春雷地奋，在众多的临床实践中，以风卷残云之势扫荡重病顽疾，效如桴鼓，有口皆碑！

　　细观王师立法，"嬉笑怒骂皆是文章"，用药大刀阔斧，痛快淋漓！或云："富贵险中求"，余意非此。王师用法，内黄老而外仁术，气蕴磅礴，法度森严！一如其人，平和冲淡，世事洞明。

　　我经常和同事们说，王献民老师之于扶阳医学真是居功至伟！王师淡泊名利，仁心独耀，炯脱派争，苦心孤诣，行岐黄宗旨，其创立的诸多立法体系，架起了扶阳、伤寒、温病之间的桥梁，必将成为传世之法而流芳千古！

第二篇

# 四逆败毒综合法

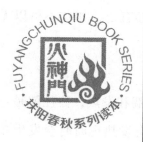

　　中医认为发热有外感发热和内伤发热，内伤发热又分为实热和虚热两种类型，临床上多为相互夹杂之证。扶阳医学在治疗各类发热的临床实践中，建立起一套完整的理论体系和临床手段，很多中西医无法治愈的发热，介入扶阳治疗后经常是药到病除，着手成春。

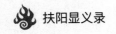 

第二篇

# 四逆败毒综合法

题记：先求凝重！凝重中有神韵，去成就不远矣。

天下有一知己，可称无憾。不独人是，物亦有之，如花不可以无蝶，山不可以无泉，人不可以无癖。

病邪概莫能外，所以说"祸不单行"。如咳喘和发热，往往就是一体两面、相伴而行，有咳喘常常伴随着发热，有发热也时时会发生咳喘，这种情形严重威胁着患者的生命。很多医生可能都有这样的经验，即濒死之人几乎都会经历同样一个过程：从心肾衰竭发展到阳虚水泛，至出现咳喘发热的症状，最后走向死亡。临床中，我们既要解决发热，又要消灭咳喘，遇到这种棘手的情况，该怎么办呢？

第一篇中，我们主要谈的是运用麻杏竹甘综合法治疗咳喘。但是，有心的读者可能已经注意到，在上篇的几个医案中，患者不仅仅是咳喘和肺积水的问题，同时还伴有发热的症状，比如，第 1 个化顽痰和第 4 个抗感染的病案里，都存在这种情况。所以在临床运用麻杏竹甘综合法的时候，往往要与退热之法有机地结合起来，既要消灭咳喘，又要解决发热的问题。

本篇的重点，就为读者朋友们介绍如何治疗发热。

中医学认为发热有外感发热和内伤发热，内伤发热又分为实热和虚热两种类型，临床上多为相互夹杂之证。扶阳医学在治疗各类发热的临床实践中，建立起一套完整的理论体系和临床手段，很多中西医无法治愈的发热，介入扶阳治疗后经常是药到病除，着手成春。

下面，我就抽丝剥茧，为大家解开扶阳医学治疗发热的"大杀器"——四逆败毒综合法的秘密。

## 缘起

九年的"人生"不算长，但如果是九年的"生死"呢？

九年中，几乎每天都在生与死的边缘苦苦挣扎；九年中，备尝濒临死亡的各种痛苦、折磨、恐惧与绝望；九年中，明白了什么是"奄奄一息"，知道了什么叫"弥留之际"……世界上又有多少人能够"享受"这种生死磨难呢？

我，就是这样一个过来人。

昨夜西风凋碧树，独上高楼，望尽天涯路。九年的生死迷局，人在其中，从入局到出局，多少次生与死的撞击，虽苟延残喘，所幸未夺其志！我想，也只有这种生死涅槃的经历，才能够激发出生命的万丈光芒！

2003年5月18日，我经历了一次抢救，不过这只是我被抢救了无数次中的一次。已经记不清死去活来多少回了，然而正是这一次，一个伟大的立法开始在我心中萌芽。但，这仅仅只是个"萌芽"而已，为了这个"萌芽"，我苦苦追寻了14年的光阴，直至遇到王献民老师，这个"萌芽"才真正开始成长，宝剑锋从磨砺出，梅花香自苦寒来，通过几年的临床应用，反复实践，最终形成了一套完整的立法体系。

2003年5月18日，我被集团同事紧急送往医院，躺在急诊室的病床上，没有睁开眼睛的力量，也没有这个勇气。因为不敢，只要睁开眼睛看到这个世界，就会增加我心脏的耗氧量，就会耗尽我体内仅存的那一丝阳气。刘力红博士曾经说过阳气的六大作用，其中之一就是视物光明，另一个角度来看，"视物光明"同样会消耗人的阳气。那时的我，已经灯枯油尽，实在是没有足够的阳气去"视物光明"了，所以我怕光，要闭着眼睛，"活"在黑暗中是我唯一的选择。

但这次抢救我的医生与之前的不同，他强迫我必须睁开一只眼睛，实在有困难就眯成一条缝，总之不能双眼全闭。他说只要坚持睁开一只眼不闭上，就多一点活过来的机会和希望；如果两只眼都闭上了，可能就永远睁不开了。医生说这是他几十年抢救患者积累的经验，眼睛闭上，睡过去了，就等于自己放弃了活过来的机会。

我听从了他的话，努力睁开眼睛，但还是不行！身体已经无力提供睁开眼所耗费的能量，这么简单的动作对我来说都是奢侈的，甚至成为自己生命无法承受之重。但我还是咬着牙努力地将右眼眯成一条缝，实在撑不住了就闭上眼睛休息片刻，然后再重新把右眼眯起一条缝。这勉强眯起的一条缝就像生命的支架，是支撑我活过来的唯一希望，这一条缝隙的光明成了我的生命线。

只要这条缝在，我的命就在。

阳气将尽，气化无力，不能蒸腾津液以上养，所以我很渴，但是我连喝水需要的那么一点点力量都没有了。同事小余将一根吸管插进矿泉水的瓶子里，另一端放进我的嘴里，我只能有气无力地吸吮一滴水，润一下被称为"心之苗"的舌头，然后就再也没力气去吸第二滴水了。

直觉告诉我，这次是真的要一命呜呼了。头上方的心电监护显示着我的生命指征：心率 168/min，心动过速；血压还可以，140/105mmHg，舒张压偏高；心电图显示没有大面积缺血，心血管没有梗死，医生解释说只是图形压得比较扁，这是什么意思，我也莫名其妙；机器显示的生命指征是"正常"的，可奇怪的是，人却感觉要断气了。

　　额头上流着大颗大颗的汗珠，噼里啪啦地砸落下来，同事小余不停地为我擦拭着。医生看着我痛苦的表情对我的同事说："前阵子有个小伙子，几乎每天晚上都要到医院来挂急诊，看上去非常的痛苦，心跳也是每分钟 150 多次，但除此之外心电图都是正常的，没大毛病。这小伙子来的时候，头上也是流着大汗珠，最后一次来急诊的时候就无缘无故地死掉了。"问医生是什么病，他疑惑地摇摇头，说自己也没搞清楚，也许是血管痉挛吧，而我目前的症状跟死去的那位小伙子相差无几。

　　2 小时之后，我被送进了住院部五楼的一病区继续接受治疗，分管我的是一病区的王主任，一位温文尔雅的女医生。她把急诊室开好的所有的静脉输液处置全部取消，并对我说，心脏病患者输液要非常非常的慎重，我现在的情况不适合输液。主任的这句话我感激了十几年，现在仍然继续感激着，一念天堂，一念地狱。

　　当天晚上心率降下来一些，每分钟 130 次左右，但第 2 天开始发热，而且还咳嗽带喘。医院诊断为病毒性感冒，用了抗生素，然而连续 3 天仍然高热不退。接着又重复拍胸片、查 CT、做培养，最后好像是找到原因了——肺部感染，有胸腔积液。属于重症肺炎之类的病。这期间又出现了新的情况——窦性期前收缩和室性期前收缩严重频发，一天 24h 加起来有七八千次之多，而且伴随严重的房颤，一个晚上反复了好几次三联律。

　　到了第五天还在继续发热，抗生素不起作用，咳喘进一步加剧。

医生用物理方法处理了卡在我气管里的痰，又清理了肺里的积水，还做了雾化……我的感觉也随着"物理化"了，自己就像躺在砧板上的一坨肉，那是怎样的一种痛苦啊！换任何人都不会有活下去的勇气的。我在想，一死了之是否就可以不再受这般痛苦和折磨了呢？

可是我又信奉佛法，佛经说自杀者死后所感受的痛苦，千百倍于生前，非语言所能形容。自杀后人的灵魂每七天都要重新体会一次自杀的过程，这种"七日来复"的痛苦每七天都要重新再尝试一遍……真可怕，做鬼都难！

一番折腾之后，体温还是没有降下来，惊魂未定中，我的整个身体突然凉透了，房间里开着空调冷气，怎么感觉体温比房间温度还要凉呢？那天的中午，却像日薄西山，似乎全身最后一丝阳气也在奄奄地离我而去，黑暗如浓雾一般弥漫开来。我曾经成功逃脱了多次死亡的威胁，但这回不一样，可能真的要离开这个世界了。一个声音告诉我，我的生命已经到了最后时刻。

这个时候说不出话了，我只能哀伤地瞟了一眼同事小余，做最后的道别。思维在逐渐淡出……渐渐地、渐渐地进入半昏迷状态。

恍惚中，我却清晰地听到了"噼噼啪啪"的响声，像爆竹一样。我拼命地寻找，发现原来是自己的嘴唇在以一小片连着一小片的节奏迅速干瘪！啪啪的声音就是这个过程中发出来的，犹如地狱里敲响的

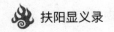

丧钟，让人心惊胆战。奇怪！就嘴唇上那么一小块的皮而已，突然间的干瘪，竟能发出那么大的声响！如同燃放烟花爆竹，一声连一声地爆炸，此起彼伏。不过十秒，上下嘴唇就像一条河流在沙漠中瞬间干涸。

这时，幻觉中浮现出童年的情景。我穿着祖母缝制的棉鞋，站在结冰的河面上，小心翼翼、步履蹒跚地往河中心前行。脚下的冰不太结实，每走一步都会发出"噼噼啪啪"的开裂声，如同我嘴唇干瘪过程中的声音，一模一样。

我使出最后的所有力气，声如游丝地喊出了三个字："别……说……话……"然后就失去了知觉。当我醒来的时候，不知道已经过去了多长时间，没人告诉我，我更没有力气问。看见身边站着同事小余、病区的王主任，还有跟我同一天拜师文道长的张师弟。他不是与师父去日本了吗？怎么会在我的病房呢？

我张不开口，嗓子非常痛，而且反胃恶心。究竟发生了什么？我愣愣地望着他们，心中惶惑不安。此时张师弟开口说我没事了，已经吃过文道长的中药，退了热，心率也没那么快了。王主任说，文道长的中药很神奇，2剂药灌下去体温就正常了。一般情况下，医院是不允许用外来药的，但在王主任的帮助和师弟的坚持下，最终还是用了。这个时候才意识到，鼻饲管还插在我的鼻孔里。

原来，我被抢救期间，师父文道长正值在日本讲学，得知情况后，立刻对随行的师弟面授机宜，随即让他回国救我。具体抢救措施，一是服用中药，退热、止喘、降心率；二是补充能量，师弟的双手劳宫穴贴住我的双脚涌泉穴，二人心肾相交，阳气源源不断输入我的身体，补强我的手足少阴。

此次死里逃生之后，我与病区的王主任成了好朋友，两个人把文道长的方子当成了救命的金钥匙。特别是王主任，经常用这个方子在她的一病区救治患者，从效果上看，时而灵验，时而无效，确实救了一些人，但走掉的也多。我问文道长为什么用到其他人身上就不太灵呢？师父说，最关键的是你师弟救了你，是他为你添油续命，补充了你的阳气，就如当年师父为你命门灌气一样。在这个前提下，再用中药引病邪由里达外，由阴转阳；接着以合解三阳之法往外一推，病邪就被逼出体外，高热即退。

理法高妙，思路清晰！

但是我觉得无法复制，因为绝大多数医生没有能力去为患者添油续命、命门灌气。既然这个大前提不存在，那么处方再高明又能起多大作用呢？阳气不太虚弱的患者，用这个方子很有效；而对于里气大虚，即将亡阳之人，那就要看他的造化了，或许管用，或许无用。这就是王主任运用此方时而灵验、时而无效的原因。当然，总体上有效率和治愈率都提高了。

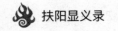 

虽然无可奈何，但我还是不甘心，又突发奇想，能否找到替代添油续命或命门灌气的药物呢？若果真可行，那么此法就能够大范围地应用于临床，高热不退的难题就会迎刃而解，中医中药在大病危症的急救中就可以大显身手了。

要点在此，难点同样在此！

我陷入深深的思索中，十几年来，这个念头始终萦绕在心中，百转千回，挥之不去，"衣带渐宽终不悔，为伊消得人憔悴"，乃至化成了刻骨的思念。我曾问过文道长，师父说没有任何草药可以替代道法。道法的添油续命或命门灌气，补的是先天之气！是真气、纯阳之气！这个气字是"旡"字下面放四点——"炁"。而草药是后天长出来的东西，终究还是草，后天的草怎么能补得了先天的"炁"呢？如果这样行得通，那么修行人都无须苦练，整天吃草药就可以长功了。

说的也是，后天的草怎么能补得了先天的气呢？对于这些高热患者，除了道法中的添油续命和命门灌气，难道中医中药真的就束手无策了吗？

2016 年 5 月 16 日，一个值得我一生铭记的日子！

历史是一脉相承的，连贯的历史从来都不是虚无的，更不会无病呻吟，法亦如此。只有懂得尊重自己历史的人，才配享有历史赋予他的一切。2016 年 5 月 16 日的下午，王献民老师的学术报告会彻底震撼了我！在会上王师庖丁解牛，详细分享了一则治疗脓毒败血症高热不退的医案，可谓跌宕起伏，精彩绝伦！会后，王师又系统地向我讲授了诸多治疗高热不退的理法，真是壁立千仞，意蕴深远！这不正是我梦寐以求苦苦追寻的东西吗？

柳暗花明，不期而至，我欣喜若狂！

《经》云，无先天而后天不立，无后天而先天亦不生。这种先后天的关系告诉我们，后天是可以生先天的！但是，后天生先天的作用是非常有限的，人的一生总是消耗的阳气多，补进来的少，入不敷出，所以人才会死亡。也就是说，用后天补先天，只能实现长寿而无法避免死亡。

理论上，后天起码能够补充一点点的先天之气，那么，临床中要用什么中药可以实现这个目标呢？关于这个问题，各个中医学派都有自己的方法，而扶阳派用的是四逆法。四逆法和四逆汤不一样，四逆汤只能回阳救逆，而四逆法的应用范围就更加广泛，通过加减变化，四逆法可以起到补先天之气的作用。

四逆法的君药是制附子，从"附"的造字结构上就可以看出一点端倪，左边是耳，中间站着一个人，右边为寸。肾开窍于耳，所以"附"字告诉我们，制附子可以把人的肾气补到一寸高，哪怕只有这么一点，这一寸高的肾气就是生命的星星之火，燎原之机即可呼之而出。换言之，只要能扶起一寸高的肾气，患者具备了被救治的前提条件，就有了生存下去的希望。

然而一个无法回避的问题是，温病高热还可以用四逆法补肾气吗？"寒者热之，热者寒之"，温病发热明明是热病，临床上用制附子岂不是干柴烈火，热上加热，这行得通吗？高热不退的危重患者，以及分不清真热假热的大病危症，敢用大剂四逆去补充肾气，扶阳匡正吗？

说到底，温病究竟能不能用热药？

天问！

触碰这个问题，既需要勇气，又需要智慧，更需要大量的临床医案作为支撑。因为这既是前无古人，可能也是后无来者的重大原则问题。这个点一旦突破，道法中添油续命和命门灌气就有了替代的手段，临床就可以用中药来实现只有道法才能达到的目标，从而就找到了治疗高热不退的方法，中医就能够在临床急救的实践中左右逢源，大显身手。而这一千古之谜，终于在 2016 年 5 月 16 日下午王师的学术报告会上，显露出解开的苗头。

在之前固有的思维模式中，我一直认为温病是坚决不能碰姜桂附这些热药的，"用者下咽即毙"，师父们也是这样教的。真的是这样吗？

现在我开始怀疑这种说法了。事实胜于雄辩，从王师大量的医案来看，很多温病一定要从扶阳入手才可以治愈，所以不仅可以用热药，而且必须要用！包括过去的非典和现在的禽流感，如果一上手就用四逆法的话，就不会有那么多人死亡！

这个发现，非同小可！

用制附子80g去退热，退脓毒败血症的热、退脑膜炎的热、退白血病的热、退红斑狼疮的热……热上加热，以火攻火，太神奇了！

醉里挑灯看剑，梦回吹角连营，真是痛快淋漓！

如扶阳前辈祝味菊老爷子，反对将伤寒与温病、寒邪与温邪对立，首倡寒温一统，并在诊治伤寒时疫病方面惊才绝艳，屡起沉疴。尤其是对肠伤寒之精确辨治，始终以扶阳护正为念，当温则温，当凉则凉，获得了卓尔不凡的骄人疗效，遂成一代宗师。

然而当病势汹汹，犯至厥阴及血分时，如何才能枢转病邪由阴转阳，提高临床疗效，从而彻底消灭病邪呢？这又是一个关键的临界点，而王师做到了，以大医精诚，使金石为开！

扶阳医学的历代先师俱是座座丰碑，为后来者留下了大量宝贵的临床经验和理论思想，献民老师在刻苦钻研前辈成果的基础上，百尺

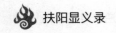

竿头，更进一步，通过大量的临床实践，终于独辟蹊径，创立了一系列崭新的立法体系，出蓝以青，取得了重要的突破，疗效快而奇佳。在学习了王师的海量医案后，过去很多困扰我的问题随之土崩瓦解。

我的思想刹那间突破了"温病坚决不能用热药"的红线！温病所谓"用热药下咽即毙"的伪命题，顿成过眼云烟，明日黄花！

越过这道鸿沟，道法中的命门灌气和添油续命就有了相应的中医手段，就可以用扶阳医学的立法体系取而代之。临床上立刻便是海阔天空，可以充分发挥自己的想象力，上九天揽月，下五洋捉鳖，其立法处方的空间就更大，威力更强。一点突破，即成海纳百川之势，扶阳、伤寒、温病，三者之间的理法方药就可以彻底地融会贯通了！

灵光独耀，迥脱根尘。一个伟大的立法，就能看出山高水长，让人感叹杰出大脑所产生的思想张力之深邃！"众里寻他千百度，蓦然回首，那人却在，灯火阑珊处"，十几年的沧桑和等待，瞬间化作了最美的风光！

现在，我就与大家一起分享王师的这一伟大立法，分享这一立法体系在临床中的具体运用，我们将之命名为"四逆败毒综合法"。

[**基本法结构**]制附子、炙甘草、生姜、独活、白芷；酌情加鱼腥草、金银花；如有咳喘，加麻黄、杏仁、鲜竹沥、甘草。

在基本法的架构基础上，衍生出对治以发热为主症的 4 个层面之立法类型。

**1. 合解三阳类型**：在基本法的基础上，酌情加清半夏、广陈皮、黄芩、前胡。

**2. 枢转三阴类型**：在合解三阳类型的基础上，酌情加升麻、鳖甲、乌梅。

**3. 透营转气类型**：在枢转三阴类型的基础上，酌情加水牛角、生地黄、牡丹皮。

**4. 添精续命类型**：在基本法的基础上，酌情加龟鹿二仙、四黑散。

王师此法，是"有生动之可状，须神韵而后全"，尽可流金溢彩。法中既融合了人参败毒散与九味羌活之功，还囊括了扶阳医学从三阳到三阴各大立法体系之用，其意正是抽其芬芳，振其金石，于临床效力更强！

用四逆立极于坎，替代人参扶助正气，此即凝重。何也？

现代人的生活环境、医疗条件与过去相比发生了翻天覆地的变化，从几个月大的婴儿到几岁的幼童，感冒发热误用寒凉药已是家常便饭，输液不当甚至直接引寒湿入血分，人之初始，阳气就这样一路向西，损之又损。成年人的问题更严重，作息非时，嗜食寒凉，以酒为浆成为常态，过度的骄奢淫逸，导致气虚、阳虚、寒湿、痰郁的体质比比皆是。如果再遇上治疗不当，病邪渐渐由表入里，正气愈虚则邪陷愈深，待病邪内陷至血分而深入脏腑，一旦引动伏邪发病，在治疗上便会形成"半生半死"之局。

由于此类患者精气不足而邪气盛实，自身已没有能力托邪外出，因此临床上经常表现为反复感冒，或者很容易感冒，或者感冒后持久不愈。比如感冒后反复发热，这个时候用扶阳医学的藿香法、桂枝法、荆芥防风退热法，效果都不太好。更多的是不明白患者发热的原因是正气不足、肾阳虚衰，临床上不敢用制附子，只是反复机械地使用退热法、桂枝法，甚至是清热解毒之法，如此到最后可能成为坏病。很多中医师都是在这个阶段败下阵来，垂头丧气，无计可施。

中医之式微至此，步履维艰，真如铁锁横江，而四逆败毒综合法恰于此雄关漫道之际横空出世，应运而生！是纠偏正航，力在扶正祛邪，荡尽群阴，以快速恢复元气。其旨有二，一是以四逆立极，扶阳护正，既然患者正气虚弱而反复难愈，用四逆就等同于道法中的命门灌气和添油续命，三足立鼎，法成凝重。

再者，败毒祛邪。人参败毒散的"毒"，指的是患者感染的邪气具有疫毒之性，即传染性流感，具"风寒湿"之质，常伴有恶寒发热、头痛身痛等症状。四逆败毒综合法则不拘一格，不管是疫毒传染，三阳或三阴，卫分还是营分的发热，在临床中均能针锋相对，应付裕如，基本达到了一剂知，二剂已。

王师常说，读书要有，临床必需。正是寓其方外，瞩目远致。为了让读者朋友们能够更好地理解，我还是结合亲身经历，讲述几个临床运用四逆败毒综合法的故事。

## 临床应用

### 剿抚兼施，合解三阳（病毒性感冒案）

第一个故事，讲述的是治疗我自己感冒发热的经历。中医治疗感冒是有一定优势的，虽然杏林中门墙错综，但无论何派，基本上都有一套治疗感冒发热的方法，而且临床效果也不错。既然如此，为什么还要这样多费唇舌呢？

大道至简。简单的事情往往蕴涵着深刻的道理，如同常识就在身边而人们反而视之不见。治疗感冒发热，看似简单，却是真实地反映出了各门各派立法处方之高度和深度的不同。如同打仗，有三种战法：一种是当外敌入侵的时候，边防部队拒敌于国门之外，不让外敌侵占一寸土地；另一种是抓住外敌与混入我方的内奸进行联系之契机，尽可能地将双方一举歼灭；第三种则更加高明，不仅是抽薪止沸，斩草除根，还要伸张正义，收降纳叛，积累本钱，壮大实力。

四逆败毒综合法功在平定三阳、驱内达外、扶阳护正，其神韵正是攘外、清内、扶正！

来看看我当时感冒的症状。2017 年 5 月 31 日突发严重咳喘，体温38.5℃，这是我近二十年来的第二次发热，心率 106/min，双手脉数带劲，口渴饮水不停，大汗，1 天换了 4 件上衣，眼睛流泪，头痛欲裂，嗓子疼痒，手脚心发烫，咳得肝痛、心脏痛。

过去在临床上碰到这种严重感冒，基本上是先用退热法 1 ～ 2 剂进行处理，退热后再用桂枝法或藿香法对症治疗，最后以附桂法或附子法收功。这套治疗方案，临床效果很不错，特别是针对刚刚开始感冒发热的患者，效果更佳。可是当用退热法无法退热，或者热退后又反复发热时，就会六神无主，不敢放胆去用制附子。

事实上，当外邪进入人体，临床治疗上如果除邪未尽，久而久之，余邪就会寻机越陷越深，从而在体内由郁而瘀，最终会瘀而化毒，形成肿瘤、癌症等不治之症。因此，临床上应抓住每次感冒难得的契机，在扶阳护正的前提下，既要把新感处理干净，又要将体内累积的伏邪赶尽杀绝，同时补强身体的阳气，以绝后患，四逆败毒法正是立足于此！

据此，这次的感冒发热调整了治疗思路，当晚即用四逆败毒合解三阳类型，一碗药下去，热退、咳止，续服两剂痊愈。这次用药，不仅我这么严重的感冒发热很快痊愈，与我同时外感的两位同事，一起喝药也顺带着治好了。最为关键的是，愈后非但没有大病初愈之乏力，反而感觉神清气爽，精力旺盛！

[**处方**] 制附子（先煎 2h）75g，炙甘草 15g，生姜 60g，清半夏 50g，广陈皮 45g，独活 30g，白芷 50g，黄芩 25g，前胡 30g，炙麻黄（先煎）25g，杏仁 30g，鱼腥草 60g，鲜竹沥（兑服）250ml。5 剂，水煎服，日 1 剂。

本方为四逆败毒合解三阳类型，法以四逆立极，扶阳护正，以期鼓邪外出，新感旧疾一并而解。因见严重咳喘，在基本法的基础上加麻杏竹甘，从肺论治；嗓子痛痒，加鱼腥草对症施治；因发热，加黄芩、前胡、白芷、独活，取意于九味羌活，合解三阳，退热解表。九味羌活用生地黄牵引药性而入三阴，再以细辛由内达外，从少阴之表而解；四逆败毒则代之以四逆固护坎中一阳，立极少阴，再重用风药独活，以其力胜雄浑，既能入少阴之里，又能避免生地黄凉遏气机，更合道妙。

如前所述，在当前社会的大环境之下，适用这个立法的患者非常普遍。那么，其优势究竟在哪里呢？可以说四逆败毒法包罗万象，举一千从！通过加减变化，临床上能够治疗绝大多数类型的发热。无论

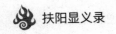

是太阳发热、阳明发热、少阳发热；或者是太少两感、夹阴伤寒；也不管是普通感冒发热，病毒性流感发热，或是其他情况反反复复的发热不愈，统统都可以用此法打包解决。在临床上常见的桂枝汤证、麻黄汤证、柴胡汤证、麻黄附子细辛汤证等。用四逆败毒综合法配合各种法中法辨证加减，绝大部分均可毕其功于一役，伏邪新感一网打尽。即使是温病高热，用此法加减，照样能够手到擒来。本书之后的篇章，我们还会为大家做详细讲解。

此方的关键在于用四逆为大法，扶正祛邪。由于患者阳虚阴盛，真阳不足，不能鼓邪外达，用四逆败毒，既可使外邪之深入者可出，而里阳亦不会因之而外越。这样处方的目的，不管是新感还是旧疾，外敌或者内奸，均可全歼于三阳地界而又不伤正。此法用药三阳兼顾，层层设防，剿抚兼施，步步歼敌，既可处理正邪相争之发热，又能防止三阳传变。

问题是，有外邪时重用制附子，会不会引邪入里呢？绝对不会！不仅如此，反而还能釜底抽薪，将隐藏在体内的伏邪一并驱除，斩草除根！

以意为主，则其旨必见！如《中庸》所云："惟天下至诚，为能尽其性。能尽其性，则能尽人之性。能尽人之性，则能尽物之性。能尽物之性，则可以赞天地之化育。"凭栏问药，莫若月下听箫，山中闻松，当可于王师立法之趣旨，而心领神会。方中奇谋可居，须识其神韵流动，方外意蕴远致，尽是满目青山。

## 独活：天地阴阳，驭风使者

"独活，一名羌活"，始见于《神农本草经》。古称独活出于西羌者，名羌活。还有人认为，其母根为独活，子根为羌活，又有"独活为羌活母"之说。临床上，常常用羌活入太阳而理游风，独活入少阴而搜伏风，兼能祛湿、散寒。唐代诗人杜甫有一首关于独活的诗是这样写的：

"万里戎王子，何年别月支。异花来绝域，滋蔓匝清池。汉使徒空到，神农竟不知。露翻兼雨打，开拆日离披。"

为什么叫"独活"呢？是因其一茎直上，得风不摇曳，无风能自动，铁骨铮铮，虽内忧外困仍傲然独立，故称"独活"，其性味辛苦温，以祛风、胜湿、散寒、止痛见长。

道法自然，我们知道六气侵入人体是由外而内，由三阳传变到三阴。而独活的力量恰恰反其道而行之，是把人体内部的"风寒湿"由内而外地枢转出去，转到哪里去呢？从三阴拖到三阳，再在其他药物的配合和帮助下，将邪气推出体外，所以有人也将独活的作用归纳为温经走表，这就是独活的独特功能。

由内而外的秘密。

独活乃风药，行的是风。风是六气中很特殊的一气，风不仅生于东方，四面八方皆可生风，故谚称"八面来风"。《灵枢》有一篇叫"九宫八风"，篇中即专门谈到由八方来的八种风，如我们经常说的东风、西风、南风、北风、西南风、西北风，但从未讲过东湿、西湿、南湿、北湿；亦未见东寒、西寒、南寒、北寒的说法，这是风与其余五气的一个很大不同之处。

风还有另外一个很特殊的地方，即《河图》所云："风者，天地之使也。"这是什么意思呢？"使"就是使臣，风为天地之使，表明风是天地的一个代表。天地之气要发生什么变化，都可以从风中反映出来。比如，天气要转寒，会先刮北风，所以北风一起，我们就知道天要变冷了。同理，天要转热转湿，会先起南风。天地之气的变化虽然复杂，但只要把握住了这个"风"，天地变化的底细我们便了如指掌。

《内经》曰"风为百病之长"，又说"风为百病之始"，就是因为百病皆生于六气，而风为六气之使。风，可以将天地之间的六气带入人体内；同样的，风也可以将人体内的风寒湿带出人体外；因为人体和天地之间的气是相通的，是可以互传的。正如《素问·气交变大论》所云："善言天者，必应于人。善言古者，必验于今。善言气者，必彰于物。善言应者，同天地之化。善言化言变者，通神明之理。"

那么，临床上怎样抓住"风"这个使者，从而把人体内的风寒湿邪带出体外呢？

此非独活莫属！

独活是驭风使者。抓住独活，就抓住了体内的风寒湿，就可以用驭风使者将之由内而外地枢转出去。独活驭下之风，其作用方向是由三阴到三阳，再由三阳到体表。人体内的风寒湿邪，本来是山雨欲来，黑云压城之状，但临床上施以四逆败毒综合法，独活一用，如虎啸龙吟，立时春风化雨，太和之气阳和布春，从而一举荡平风寒湿邪，刹那间便天高云淡，风和日丽。

当独活将"风寒湿"从三阴枢转到三阳，其力将尽，邪至三阳区域之后如何处理呢？

拖刀斩！

旋即透表解肌、合解三阳，以白芷领陈皮、防风、前胡，精兵集结，将独活枢转出来的"风寒湿"邪立斩于三阳地带！王师运筹帷幄，算无遗策，本法关键点之二即是白芷。

### 白芷：诸阳峰会，白虎戏朝

回顾经典，我们看到温胆汤的创立确是意味隽永，代表着中医前辈们正式向柴胡剂发出了挑战。柴胡汤专功少阳，但用于少阳病外之疾，其效过于猛烈，会出现很多不良反应。所以后代医家就不断地在

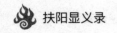

柴胡系统里创造出一些方剂，让药物作用于少阳区域的同时，又可以避免柴胡的副作用，温胆汤就是其中的佼佼者。

柴胡的伟大是力透膜网，亦即三焦区块，后代医家顺此意象，巧取富有网膜的本草为引经药，在温胆汤中大胆起用竹茹代替柴胡。所以，温胆汤同样可以把药性引入膜网系统去清热、化痰，从而调整人体的气机。温胆汤把柴胡能做的事情几乎全都做到了，用竹茹清热、陈皮通气、半夏化痰，三焦上得来，气机下得去。但是，温胆汤无法治疗少阳病的发热，真正到了少阳发热还是要用回柴胡。

虽然温胆汤尝试了很多加减法，却终究还是治不了发热，而王师的立法就巧妙地解决了这个问题，把小柴胡汤的功能都做到了。不仅如此，其兼顾得更加全面，不会漏掉那些没有辨证出来、隐藏着的兼证，因此在临床上就能做到万无一失。只要是三阳发热，不管是太阳发热、阳明发热或者是少阳发热，王师的立法全部可以打包解决。

此中关窍就是重用白芷！

温胆汤引入少阳区域的药是竹茹，而在四逆败毒综合法中用的是白芷，更胜一筹！因为白芷可以把太和之气引向头，头为诸阳之会。"诸阳"，当然就是所有的阳，包括太阳、阳明和少阳，白芷都可以把太和之气引进去，引入到三阳！

平时我们在治感冒的时候，明明看到的是典型的桂枝汤证、葛根汤证，为什么在吃了桂枝汤或葛根汤之后却没有好转呢？有两个原因，一是患者正气太虚，无力鼓动阳气而抗邪，而本法用四逆扶正祛邪，这个困难就迎刃而解了；二是因为少阳的问题没有解决好，当外邪已经进入少阳地界，而医者不查，简单地用桂枝汤或葛根汤去处理，所以根本无效。

本法中，王师将"白芷配黄芩"称为白虎法，因为白芷本来就是入阳明经的药，可以引领黄芩到阳明区域去清热。白芷配合黄芩和前胡，又能够和解少阳，退热除湿，顺水推舟把少阳的问题也解决了。

临床上运用四逆败毒综合法，使太阳病、阳明病或者少阳病的处理如探囊取物，易如反掌。不用再去费尽心机地辨证到底是桂枝汤证？还是麻黄汤证？是小柴胡汤证？还是小青龙汤证？

四逆败毒综合法在四逆扶阳护正的前提下，重用白芷引领半夏、黄芩、前胡、陈皮，遇热清热，见痰化痰，有湿退湿，从而合解三阳，使热立退，咳即止。重用白芷是关键！若剂量太小，则如隔靴搔痒，很难达到效果。

诸阳峰会，白虎戏朝，正显白芷独孤驱邪之英雄本色，神韵所在！

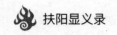

## 陈皮：惺惺中土，寂寂边安

在王师所创的诸多立法体系中，陈皮的剂量都用到了45g。很多人不理解，为什么要用这么大的剂量呢？过去学习桂枝法的时候，特别是三阳桂枝综合法，陈皮的剂量一直是15 ～ 20g。扶阳医学的很多书籍里面，只要是桂枝法的处方往往少不了陈皮，剂量通常都是15 ～ 20g。

陈皮，金寿老人断为"通脾肺而疏肝"，脾、肺、肝，以陈皮一箭三雕，兼顾周全。四逆败毒法重用陈皮，其意寓此。

在《伤寒论》之橘皮汤中，橘皮的剂量，按照现在的标准换算过来是60g，况且汉代橘皮的质量和药力与现今的陈皮相比孰优孰劣，应是不言而喻之事。王师法于仲景之意，强调重用广东新会产的老陈皮，是尊古之一丝不苟。其醒胃和疏肝的效果均佳，临床验证以45g即可达到目的。

陈皮是理气药，如果方中一鳞半爪，浅尝辄止，加之脾胃虚亏又兼肝气不畅，药力的正常通行会被滞阻，身体就吸收不进去。比如，四君子汤是人参、白术、甘草、茯苓，体虚之人脾胃太弱抑或肝气郁逆，而无力化药，因此服后会有闷闷的感觉。怎么办呢？临床上就改服五味异功散，即在四君子的基础上再加一味陈皮，"通脾肺而疏肝"，症即解。四逆败毒重用陈皮，与五味异功散异曲同工。

陈皮通脾气可以增强消化能力，疏肝气可以解肝郁，其辛散芬芳，还可以疏通肺气，强化肺的呼吸，吸进更多的氧气，减少体内的二氧化碳。由于肺主皮毛，所以用陈皮又能戍边。四逆败毒立法体系之中，当独活把体内的风寒湿由里往外枢转的同时，还需要一味温和的药物来抵御外部的风寒，使人体不再重复受风邪侵袭，这味药就非陈皮莫属了。

陈以密则固，锋以疏则达，"陈"字的本义是部队在山林、旷野行军作战时的阵形，如陈兵要塞；再者，陈皮看起来是不是很像人的皮肤呢？因为陈皮可以"通脾肺"，而肺主皮毛，因此，陈皮除了"通脾肺而疏肝"的功能之外，还可以走表。陈皮就如一堵墙，可以挡住外面侵袭人体的风寒湿邪，守护边安。

王师本法中，重用陈皮通脾肺而疏肝，一箭三雕的同时又可以透表解肌，其神韵就在于惺惺寂寂，内外兼修，殷护中焦的同时，又能戍边。

## 半夏：上承天机，下接地气

半夏的主要作用是通阴阳，上承天机，下接地气，其功有四。

半夏通阴阳的第一功是搬运。一旦用了半夏，原来堵在身体某个地方的死水或者痰饮，就会瞬间下行。半夏可以把体内的痰饮或者死水先吸收，然后再搬到别的地方排出去。在第一篇麻杏竹甘综合法里面，我们已经详细探讨了"重用半夏"。

半夏的应用指征主要看肺脉。如果肺脉出现湿滞或滑滞，说明肺上的痰正在形成，就像有一层薄薄的"膜"包裹着肺，从而阻碍了肺与大气之间的交流，人体吸到的氧气会减少。此时半夏就正当其用，可以把肺上这层"膜"揭下来丢掉。四逆败毒重用半夏的目的，首先是能够把肺清扫干净。

半夏通阴阳的第二功是引阳入阴。半夏是在夏天到一半的时候采收，所以叫半夏。半夏在夏季的时候就开始行收藏之令，能够把浮阳收入体内而提前归根，所以金寿老人称其有引阳入阴之能。比如，人的卫气在白天会保护着我们的身体，晚上就要缩回到营气里面去休息，这个过程一旦出现障碍，就会导致睡眠问题，出现阳不入阴、外热内寒、头汗出不止、怕热烦躁、冬见夏脉等症状。《黄帝内经》里的半夏秫米汤，半夏的作用就是为了帮助睡眠，本法重用半夏，亦同于此！

半夏通阴阳的第三功是交通上下。比如心下痞，人体中焦被痰水堵塞从而造成阴阳不合，而一入半夏，就能够把脾胃里面的痰湿直接丢掉，从而打通上下，帮助人体的阴阳重新融合。仲景的几种泻心汤里面都用了半夏，就是治疗中焦不通造成阴阳痞隔的方子。从四君子汤加陈皮到五味异功散，如果再入一味半夏就变成了六君子汤，其目的也在于此。《内经》上说胃络通于心，还连着少阴，所以重用半夏解决了中焦痞塞，就可以交通心肾。

半夏通阴阳的第四功是合解三阳。《神农本草经》说半夏可以治"伤寒寒热"，其实这就是小柴胡汤的"往来寒热"。小柴胡汤证的病位主要聚集在人体的三焦区域，如果从有形的角度来看，三焦就是人体的腠理网膜，柴胡剂、温胆汤、少阳桂枝法都需要用半夏，消散少阳淋巴网膜三焦系统的痰饮死水和痞块结节。所以用柴胡去疏导三焦网膜的时候，仲师在方剂里面也放了半夏，以期把三焦区域的痰饮、死水都抽掉，加速少阳网膜的清理。半夏在疏解三焦网膜的同时，也为四逆纳下、入少阴大温坎水开辟了道路，同时又解决了因三焦不通而导致的上热下寒及少阴咽痛之证。本法重用半夏，就有协同诸药合解三阳之目的。

通观此法，以四逆立极于少阴，稳坐中军，运筹帷幄，独活托邪，三军用命，戮力同心，破敌于三阳，再以半夏横刀立马，直捣黄龙，贯通上下、纵横阴阳以剿贼务尽，继之审时度势，又合麻杏竹甘，更能巩固太阴，当令天朗气清，妙到毫巅！

在扶阳立法的体系里面，每一个法，都是对生命深沉的思索；每一味药，都是打开生命密码的钥匙，更是自然能量的磅礴流转！扶阳，是对生命如实的尊重，对经典真正的传承。

## 枢转三阴，六经合围（10个月高热不退案）

本案中患者在广州工作，好食寒凉，特别喜饮冰镇啤酒。于 2016

年 8 月发热，连续 10 个月反复不退，最高至 40℃，不分时间。该患者先后在广州、平顶山、郑州三地住院治疗。2017 年 6 月初转至北京某知名医院住院治疗，依然无效。万般无奈之下，病区主任带着患者找到扶阳基地的学员何老师，寻求中医治疗。

在王师的口传心授下，运用四逆败毒综合法治疗"不明原因"的发热，可谓是火神门团队的拿手好戏，门内高手如云。这个患者恰于此时就"撞"对了门！

细查病者，既无咳喘积水，也无心衰迹象，各种检查都做了，未能确诊。但何老师却成竹在胸，诊断之后，建议患者立即出院，带几剂中药回河南老家吃，即能治好。

[**处方一**] 江油制附子（先煎 2h）90g，炙甘草 15g，鲜生姜 75g，川羌活 30g，白芷 60g，金银花 200g。

何老师用的是四逆败毒基本法，未做加减。以四逆扶阳护正；川羌活、白芷，宣表祛邪；加金银花，透热转气。大道至简，力专效宏，何老师寄望于一箭中的。

王师创立的这个精简版四逆败毒法，近年来火神门团队的同仁们屡用不爽，特别是针对感冒后到医院打了几天点滴，但还是无法退热的湿郁发热的患者，用此方化裁，疗效确定。

再看患者，每天 4 次稀便，舌苔厚腻质暗，脉数且沉紧不浮。这些症状至少说明了患者中焦郁堵，气机不能下行，脾虚湿盛而胃气不降，从而造成中焦郁滞而发热。何老师据此辨为湿郁发热，其思路是用此方作为先遣部队，先与病邪抗争，赢了便可收功，输了再调兵遣将也不迟。

患者遵医嘱回到河南老家，服用何老师的处方之后，果不其然，久治不愈的高热，一剂热退！然而好景不长，3 天后患者又开始发起烧来，体温最高热到 38.2℃，喉咙痛，全身也疼，嘴里还长出个小口疮，每天稀便三五次。何老师闻讯后，嘱续服原方。但几天后患者告知用药无效，又回到高热不退的状态。

为什么退热后会再发热呢？有两种可能。

一是病邪可能由阴转阳，此时会反发热。由于患者正气虚弱，没有力气托邪外出，寒伏于里，所以脉象不浮反沉。由阴转阳的脉象关键在于脉沉，比如《伤寒论》"少阴病，始得之，反发热，脉沉者"，指的就是少阴而兼太阳之表的问题，仲师说"脉沉者"即是此意，脉沉主少阴里寒，再发热是邪气由阴转阳，用麻黄附子细辛汤向外一推就退热了。处方一用四逆败毒把病邪往外推，由阴转阳的可能性是有的，既然如此，何以患者续服处方一后而无效呢？

二是病邪或许已内陷至厥阴或血分，患者极有可能是三阴温病发

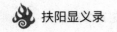 

热。反观整个治疗过程，经过前医治疗，恐怕寒湿之邪早已深入厥阴甚至血分。因此，该患者三阴温病发热的可能性极大。与何老师详细沟通之后，我便给患者开了一剂清营凉血、清热解毒的温病方。

[处方二] 炙黄芪 90g，金银花 250g，白芷 90g，大秦艽 30g，炙升麻 25g，生鳖甲（先煎）45g，水牛角（先煎）90g，玄参 45g，牡丹皮 30g，生地黄 50g，生甘草 25g。3 剂。

患者吃完 2 剂后，体温随即恢复到正常水平。3 剂服完过后，体温降到了 35℃多一点，除了尚有喉咙痛之外，别无他恙，情况似乎好转了。但此时患者却出现了一个我们最不愿意看到的症状——原来白厚腻的舌苔一下子变成无苔了。整个舌的表面干干净净，一点苔都没有！

其实处方二与四逆败毒综合法没有什么关系，因为君药是炙黄芪，没用四逆，但正是这个地方出了问题，致使患者出现了光苔！为了引以为戒，吸取教训，有必要重点讲讲这个方子，以提醒大家免蹈覆辙，不再犯类似的错误，真正做到"以病为师"。

当看到何老师用微信发来的舌苔照片时，我突然间感到毛骨悚然。因为这样的舌苔，过去自己在大病期间时常出现，一旦如此，麻烦可就大了。舌上无苔，提示患者可能精气欲绝，无精如何化气？无气上蒸，又怎能有舌苔呢？此其一。再者是寒药应用太过，阳气上不来，其结果同样会造成气化无能，当然也就没有舌苔了。

处方二中，水牛角、生地黄、牡丹皮，法于犀角地黄汤，犀角换成水牛角，清热解毒、凉血散瘀。升麻、鳖甲，法于升麻鳖甲汤，枢转厥阴少阳，鳖甲入厥阴挖邪，升麻托邪出少阳。大秦艽、鳖甲，法于秦艽鳖甲散，清热除蒸。另加金银花透热转气，白芷合解三阳，用玄参清热凉血又防止热病伤阴。思路虽然清晰，但整个处方太过寒凉，最大的失误就在于弃用四逆，而任以炙黄芪为君，黄芪运转的大气中，俱是寒凉！

**无四逆何以败毒**？

由于医生与患者远隔千里，只能网诊，而扶阳医学最重要的脉象信息又无法获取，因此对患者的具体情况了解不够。所以立法处方没敢用四逆为大法，以至于凉药打压太过，阳气伏郁于下，抬不起头来。阳气郁闭造成津液无法蒸腾以上养，以至于患者咽喉疼痛，口干舌燥，舌苔全无。

患者及其家属倒是千恩万谢，谢天、谢地、谢医生，终于退热了。但是，作为医生，我们心里明白，这个处方是失误的！一旦阳气伏郁于下而不能宣发，长久以往将会造成伏邪或伏热难透的半生半死之局，临床治疗会非常麻烦。如不及时纠正，今后可能还会反复发热，继续出现高热不退之状。另一个结果，伏邪郁闭难以透出，该患者可能再也热不起来了，体温永远就保持在35℃左右，身体冰冷没有温度。

怎么办？！患者的舌苔照片摆在面前，无声地拷问着我！想起了彭重善师父一再地告诫，对待每一个患者，一定要树立如履薄冰、如临深渊的思想，切不可盲目处方。我为什么会那么大意呢？一丝不苟的精神哪里去了？

记得在基地讲课的时候，我常常告诫大家，孩子感冒或扁桃体发炎，千万不要盲目治疗。有些孩子经过治疗后的舌象，全无舌苔，阳气被寒凉压制，郁闭于下，将来可能会百病缠身。说着别人，却忘了自己！钦安祖师的那句话此时如滚雷一般响了起来：滋阴降火，杀人无算！

恐惧、苦闷、懊恼、愧疚、悔恨，五味杂陈！真是当医师难！当个好医师很难！当个好的中医师更是难上加难！唯有发奋进取，励精图治，才是中医人应有的态度。失误不可怕，犯错不可怕，怕的是不知对错，死不悔改，甚至在错误的道路上执迷不悟，越走越远。

难过中，我还是尽力让自己平静下来，再次认真地向王献民老师请教，他指出：总观此病治疗过程，患者舌淡暗、无苔，并有瘀斑和淋巴滤泡，说明患者长期贪食生冷，内伤脾胃，以致湿郁气机。由于前医治疗期间，不但没有化湿健脾，反而长期误用寒凉药物，从而导致久病难愈，伏邪难透。又因为患者痰湿久居，由"郁"而"瘀"，致使气血不能畅行，血内郁湿瘀毒更加难以透出。加之处方二中凉药太过而伤阳，导致体温过低，阳气郁闭于下，无法正常气化，从而造成了目前的坏病之局。

详细分析了病情后，王师还为下一步的治疗指明了方向，宜以四逆为大法，用制附子大温坎水，化冰体为液体，化液体为气流。再以温病方为常法，透邪以清湿郁血毒为要。又因患者精气极亏，用四黑散补益精髓为法中法，添油加水，填精续命。王师建议用下方一试，若能由阴转阳，阳气来复，生命之火点燃，便能重现光明。

[**处方**三] 制附子（先煎 2h）90g，独活 30g，上安桂（后下）25g，鹿角片（先煎）45g，生地黄 30g，熟地黄 30g，玄参 30g，清半夏 50g，炙升麻 20g，生鳖甲（先煎）30g，筠姜 45g，炙甘草 15g，乌梅 30g。3 剂，水煎服。

患者服用 2 剂后，体温还是维持在 35℃ 多一点，没什么变化。3剂服完后开始发热，最高时体温 38.7℃。但患者感觉比较舒服，不难受。这时基本可以断定，此时的发热是由阴转阳之兆。

至此峰回路转！

处方三回归到四逆败毒法之正途，以之加减而成。由于患者服用处方二之后，体温过低，故病不在三阳，因此不用白芷、陈皮等合解三阳的药。加之舌苔全无，已现精亏欲竭之象，故用四黑散以补益精髓。处方二中凉药太过，阳气被压制郁闭在内，无法透达于外，加升

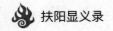 

麻鳖甲以枢转厥阴少阳，以独活枢转少阴太阳，里透外达。患者腹泻，"下之利不止"，专取乌梅，法于乌梅丸。鹿角片填精透邪，助力四逆扶正，同时取龟鹿二仙添精之意。

方中君臣佐使，层次井然，寒温并用，擒贼擒王。用四逆败毒为大法，以四黑散为常法，以升麻鳖甲为法中法，即成桃园三义，群龙腾跃联袂而出，扶正、填精、枢转；将病邪从里经推至表经，由阴转阳，恰如钱塘潮涌，使阳气来复，正是：

至竟朝昏谁主掌，好骑赪鲤问阳侯！

这里我想重点谈谈"四黑散"。很多扶阳人对用滋阴药不理解，此处就涉及了"寒温并用"。

## 四黑散：吸星地髓，玄冥神功

生地黄、熟地黄、玄参、上安桂，名曰四黑散。当精气极亏兼有痰湿瘀阻之证，舌象出现光苔或浮松苔，此时必须要用四黑散补益精气，以添油加水，同时又不至于瘀阻经络。

四黑散的神韵在于生地黄和熟地黄。《神农本草经》上说："地黄，亦名地髓。"因为地黄是吸接地气的一味药，能够尽取土中精髓，故曰地髓。一块肥沃的田地，种过地黄之后，就会贫瘠10年。如果在同一块田地上连年种植地黄，那么从第二年开始，种出来的地黄就成了次品。劣质地黄，除了"腻膈"，补髓的功效基本丧失，人食后也难以消化。

地黄含铁量很高，从现代医学的意义上来讲，地黄又是很好的补血之品，因此《神农本草经》里面讲到"填骨髓"的药中，唯一常用的植物药就是地黄。地黄可以改善骨髓的造血功能，特别适用于血虚贫血的患者。金元时代的刘河间有一个方子，叫作地黄饮子，把这个方子放在扶阳大法的框架下，通过辨证加减，治疗现代的骨髓病效果就很好。

地黄的吸髓效用，犹如金庸笔下逍遥派的北冥神功："取一分，贮一分，不泄无尽，愈积愈厚，犹北冥天池之巨浸，可浮千里之鲲。"然而，我对地黄这味药，却是爱恨交织！恨在前，由于大病其间，被庸医以"滋阴降火"误治，六味地黄丸成箱地吃，以至成为坏病，深受其害；爱在后，是因在扶阳立法的前提下，用四黑散屡起沉疴，治疗中风后遗症、牙痛烂嘴、精亏发热，以及热毒壅盛的化脓性脓肿、肺脓肿、肝脓肿、急性胰腺炎等病症，均是百战百胜！每于此刻，心中满是对王师无限的感恩之情。

四黑散法与卢门的封髓丹又有异曲同工之妙，二者相映成趣。封髓丹的构成是：黄柏、西砂仁、炙甘草、木蝴蝶、上安桂。其中，生地黄相当于黄柏，封髓丹用黄柏引归离位的相火，四黑散以生地黄收聚浮游之虚火；熟地黄相当于西砂仁，封髓丹用西砂仁纳五脏之气归肾，四黑散以熟地黄入肾填精；玄参等同于木蝴蝶，封髓丹用木蝴蝶金降生水，四黑散以玄参直接加水；双方俱用上安桂，引火归元，其意不谋而合，可谓"殊途同归，其致一也"。

在本篇四逆败毒综合法中，四黑散是以药物组合出现的，其功用在于补益精髓，应用指征是针对精气极亏，但又有痰湿瘀阻之证的患者，舌现无苔或浮松苔。比如，本例患者就出现了无苔，为防患于未然，四黑散先用上，已病未病一起治。四黑散作为"法"，在本书后面会有系统的论述为读者朋友们做详细介绍。

[处方四] 制附子（先煎 2h）90g，独活 30g，上安桂（后下）25g，鹿角片（先煎）45g，生地黄、熟地黄各 30g，玄参 30g，清半夏 50g，炙升麻 20g，生鳖甲（先煎）30g，细辛 25g，青蒿 30g，茵陈 60g，筠姜 45g，炙甘草 15g，乌梅 30g。2 剂，水煎服。

因为抓药困难，2 天仅服药 1 剂，体温从 39.6℃降到 38.4℃，但第 3 天体温又升到 40.2℃，患者觉得很不舒服。同时，服药后出现腹泻，1 天 3 次。

患者服处方三开始发热，最高时体温 38.7℃，观舌象又有湿热。故处方四在处方三的基础上加茵陈和青蒿，祛湿退热；加细辛专取少阴。2 剂服完后再转服处方五，六经合围，收功。

处方三和处方四都用了升麻鳖甲，同样的，在许多大病难症的治疗过程中，都能见到升麻鳖甲的影子，升麻鳖甲无疑为扶阳医学最锐利的武器之一。

### 升麻鳖甲：妙转枢机，乾坤挪移

妙转枢机，里透外达，乾坤挪移，阳气来复！这是我们对于升麻鳖甲的定位和理解。在临床医疗实践中，伏邪或伏热难透，至虚有盛候，以及在很多大病危症的生死关头，升麻鳖甲的运用起着十分重要的作用。特别是治疗瘀毒内陷的高热不退，妙用升麻鳖甲，更是决定成败的关键。

病入太阴可以建中，病入少阴有细辛、独活，用四逆败毒合解三阳，由内达外，透表解肌，太阴少阴之难题均可迎刃而解。但是，一旦病邪深入厥阴和血分，细辛就鞭长莫及，独活也只能望尘兴叹，此时唯有鳖甲披坚执锐，升麻枕戈待旦，方可于千钧一发之际，挽狂澜于既倒，救患者于水火。

升麻鳖甲，取意于升麻鳖甲汤，该方是治疗阴毒阳毒的名方，应用范围十分广泛，查其各种医案更是浩如烟海。比如，用升麻鳖甲汤可以治疗慢性乙肝、肝纤维化、子宫肌瘤、红斑狼疮、血液病、骨髓病、荨麻疹等，即使浏览这些资料，都需要大量的时间，更遑论细致地去学习和掌握了。

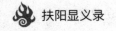

那么，如何正确理解和运用升麻鳖甲呢？

鳖甲引入厥阴，升麻转出少阳；二者联袂而行，枢转厥阴少阳。仅此一语，便道破天机！

有关鳖甲的功用，吴鞠通在青蒿鳖甲汤的自释中是这样说的："此方有先入后出之妙，青蒿不能直入阴分，有鳖甲领之入也；鳖甲不能独出阳分，有青蒿领之出也。"得意之情溢于言表，因其点明了眼目，即鳖甲的主要功用是"领之入也"，入到哪里去呢？入到很深的阴分去，临床上就是偏于厥阴和血分的区域。

厥阴是六经中最深的，过了厥阴就是血分。由于鳖甲可以往很深的阴经里面钻，因此，其作用点是偏于厥阴和血分的位置。其主要功用是破阴，而非滋阴，鳖甲并不是一味滋阴退热的药！在青蒿鳖甲汤中，退热的是青蒿，鳖甲功在破阴，只是把其他药物引入阴分，"领之入"而已，吴塘的自释即是此意。

再看本医案的处方四，既有升麻鳖甲汤之趣，又兼青蒿鳖甲汤之意。其目的就是用鳖甲引入厥阴，以青蒿来退热，然后再用升麻转出少阳。过去我在读《本草备要》和《医方集解》的时候，一直以为鳖甲是滋阴药，能够退热，虽然临床上误打误撞也会有效，但却是没有抓住根本，没有理解这味药的实质。

用鳖甲的关键是"引之入也",临床中掌握了这个诀窍,就抓住了"七寸"。比如,慢性乙肝的治疗就有很大的机会用到升麻和鳖甲,乙肝病毒是阴分湿毒之邪,那么就用鳖甲钻进去挖,把厥阴肝经的垃圾挖掉,把肝经挖通,再将其他药物引进去杀灭乙肝病毒,当年文道长为我治病的时候,就时常采取这种治法。这个道理明白了,我们再去看那些治疗红斑狼疮、白血病的医案,很多疑惑也就解开了。

回到本医案的处方三,当时这个患者并没有发热,而且体温偏低。既然不发热,用升麻鳖甲的目的又是什么呢?

让患者重新发热!

由于该患者十个多月发热不退,而早先的治疗方法损伤阳气,引寒湿入里,早已病入厥阴。再加之处方二过用凉药,将阳气压制于内,造成伏热湿郁难透。临床上,只有用鳖甲把郁闭的阴邪挖开,阳气才能喷薄而出,再用升麻转出少阳,如此,患者才有治愈的希望。所以,处方三用升麻鳖甲的意图,并非是滋阴退热,而是为了透邪外出而发热。

读到这里,大家还会认为鳖甲仅仅是一味滋阴药吗?

患者服用处方三之后,阳气的郁闭束缚便解除而外达,由此出现由阴转阳之兆而发热。接着在处方四的立法结构中,随即加入合解三

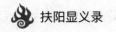

阳的药物，顺水推舟，驱邪外出。所以，临床上是需要发热，还是需要退热，做到了成竹在胸，才能进退自如，参透病"机"而不为病"相"所牵转！升麻鳖甲的运用之妙，只要存乎于心，便是医者手中最锐利的武器！

升麻、鳖甲联袂使用，一个直入阴分，一个转出少阳。应用升麻鳖甲作为法中之法，与其他立法组合应用，临床上治疗很多大病危症，均能屡见奇效。曾观王师治疗一位多发性骨髓瘤的患者，血小板接近 $900 \times 10^9/L$，是正常值的 3 倍。怎样才能把黏稠的血液化开呢？王师就用升麻、鳖甲加水蛭，鳖甲引着水蛭钻进去，利用水蛭的力量融化血液，再以升麻转出少阳，血小板就降下来了。这样的组方精确到位，三阴三阳气机运行，疾病的起承转合，清晰明了。假如单用所谓降血小板的专药，效果就不会如此之好。

升麻和鳖甲也不一定非要同时使用不可，我们看《千金方》和《肘后方》中，很多治疗阳毒的方子没用鳖甲。如果病邪本身是要往外发的，只用升麻透邪解毒，就不需要鳖甲"引之入"了，反而还会加一点往外推的药，比如桂枝，《卢氏临证实验录》里面有几则治疗皮肤病的医案，就是这样用的。因为鳖甲是往里面钻的，目的是把邪气由内挖出。

本书的医案中，有时用升麻，有时用鳖甲，有时升麻鳖甲又同用。这么用的关键在于组方思路：想钻进去，用鳖甲；想转出来，用升麻；

既要进去又要出来，用鳖甲和升麻。临床治病一定要有独立的分析能力和思路，不能简单地套用经方，墨守成规。

下面我们再谈谈鳖甲的搭档——升麻。

升麻是争议性相当高的一味药，由于名字里面有个"升"字，因此自金朝之后，都是以"升"来论其药性。到了宋代，升麻又被应用到很多治痘疹毒疮的方子中，如热毒闷在内，血分的痘疹无法外达，就用升麻将之散出来。

升麻的功用由此形成了两套路子，一是升提，二是拔毒。

升麻的功用到底是升提还是拔毒呢？还原到《神农本草经》的续篇《名医别录》，其中讲到，如果风寒湿把热毒郁闭在内，就必须要用升麻把毒透出来，只是拔毒，若从厥阴病的角度来理解，就是外面有风寒湿郁，里面有热毒内闭，这种里热外寒相互纠缠的状态，就容易导致内热酝酿而化腐生毒，所以用升麻来拨转阴阳、拔毒透热。比如，张仲景的麻黄升麻汤走的就是这个路子。

到了扶阳派的卢铸之时期，老人说升麻："有车辐之纹，能分阴分阳，分清分浊，引毒气外出或下行，凡毒凝于气血之间，皆能治之。"

所谓"车辐"，就是车的轮辐，含有"枢转"之意，其"枢转阴阳"

的概念呼之欲出。卢老接着指出："升麻与鳖甲同用，鳖甲乃纯阴之物，得水土之精而成，凡气血交流之毒，在阳者引之随阳而出，在阴者引之下降。"也就是说，升麻不仅可以从阴分把毒"枢转"出去，还能够从少阳阳明把毒推出去。实际上，卢老论断升麻的作用点，就在厥阴以及少阳网膜。

王献民老师在卢老"枢转阴阳"的基础上，又逐步创立和完善了三阳与厥阴合病的"枢转"体系，即：太阳厥阴，麻黄升麻；阳明厥阴，白芷郁金；少阳厥阴，升麻鳖甲。继续看处方五。

[**处方五**] 制附子（先煎 2h）90g，独活 30g，上安桂（后下）20g，清半夏 50g，炙升麻 20g，生鳖甲（先煎）30g，青蒿 30g，茵陈 60g，细辛 25g，筠姜 45g，炙甘草 15g，乌梅 30g，白芷 75g，黄芩 30g，防风 30g，茅苍术 50g，广陈皮 45g。水煎温服，2 剂，日 1 剂。

由于厥阴不合导致的太阴之气不升，阳明降机太过，因而发热不退、腹泻不止。因患者持续腹泻，1 天 3 次，再用生地黄、熟地黄、玄参、鹿角片已不妥，故此方中去之。患者已由阴转阳，加白芷 75g，黄芩 30g，防风 30g，茅苍术 50g，广陈皮 45g，合解三阳。本来预计 2 天内可以退热，因抓药困难，2 天才服了 1 剂药，药量不到位，致使第 3 天才退热，比预计退热时间推迟了 1 天，嘱再续服上方 5 剂，收功。

细心的读者可能注意到了处方三、四、五，三个方子里都用了乌梅。四黑散可以添油续命，升麻鳖甲妙转枢机，那么乌梅呢？

### 乌梅：梅花三弄，融合阴阳

过去我患肝病期间，脸色潮红，嘴唇焦干，舌苔黄，但手脚冰冷，寒处大寒，热处大热，正是典型的乌梅丸证。可为什么吃了那么多的乌梅丸后还是无效呢？从十几年前开始，这个疑问就一直梗在心里，我对乌梅丸也慢慢丧失了信心。之后跟师学习郑卢医学，发现从卢铸之太老师到彭师都不用乌梅丸，所以，我就更加彻底地放弃了乌梅丸的学习和运用。

直至后来在献民老师的指导下，又把乌梅丸重新拾起来，让我意外的是，临床效果奇佳！一些稀奇古怪的疾病，比如莫名其妙的高热不退、突发的狂咳或狂呕、子宫息肉、慢性肠炎、大肠癌以及西医的"性腺轴"相关免疫疾病……加了乌梅之后，疗效就会显著提高。在事实面前，我不得不对乌梅丸刮目相看，重新认真地学习，而这个醒悟的过程，因此历经了十年的漫长时间，真是不经一番寒彻骨，怎得梅花扑鼻香！

乌梅的奇妙在于"焊接"阴阳，即能够把已经离决的阴阳重新黏合起来。梅花在冬季腊月冰雪中绽放，然后走过一个完整的春季，直到夏天来临的时候，才慢慢结出乌梅这样一个果实。从五行和八卦的角度来看，就是从北方坎水之位的肾，横跨东方震木之位的肝，再到

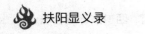

南方离火之位的心，后天八卦左半边的升华之路，一个乌梅全走完了，所以乌梅具交合阴阳之殊效就不难理解了。下面抓着坎水，上面拽着离火，一上一下，往肝木方向拉，这就是乌梅这味药的着力点。一言其功：梅花一弄，交合阴阳。

处方三、四、五中为什么都用了乌梅呢？治疗发热的方子加用乌梅，源于彭子益的《圆运动的古中医学》。这本书里有 15 则医案用的是乌梅白糖汤。彭老说，当一个人高热得神志不清时，脉象一开始是洪大带劲，但久按沉取又是空的，这样的温病发热就用乌梅白糖汤。其思路是恢复厥阴的能量，温病发热才能够退得下来，《神农本草经》上说乌梅"下气，除热烦满，安心"，可以收回相火。再言其功：梅花二弄，吸纳相火。

《伤寒论》中乌梅丸"又主久利"。按厥阴病辨证条文来说，如果"下之利不止"，就有用乌梅丸的机会。乌梅主治痢疾，大便带血带脓。在临床上可以扩充其用，比如治疗慢性肠炎，以及病入厥阴的腹泻。本案中，从何老师一开始进行治疗的时候，患者就有腹泻，这到底是太阴的理中汤证，还是厥阴的乌梅丸证呢？俱中！若在太阴，方中有制附子，上安桂，筑姜；果为厥阴，乌梅设防，更绝病进。三言其功：梅花三弄，主治久利。

本案中，乌梅功于阴阳和转，妙在清劲处，所谓"梅花香自苦寒来"！其实，乌梅之用"八面玲珑"，我会在后续的扶阳春秋系列读本中与大家分享。

综合来看处方五，王师兵行二路，分进合击。

三阳方面，防风、白芷、黄芩、独活，取之于九味羌活，透达三阳，退热解表；半夏配陈皮，调节太阴阳明升降自然。这样处方的目的，不管是新感还是旧疾，外敌或者内奸，凡犯我三阳者，新仇旧恨一起算，远近必诛。用药三阳兼顾，层层设防，剿抚兼施，步步歼敌，既可处理正邪相争之发热，又能防止三阳传变。

三阴方面，制附子、细辛、干姜、茅苍术、上安桂、甘草，太阴少阴；厥阴再加乌梅。这样一来，三阴也封得密不透风，太阴少阴厥阴，三阴用药全部到位。不管患者是太阴的湿郁发热、少阴的夹阴伤寒或者是厥阴的伏热难透，均能打包解决。

鳖甲引入厥阴，升麻托邪外出。转出少阳之后，少阳阳明有白芷、黄芩；太阳之表用防风、陈皮；湿热下茵陈；虚热上青蒿。总之，见病治病，对症治疗；兵来将挡，水来土掩；三阴三阳，六经合围。如此层层设防，步步为营，伏热岂有不透之理！

看整方气韵流动，一草一药，信手之间，浑然天成，无有畔岸。王师之于药性的理解和用实，真是点石成金，妙参天人，令人叹为观止！

路漫漫其修远兮，吾将上下而求索。本案一波三折，有成功的经验，也有失误的教训，内容虽显庞杂，但"形散而神不散"。有心人若能循此门径，悟道扶阳，则如仲师所云之"思过半"矣。

## 添油续命，朽木开花（股骨头坏死术后发热）

第三个故事，讲述用中医治疗一位因股骨头坏死，行两次手术后，发热不退且阳亏精竭的患者，整个过程是在微信群通过网诊完成的。患者家境贫寒，卖田筹钱治病，终因无力承受高昂的治疗费用，遂向医院提出放弃治疗。当此紧急关头，群友们慷慨解囊，自发捐助制附子、半夏等关键药物，在扶阳中医的治疗和大家的努力下，患者终于转危为安，痊愈出院。

患者女性，51 岁，有 5 年类风湿关节炎病史，长年服用糖皮质激素。因股骨头坏死在玉林市某医院接受手术治疗，术后出现关节感染，又进行了第二次病灶清除手术。术后患者出现畏寒、发热、咳嗽、咳黄痰、气喘以及胸闷等症状，给予抗生素治疗后，痰由黄转白，痰量减少，但仍然反复低热，发热时间主要是下午和晚上。

其主治医生在微信群里提供了刻诊信息：患者现气喘无力，头晕，腹胀不欲食，反胃易吐，口干饮热，声低无力，小便短少，大便稀烂，四肢轻度水肿，咽痛，脚凉等症状。左脉细数无力、沉取无，右脉沉滞细数而短。

通过对上述信息及患者舌苔照片的分析，王师认为患者是阳虚精
亏、瘀毒内陷而发热。病情紧急，已到生死关头，亟须补益精髓，扶
阳填精。若临床处理不当，患者便会灯枯油尽，性命难保。王师进一
步指出，法宜四逆败毒加龟鹿二仙，添油加水，填精续命，服药后可
能立即退热，也可能高热两天之后退热。待患者退热后，再改用四逆
败毒加麻杏竹甘综合立法，止咳平喘，里透外达，必要时可增加药量，
1 天服 2 剂，如此这般奔腾冲击，方有一线生机。

［**处方一**］江油制附子（先煎 2h）90g，生白术 15g，鹿角霜（先煎）
45g，龟甲胶（烊化）30g，西洋参（另炖）20g，独活 25g，防风 20g，
姜半夏 45g，广陈皮 45g，鱼腥草 60g，炙甘草 15g，干姜 45g。3 剂。

处方一的结构是四逆败毒基本法（白芷换成防风），加龟鹿二仙填
精续命；再入鱼腥草，对症治疗肺部感染及咽痛。病虽在血分、三阴，
但仍用气分和三阳药：白术和干姜建中，强脾胃以消化填精药；陈皮、
半夏强行打通中焦，帮助二仙通关而直达坎地填精。

处方一与前面两个故事的立法又有变化。同样是发热，为什么不
用白芷、黄芩合解三阳？又为什么不用升麻鳖甲枢转厥阴少阳呢？辨
证！此时患者出现了一个非常重要的舌象——杨梅浮松苔。这种舌象
提示患者已精气极虚，本质是真阳亏损，因此脉象也是重取全无。精

亏则不能化气，气不足则不能生神，患者此刻是阳亏精竭，瘀毒内陷而发热。值此千钧一发之际，龟鹿二仙正当其用，犹如道法中的添油续命。

## 龟鹿二仙：仙兽有情，涌泉出精

我对龟鹿二仙始终情有独钟，自 2012 年始，不仅自己长期服用，而且还频频应用于临床，救助他人。师父文道长有句谐语，说龟鹿二仙是我的师兄弟，兄弟之间要有情有义，互相帮助。可实际情况是，龟鹿二仙时常帮助我在临床上大显身手，救人于水火，但我却没有任何回报的机会。就算在庙前买龟放生，这种机会也是少之又少，不足挂齿的。

很多中医书把龟甲胶归类于滋阴药，与鳖甲同类，此说典出李时珍前辈的论述："龟首常藏于腹，能通任脉，故取其甲，以补心、补肾、补血，皆以养阴也；鹿鼻常返向尾，能通督脉，故取其角，以补命、补精、补气，皆以养阳也。"因此后世之人就理所当然地认为龟甲胶是纯粹的"养阴药"了。

事实上，按照我们的内证体悟和临床验证，龟甲与鳖甲的道理如出一辙，同样都是开破力很强的一味药，龟甲胶不仅仅是滋阴，更主要的功效在于破阴，而这点基本上是被人忽视的！只不过鳖甲引入的是厥阴，用鳖甲的开破之力去挖肝经，把肝经的垃圾挖掉，同时用升麻引之从少阳而出，枢转厥阴少阳。而龟甲引入的是少阴，也是去挖，龟甲挖进去是为了填精，所以加鹿角胶，直补其元阳。故龟甲胶常常也以其滑利开破之性，来代替四黑散中的熟地黄用于中风患者的治疗。

不破不立，没有"破"就没有"立"，先破阴邪，才能再行补阴精而立。

钦安祖师的经典方剂潜阳丹，是由砂仁、制附子、龟甲、甘草组成。钦祖云："潜阳丹乃纳气归肾之法也。夫西砂辛温，能宣中宫一切阴邪，又能纳气归肾。制附子辛热，能补坎中真阳，真阳为君火之种，补真火即是壮君火也。况龟甲一物，坚硬，得水之精气而生，有通阴助阳之力，世人以利水滋阴目之，悖其功也。佐以甘草补中，有伏火互根之妙，故曰潜阳。"

钦安公所说"有通阴助阳之力"，指的就是龟甲的开破之力，即挖通肾经之力；又说"世人以利水滋阴目之，悖其功也"，讽世人只把龟甲当成滋阴药，实在是牛刀斩鸡，大材小用。钦安祖师仙眼仙心，能有如此论述，真乃大医、明医也。

潜阳丹与龟鹿二仙两个方子，其立法思路是一致的，不约而同都用了龟甲引入少阴，挖通肾经，继之以极为归，直入坎地。潜阳丹用制附子补坎中真阳，而龟鹿二仙则以鹿角胶直补元阳。潜阳丹以姜汁炒砂仁，以期宣中宫一切阴邪；而龟鹿二仙加用人参以助建立中焦。

那么，处方一的组方思路又是什么呢？由于此患者正气不足，阳亏精竭，自身已没有能力托邪外出，临床上表现为烧烧停停，停停烧烧，反复发热难愈。治宜四逆败毒为大法，由内达外，扶正祛邪。再重用半夏、陈皮，以雷霆万钧之势，务期打开中焦枢纽，使龟鹿二仙强行通关，直达极地，从而能够勤王保驾。

龟，在动物界中寿命最长。现代科学研究证实，龟之所以能长寿，其原因之一是其新陈代谢迟缓，龟可以几个月甚至几年不吃东西，也不至于死亡。而且，龟的体内没有致癌因素，这也是龟得以长寿的有利因素。鹿，古人认为是"仙兽"，《述异记》曾有记载："鹿千岁为苍，又为五百岁为白，又五百岁为玄，玄鹿骨亦黑，脯食之，可长生也。"也就是说，龟鹿乃有情之品，古人用龟鹿作为本方的主药，就是借此同气相求，而使人也能长寿。

"仙兽有情，涌泉出精"，源于我在内证修炼时的一篇笔记。自2002年始，大病中的我，每天都坚持打坐。那时双盘、单盘，都盘不住。无奈之下，便按师父最简单的要求，正襟危坐在椅子上，卷舌抵上腭，持子午诀，默念静心神咒。一开始的枯坐是最难熬的，但还是咬牙坚持了下来，每次静坐都可以到45分钟，最多的时候，一天可以打六坐。

一次大病出院之后，师父从台湾为我购买了龟鹿二仙膏，我断断续续吃了8个月，同时静坐修炼，这成了我那段时间的主要生活方式。

也正是在这个大病初愈的恢复阶段，某个晚上七点多钟，服完龟鹿二仙之后便开始打坐。持子午诀，念静心神咒，很快就进入了功态。不知过了多长时间，突然间，不知在什么地方发出"嘭、嘭、嘭"的声音。与此同时，从右脚涌泉穴出现了师父说过的"涌泉出精"的现象，真真切切、实实在在。它们从涌泉至然骨，再从然骨顺着小腿内侧向上，神气十足，犹如在空中覆雨翻云的孙悟空，大闹天宫。紧接着，越聚越多，向着三阴交方向移动，顺着三阴交的经络走向，慢慢蠕动着，并自动地排列组合，像是一只鲜活的鹿角。我长舒一口气，犹如放下千斤重担，心中惬意无限，终于明白了！禁不住热泪滚滚而下，久旱逢甘霖，盼望已久终于如愿。人虽在静坐，内心却波涛汹涌，惊喜无限。

文师父告诉我说，"涌泉出精"是我近段时间以来，服用龟鹿二仙和打坐修炼的结果。鹿角，它不仅仅只走督脉。督脉走在后面，任脉走在前面，冲脉走在中间，而鹿角同样也是这样的三叉之物，同样是督、任、冲，三脉都走，一源三歧。

自然界大部分的动物，角长得都很慢，而且角里头都是没有血管的。唯独鹿不同，其角里面充满血管，割鹿角的时候，都是鲜血淋漓的。所以鹿角并非仅仅是"养其阳也"，鹿角补益精髓的效果更加强大。真正的"血肉有情之品"，首推鹿角。鹿角胶适用于纯粹填精的患者，其功效是直补元阳。

处方一用了鹿角霜。那么,鹿茸、鹿角胶、鹿角片、鹿角霜,它们之间有什么相同点,又有什么不同点呢? 在后面的篇章中,我们再为大家详细讲解。

另外,处方一用了西洋参,法于龟鹿二仙用人参,乃因西洋参较人参清凉,更适用于发热的患者,而人参此时则会加重患者的发炎症状,故以西洋参易之。

患者第 1 次服第 1 剂药,服后即吐,第 2 次未吐。服药当晚发热至 38.3℃,持续了一个多小时后退到 37.4℃。3 剂服后完全不再发热,体温正常,在 36 ~ 37℃。气喘稍微缓解了一点,但仍然咳嗽,胸水增加,大便稀溏。

[**处方二**] 制附子(先煎 2h)90g,生白术 50g,鹿角霜(先煎)45g,龟甲胶(烊化)30g,西洋参(另炖)20g,独活 25g,防风 20g,姜半夏 45g,广陈皮 45g,鱼腥草 60g,炙甘草 15g,干姜 45g,炙麻黄(先煎)15g,杏仁 20g,鲜竹沥(兑入)250ml。3 剂。分 6 ~ 8 次服完。

在处方一的基础上加麻、杏、竹、甘,对症治疗患者咳喘及出现胸水等问题,同时将生白术的用量从处方一的 15g 增至 50g。这个变化说明了什么呢?

患者属于阳虚精亏的发热,为增强消化吸收能力,处方一用了白术 15g，目的是帮助龟鹿二仙填精。由于白术升高蛋白的能力很强，有时会加重兼有炎症性质的发热，因此白术一般不用于退热方；即使用，剂量也不宜过大。比如，卢门用白术仅只 15g，即使针对发热患者，副作用也有限，甚至没影响。而本案患者，一开始有发热，肺有炎症，所以处方一只用了白术 15g。但至处方二时已完全退热，体温正常，所以不再投鼠忌器，直接重用白术 50g，补益脾气，增强消化能力，帮助患者快速填精。

除了伴有炎症的发热不能用白术，还有什么情况下不能用白术呢？比如，小孩子出痘疹也不适合用白术，用白术会使皮肤变得非常干燥，痘痘就会凹下去而发不出来，严重时会变成坏证，至少也会留下疤痕。另外，小孩子一发热就抽搐，或者是脑膜炎的高热，用白术有时会加重病情。湿热性质的黄疸患者也不适合用白术，湿热就要用清湿清热的药，而白术燥湿，只能助热。

处方二将白术从 15g 增加至 50g，主要原因为阳虚精亏而发热，与前几例发热情况不同。其根源是元阴元阳不足，抵抗力几乎没有，临床急需补益精气，增强体力。所以治疗这种发热，填精的同时还要增强患者的消化能力，这样才能填得进去，这是重用白术 50g 的原因之一。

再者，重用白术还有"甘温除大热"之意，只要在临床中把握好节奏即可奏效，比如处方一用白术 15g，处方二直接重用白术 50g，这种剂量变化就叫节奏。阳虚精亏的发热，说明患者的抵抗力很差，常会合并各种感染，此时的主要任务不是退热消炎，而是快速补充精气，直补其元阳。临床上就可以用甘温除大热的方法，补充人体的能量，一旦机体抵抗力增强，炎症即消，发热也就随之而退了。本例患者重用白术 50g，主要考虑就在于此。

[反馈] 患者说不出话，张口困难，喉咙很痛，睡眠差，精神差。饥不欲食，容易吐，声低息短，双脚凉，口渴，流口水，咳嗽，有痰咳不出。血压正常，心率 100/min。舌苔无明显变化，脉沉细紧滞。

[处方三] 制附子（先煎 2h）90g，炙甘草 15g，生姜 60g，杏仁 30g，炒紫苏子 30g，清半夏 50g，炙麻黄（先煎）25g，鲜竹沥（兑服）250ml，地龙 30g，姜虫 30g，桔梗 25g，郁金 50g，黄芩 25g，白芷 50g，朱茯神 25g，太子参 60g，西砂仁（后下）25g。5 剂，日 1 剂，分 6～8 次服完。

由于该患者前段时间反复发热，消耗能量较大，患者出现张口困难、咽痛、流口水、饥不欲食、心率快、口渴等症状，均为久病体虚，气化不能所致，心率偏快与其精气亏损有关。治宜四逆为大法，补强心肾，合麻杏竹甘综合法对症治疗。太子参其性平和，用于热病之后，气阴两亏，体虚倦怠，食欲减退，口干少津，自汗不止，而不宜温补者。人参偏热、西洋参偏寒、党参偏湿，唯太子参清补肺之气津而不碍邪。

[**反馈**] 处方三服完第 1 剂药后，发热到 39℃，家属担心，采用冰敷，物理退热。患者喉咙痛好转，食欲逐渐恢复，平躺在床上也不觉得喘了（之前只能侧卧，平躺即喘）。

5 剂服完后，体温完全正常，患者喉咙痛的情况较之前有很大改善，但未完全好。口腔溃疡好转，未痊愈。食欲明显好转，通过胃管一次能吃 200ml 以上。5 剂药后，胃管拔出，不再吸氧。但偶有咳嗽咳痰，咳时有点喘，听诊有啰音。偶尔头部出点冷汗，能张口，但张不大。嘱再续服 1 剂，服后各项症状持续好转。

[**处方四**] 制附子（先煎 2h）90g，炙甘草 15g，生姜 60g，炙麻黄（先煎）40g，杏仁 30g，炒紫苏子 30g，鲜竹沥（兑入）250ml，地龙 30g，姜虫 30g，生地黄 30g，玄参 30g，鱼腥草 75g，郁金 50g，黄芩 25g，白芷 50g，清半夏 50g，朱茯神 25g，西砂仁（后下）25g。5 剂，日 1 剂，6 次服完。

处方三第 1 剂服完后体温 39℃，是由阴转阳之兆，其家属采用冰敷退热，乃错误之举。好在病邪已经转出三阳，加郁金、白芷，截断厥阴阳明，加黄芩，歼邪于少阳。

[**反馈**] 5 剂服完后，不喘不咳，体温正常，能吃能睡，各项生理指标正常，痊愈出院。

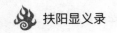

## 透营转气，步步歼敌（重型颅脑外伤持续高热）

第四个故事在上一篇麻杏竹甘综合法里面讲过，整个治疗过程是在一个 180 多人的微信群里完成的。第一篇着重谈如何治疗咳喘，本篇则继续讲讲该患者是怎样退热的。

患者是农民，男性，27 岁，车祸致重型颅脑外伤、胸部闭合性损伤一个半月，持续反复高热 20 多天，合并肺部感染严重。无汗，舌绛，头身热，下肢凉，大便溏，无胸闷，无心悸，偶咳嗽，痰液黏稠，脉浮数。住院费花了 30 多万，对于一个农民家庭来说，经济财力已经全部被掏空，但高热还是退不下来。

[**处方**] 制附子（先煎 2h）80g，生白术 15g，茯神 15g，炙麻黄（先煎）20g，砂仁（后下）15g，防风 15g，前胡 30g，黄芩 25g，炙升麻 25g，醋鳖甲（先煎）30g，陈皮 15g，法半夏 45g，生地黄 30g，牡丹皮 25g，三七（另炖）25g，炙甘草 6g，生姜 80g，水牛角（先煎）90g，金银花 150g，鲜竹沥（兑入）250ml。7 剂，日 1 剂。鲜竹沥250ml 兑入已煎好的药液之中，分 6 ～ 8 次服完。

患者服后，1 剂药下去就慢慢退热了。如果从标准的四逆败毒基本法来看，这个处方少了独活、白芷，而用了生白术、砂仁、茯神这几味实太阴脾土的药。其实，如果不替换这几味药，继续用独活、白芷，同样也能退热，加入这几味药，临床上可以处理得更加精细。所谓法无死法，法有变法，即是此理。

处方不仅用了升麻鳖甲，还加了犀角地黄汤和金银花。为什么呢？因为升麻鳖甲主要针对病入厥阴的患者，那时病邪还没有内陷到血分，故用独活定位于少阴由内达外，升麻鳖甲定位于厥阴枢转阴阳，本篇故事二中的患者即处于这个层面。然而本案患者的情况却又不同，病邪已内陷至厥阴和血分，更深了一层，故用鳖甲引进去，用犀角地黄凉散、透邪、清热、解毒；再用升麻转出少阳，金银花透营转气，这个结构才堪称完美！

病邪内陷至厥阴和血分，其本质是三阴同病的升级版。比如本例患者，太阴、少阴、厥阴，三阴同病，再兼血分，病情愈加复杂和紧急。因此，就需要在临床上处理得更加细腻，只有三阴和血分兼顾，才能提高疗效。此患者兼有"大便溏"等湿郁之症，乃加白术、茯神、砂仁，实太阴脾土以利中焦升降自然；若太阴问题趋于严重，还可加茴香、上安桂。

处方可不可以加用乌梅呢？当然可以。本例患者"头身热，下肢凉"，典型的厥阴病阴阳分离，加用乌梅焊接阴阳，理所当然。但是，在明断此病为阴阳分离，是因厥阴少阳之伏邪难以枢转所致的前提下，用升麻鳖甲就可以解决问题，不用多此一举，因而弃用乌梅。

那么，如何能判定此患者是病邪内陷至血分呢？这里有个关键的辨证点——舌绛！患者车祸致重型颅脑外伤，气血循环受瘀血阻滞，从而化瘀化毒，热毒耗伤血中津液，血变黏稠，运行受阻成瘀，以致高热不退，故见舌绛。

治疗该患者的整个过程是在微信群里完成的，从始至终没见到患者本人。这种方式，既需要胆量和魄力，又需要丰富的临床经验，更要有解决问题的临床方法和手段，这就要求我们在临床实践中，"勤求古训，博采众方"，慢慢地磨炼和提高自己。其实，把处方一讲透了，本医案基本上就可以告一段落了。接下来的治疗，是关于麻杏竹甘综合法的应用，第一篇中已有详论，本篇不再赘述。

四逆败毒法治疗发热的故事讲完了，其实成功的案例比比皆是，要分享的精彩也是层出不穷，等待将来有机会整理出一本医案集，再与大家一起细细地品尝和分享吧。

很多基地的同学都奋斗在救死扶伤的第一线，有的在医院 ICU 工作，有的在门诊当班，他们用王师之法治愈高热不退的患者不胜枚举。比如：红斑狼疮的高热、白血病的高热、脓毒败血症的高热、脑膜炎的高热、骨髓瘤的癌性发热……每天早上，来自全国四面八方的喜讯、医案，都会出现在我的微信里，这是我最欣慰、最快乐的时刻，兴奋和激动的同时，心中也充满了无限感恩。

最后要强调的是，发热的原因其实有很多，并非全凭一套方法就能够包打天下。法无死法，法有变法，临床上还需要我们活学活用，在准确辨证的前提下，对症下药。

## 泂溪堂医案四则

下面选编了王师的四则医案，其处方结构与四逆败毒的标准立法又有所不同。但是不管处方用药如何变化，王师从立法到组方的思路是一脉相承的。我们学习四逆败毒综合法的根本目的，并非仅是死记硬背几个类型结构，流于"照猫画虎"，而是要用心领悟王师的立法之意和组方思路，只有这样才能在临床中真正做到法无死法，法有变法，随心所欲，药到病除。

### 医案一（丹毒，连续发热 1 个月）

靳某，男，37 岁。

**初诊：2013 年 9 月 18 日。**

患者患下肢"丹毒"已 1 个月余，下肢肿胀，红斑如扣，痛而压之褪色，色紫暗红。开始应用抗生素输液，时好时坏，每天体温下午较高，在 39℃以下，已连续治疗 1 个月余，病情不能得到缓解，输液时加激素，可暂时退热三五小时，之后比输液前体温更高，经朋友介

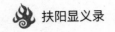

绍出院到涸溪堂就诊。

患者体胖，下肢静脉曲张，脚踝部内侧皮肤暗黑，左脚重于右脚，下肢膝以下肿胀，红斑较多，疼痛压之褪色。发热 38 ～ 39℃。脉沉细数无力；舌淡暗，苔白厚腻，体大。

[**处方**] 江油制附子（先煎 2h）90g，忍冬藤 75g，丹参 60g，牡丹皮 45g，炒车前子（包煎）60g，生白术 60g，炒小茴香 30g，川牛膝 45g，独活 30g，炙升麻 15g，炙鳖甲（先煎）30g，黄柏 30g，上安桂（后下）25g，生薏苡仁 60g，生姜 75g，吴茱萸 30g，木瓜 30g。7 剂。水煎 2 次，混合后分 3 次温服。

[**方解**] 此例患者，发热时用了大量的生白术，与前面所论白术之用法似乎有点儿矛盾。其实，这正是法无死法、法有变法的道理。由于患者经前医治疗月余，正气耗伤，而且体内存在着大量湿瘀热毒。同时，人体的能量在发热时消耗较大。此时重用白术利大于弊，其意有三：一是白术能够建中宫而使太阴阳明开阖有度，有利于病邪三路分消，由汗解、行大便而解、从小便而解。二是白术可以祛湿毒，化精微以补气血，从内部增强免疫力，增加蛋白质合成以利身体恢复。三是大量白术与上安桂、小茴香配合运用，可以温中理脾，行大便之秘结，暖肺疏肝，使木土合德，以利恢复体质，排出毒邪。

处方一以四逆立极于坎，用独活将风寒湿邪由内达外，升麻鳖甲枢转厥阴少阳，托湿毒之邪外出，再以炒车前子 60g 和生薏苡仁 60g，将转出三阳的毒邪从阳明胃肠和三焦水道一泄了之。重用忍冬藤、丹参、牡丹皮走血分，对症治疗丹毒之"红肿热痛"，因患者脉数，丹参之"凉血消痈、安心除烦"正当其用！木瓜和吴茱萸，法于鸡鸣散，黄柏、白术、牛膝、薏苡仁，法于四妙散，二方舒筋活络、温化寒湿、清热燥湿于下，治疗脚气水肿、风湿流注、足痛筋肿、湿热下注等病。

**二诊：**

服上方后体温正常，下肢肿消，丹毒留有色素沉着，但下肢瘀暗，大便通畅，日二三次，恶臭而黑。乏力，体重减少 4kg 左右。脉沉细滑滞稍弱，舌淡胖，苔薄白腻。

[**处方**] 江油制附子（先煎 2h）150g，忍冬藤 90g，水蛭 45g，吴茱萸 30g，炒车前子（包煎）60g，生白术 60g，炒小茴香 50g，川牛膝 45g，骨碎补 50g，透骨草 30g，补骨脂 30g，独活 30g，桑寄生 50g，川芎 30g，炙甘草 15g，木瓜 30g。10 剂。水煎 2 次，混合分 3 次温服。

[**方解**] 丹毒是由于淋巴管发炎感染所致，此类患者 20 世纪七八十年代较多，近些年较少见。除外伤感染外，下肢静脉曲张也会诱发本病。由于下肢循环不好，水肿，淋巴管也会回流受阻而致此病，多发环形红斑，此例丹毒患者即为淋巴液淤积造成的。七八十年代，多用《朱氏集验方》之鸡鸣散治疗丹毒患者，此医案用木瓜、吴茱萸，即法于鸡鸣散，舒筋活络，温化寒湿。用骨碎补、透骨草、补骨脂，"三骨"

联袂，引太和之气至骨、透骨、补骨，以此添精补髓。用独活和桑寄生，法于独活桑寄生汤，里透外达，祛风寒湿，补肝肾，通经络，止疼痛。此时的四逆败毒，重在疏瘀热而不在清热毒，故不用金银花而用其藤。用水蛭破血逐瘀通经，治疗下肢瘀暗和静脉曲张。

［**反馈**］上方服完后，下肢已有明显的改善，肿消，瘀暗变淡。患者由于在外地，又让医馆给其快递10剂药，药尽病愈。经超声波检查，下肢静脉曲张也基本消失。


## 医案二（肺脓肿，发热）

张某，男，40岁。

**初诊**：2015年11月8日。

患者1个月前因洗冷水澡而感冒，自服感冒药有所缓解。由于患者长期洗冷水澡，自认为身体较健康，此次感冒未放在心上，又至浴池泡澡，并做了桑拿浴，大量出汗。后自觉身体疲乏，即在澡池休息室休息熟睡，由于热，没有加盖被褥，开始感冒、咳嗽，两天后发热，即到当地医院住院，使用抗生素治疗，可是体温不降反升。由于咳嗽、胸痛、吐脓痰并带血丝等症状，进一步诊为肺脓肿，采取抗生素联合应用等诸多手段治疗，但患者症状始终没有得到缓解，经人介绍到洄溪堂中医馆就诊。

患者体温38℃以上，怕冷，面色虚浮，痛苦面容，头痛，乏力，身痛，胸痛，咳腥臭脓痰，时有咯血，咳痰不爽，睡眠差，急躁，食欲不振。脉弦滑而数沉取无力；舌淡暗红，苔白厚腻。

[**处方**] 金银花150g，江油制附子（先煎2h）75g，独活30g，桔梗25g，生姜60g，生白术45g，炒小茴香45g，清半夏60g，郁金50g，炙麻黄（先煎）30g，鲜竹沥（兑入）250ml，杏仁30g，广陈皮45g，炙升麻15g，炙鳖甲（先煎）30g，炙甘草25g。5剂。水煎2次，混合后分3次温服，日2剂，2天半服完5剂药。

[**方解**] 患者此时身热转甚，时时振寒，胸满作痛，咳吐浊痰不爽，自觉喉间有腥味，说明正邪相争剧烈，处于肺痈成痈期，故重用金银花150g为君药：清热解毒、疏散风热、透热转气、消散痈肿。治疗当以枢转三阴、解表退热、清肺消痈、化痰止咳为主：四逆加独活、炙升麻、炙鳖甲、郁金，法于四逆败毒枢转三阴类型。升麻仅走太阴阳明二经气分，故必以鳖甲领之入阴分也，法《金匮》升麻鳖甲汤："阳毒之为病，面赤斑斑如锦文，咽喉痛，唾脓血，五日可治，七日不可治，升麻鳖甲汤主之。"

加金银花，透热转气，清热解毒，畅厥阴郁热外达之路；加炒小茴香、广陈皮、清半夏、生白术，使太阴阳明开阖升降有度；加升麻、鳖甲枢转厥阴少阳，脉弦滑而数说明正邪在厥阴相争剧烈，用郁金从血分而凉血清热、祛瘀除烦，配合炙甘草25g，安定中宫，缓急以诱导正邪不争，起到类激素样作用；炙麻黄、杏仁、鲜竹沥、炙甘草，法于麻杏石甘汤，石膏换成鲜竹沥，宣肺止咳，清肺化痰，配合升麻入阳明、太阴二经，升清逐秽，辟百邪，解百毒，法于麻黄升麻汤："伤寒六七日，大下后，寸脉沉而迟，手足厥逆，下部脉不至，咽喉不利，唾脓血，泄利不止者，为难治，麻黄升麻汤主之"；加桔梗和炙甘草，法于桔梗汤，桔梗宣肺排脓，甘草消炎解毒，重用甘草意在"抓病"，瞄准病位，定位于肺，是取麻黄附子甘草汤之义。

**二诊：**

服上方后热退，第一天咯吐大量脓血痰，腥臭，第二天咳痰量减少，自觉精神状态改善，大便通畅。现咳嗽少痰，口干口渴，胸痛隐隐。拍片与原片对比，显示炎症区域减少明显。脉沉细缓滑数稍弱；舌淡红暗，苔薄白腻。

[**处方**] 江油制附子（先煎2h）90g，广紫菀45g，阿胶（烊化）25g，黄芩25g，筠姜50g，炒小茴香30g，郁金50g，清半夏50g，龙骨30g，牡蛎（先煎）30g，北沙参30g，三七参（另炖）25g，百合30g，乌药30g，炒紫苏子30g，鲜竹沥（兑入）250ml，鱼腥草60g，炙甘草15g。10剂。

[**方解**] 患者服用上方后热退，第一天咯吐大量腥臭脓血痰，第二天咳痰量减少，炎症明显减轻，脉沉细滑数稍弱，说明已度过溃脓期进入恢复期，正邪交争剧烈之后呈现正虚邪恋之象。二诊扶正达邪，

填精补血，益气养阴，润肺止咳，清肺化痰，解毒排脓，法于紫菀茸汤（紫菀茸、犀角、炙甘草、人参、霜桑叶、款冬花、百合、杏仁、阿胶、贝母、制半夏、生蒲黄）。《医宗金鉴》云："若痈脓已溃，喘满腥臭，浊痰俱退，唯咳嗽咽干，咯吐痰血，胁肋微痛，不能久卧者，此属肺痈溃处未敛，宜紫菀茸汤清补之，渴甚去半夏加石膏服之。"

重用广紫菀45g，紫菀适用于外邪不重，舌苔不厚腻，或有阴伤之证，或有咽痛、咽干、咽痒、咳嗽，若外感咳嗽，表证明显，用之过早容易敛邪入里。本例患者由于失治误治，瘀毒壅滞，化热伤阴，加之正邪相搏后气阴两伤，由外感而转为内伤，咳痰脓血，阴血耗伤，虚热明显，故重用广紫菀以疏肺络，理血分，开郁润肺，散结消瘀，降肺金阳明。

肺脓肿患者咳吐大量脓血痰，肺叶实质因感染坏死形成脓腔，肺家有形之阴血必然大伤。服上方在热退邪去之后，气阴两伤，虚象已现，口干舌燥，脉沉细数，继以滋阴养血，益气生津为要，阿胶、北沙参、百合正当其用，直补肺中之阴血，再加三七补营血之气。龙骨牡蛎，收敛阴阳二气，摄纳隔绝四散之元气，配合百合、郁金又能镇潜安神、清心除烦。黄芩清肺中气分余蕴之热，残留的痰浊脓毒由鲜竹沥、鱼腥草、清半夏而化为水，再行搬运尿解。由于失治误治伤及肺肾，最后佐以炒紫苏子和乌药，纳气归肾、止咳平喘、温肾散寒、行气止痛，治疗咳嗽胸痛。处方二扶正祛邪兼顾，甘草剂量减为15g，意在调和诸药，使各品药性自由组合，充分发挥各自作用。

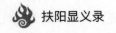

[**反馈**] 服上方，尽剂而愈。

## 医案三（乳痈化脓，高热不退）

李某，女，28岁。

**初诊：2016年5月28日。**

该患者产后2个月余，由于双侧乳头凹陷，导致乳汁难以排出，小孩无法吸吮乳头，乳汁淤积。又由于用吸奶器过频，乳头破裂感染，导致高热不退，在医院行双乳切开引流，并输注大量抗生素，已住院2个月。

患者双侧乳房如紫茄色，坚硬不可活动，七个切口下有引流条。患者高热已退，但低热不去，体温在37～38℃之间变动。双乳痛硬，难以入睡，大便稀，日3次左右，面色苍白无华，双颊稍有淡淡红晕，怕冷出汗，寒热时作。脉沉细稍弦弱，舌淡暗体大无苔。

[**处方一**] 炙黄芪120g，制川乌（先煎2h）60g，当归30g，乌梅30g，茅苍术45g，广陈皮45g，独活45g，炒小茴香45g，炙升麻25g，生鳖甲（先煎）45g，三七（另炖）25g，蒲公英75g，天花粉30g，炙甘草15g，补骨脂30g，筠姜60g。7剂。上方水煎2次，混合后分3次温服，日1剂。

[**方解**] 因患者在孕期的围生期保健没有做好，一般情况下，孕后3个月乳房即会逐渐膨胀。一旦出现这种情况，每天应积极牵拉乳头5～10次，以避免产后乳汁突然大量分泌，导致乳头内陷而乳汁难以排出。产后的处理办法应该先牵拉乳头，若实在牵拉不出，要立即回乳，以避免患乳腺炎的风险。产后乳腺发炎，要立即采取回乳疏淤之法，由于本患者仍想母乳喂小孩，寄望于用吸奶器强行吸出乳头，即使不行也可以吸出乳汁哺乳，造成了机械性损伤而使得乳腺感染。献民老师用初诊处方加减治疗乳腺炎近百例，无一例手术或化脓，一般3～5剂即愈。

处方一为川乌法，也可理解为四逆败毒综合法的变法，即将制附子换成川乌配黄芪。患者低热不退、怕冷出汗、寒热时作、大便稀溏，脉沉细稍弦弱，属于典型厥阴病，故用升麻鳖甲枢转厥阴少阳，少阴用独活由内而外，厥阴用乌梅温肝敛阴止泻。乌梅、当归、独活、炒小茴香、三七、筠姜，法于乌梅丸，再加茅苍术、陈皮、补骨脂建中理中，调节太阴阳明升降，则厥阴肝寒导致的太阴之气不升、阳明降机太过之腹泻发热可止。三七补充营气，活血化瘀；蒲公英、天花粉，清热解毒、消肿散结、消痈排脓以对治乳痈。

**二诊：**

上方服至第3剂热已退。继续服药，所有引流管均拔掉，乳房颜色由紫变红润，逐渐接近正常皮肤。同时乳房的硬度也渐渐变软，皮肤有纹路了。已出院6天，现尚余乳房稍硬，内痒难忍，乏力明显，

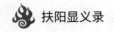 

时出汗，大便日一次，食欲较前增加。脉沉细缓滑紧滞稍弱，舌淡暗稍红，苔薄白腻。

[**处方二**] 江油制附子（先煎 2h）90g，当归 30g，乌梅 30g，广陈皮 30g，炙升麻 25g，炙鳖甲（先煎）30g，人参（另炖）25g，三七参（另炖）25g，山萸肉 45g，筠姜 60g，炒小茴香 50g，蜈蚣 5 条，蒲公英 45g，防风 30g，炙甘草 25g，炒车前子（包煎）30g。7 剂。上方水煎 2 次，混合后分 3 次温服，日 1 剂。

[**反馈**] 上方 7 剂，服完后病愈。

[**方解**] 乳房内痒难忍，是腐肉脓毒已祛，新肉生长之佳兆，用蜈蚣辛温纯阳之物以强身补虚、推陈致新，以拔毒祛腐，入厥阴肝经，通乳络而息风止痒，以助生肌长肉。再者"阳明病，法多汗，反无汗，其身如虫行皮中状，此以久虚故也"，该患者误治失治已成坏病，加之体虚乏力，漏汗腹泻，正虚津亏，欲汗不汗，故虚风内动、内痒难忍，更以当归、人参、三七、山萸肉、乌梅，补阳明之气血，敛厥阴之风木。

## 医案四（产后发热）

欧某，女，24 岁。

**初诊：2017 年 4 月 7 日。**

患者欧某，女，24 岁。顺产 3 天后，因出汗多又头痒而臭，便自行用热水洗头，洗后用吹风机将头发吹干，第 2 天即开始发热。发热 1 周多，并使用静脉输液治疗 1 周，使用了抗生素、抗病毒等药物，体温始终在 38 ～ 40℃，持续不退。

患者现高热不退，食欲不振，汗多怕冷，大便三五天 1 次，面色苍白，贫血貌，基本没有乳汁，头痛头重，乏力，全身沉困，恶露腥臭，难闻。脉浮数大而芤；舌淡暗体大，苔白腻水滑。

[**处方**] 江油制附子（先煎 2h）90g，生白术 60g，云茯苓 30g，炒车前子（包煎）45g，筠姜 60g，当归 30g，独活 30g，防风 30g，人参（另炖）20g，炒小茴香 50g，黄柏 25g，上安桂（后下）25g，知母 25g，炙甘草 15g，川芎 30g。3 剂。水煎 2 次，混合后分 3 次服，2 天将 3 剂药服完。

[**方解**] 患者产后发热，属于太阴中风、气血亏虚之发热。由于产后失血及中宫失运导致食欲不振、便秘；气血亏虚加之生化无源，则见面色苍白、乏力贫血、没有乳汁、脉现浮大芤空之象；营卫之气不固，风湿郁遏肌表，则见高热不退、汗多怕冷、头痛身重。治当以祛风解表、建中运脾、生化气血、甘温除热、坚肾除蒸为主，故在四逆败毒基础上用当归、川芎补血行血；以白术、云茯苓、炒小茴香、上安桂、筠姜、甘草、人参建中理中；高热兼脉浮大数而芤，又有恶露

103

湿阻，以滋肾丸（知母、黄柏、上安桂）加炒车前子，收纳浮游之相火归宅以补肾，清热除蒸、滋肾除湿，则下焦湿热伤阴之秽浊亦得清解。

**二诊：**

服上方后，第3天大便3次，体温开始下降。3剂服完，已降至正常。恶露腥臭味减少，出汗怕冷减轻。脉沉细缓滑而滞弱，舌淡红，苔薄白腻，体稍大。

[**处方**] 江油制附子（先煎2h）90g，炙黄芪45g，人参（另炖）25g，三七参（另炖）25g，当归30g，筠姜60g，炒小茴香30g，广陈皮45g，生白术45g，炒杜仲30g，川芎30g，炙甘草15g。10剂。

[**方解**] 脉沉细缓滑而滞弱，外邪已尽，以附子理中法收功。人参恢复元气，炙黄芪补三焦大气，三七参补营中之气，白术补脾气，川芎、当归、炒杜仲疏通经络、补血活血，则产后之气血亏虚迎刃而解。

[**反馈**] 上方服完病愈。

## 篇后记

仲景首开六经法度，严谨精微，是以"扶正祛邪"规矩千古，显岐黄扶阳大义，"如筏喻者"，终成万世师表。然而医者昏昏，"但竞逐荣势，企踵权豪，惟名利是务"，于医圣之苦口婆心鲜有会取者，焉能不败！后孙思邈以"大医精诚"警诫未来，即此意也！近世之温病学，支出伤寒，经金元至明清而达于巅峰，其中尤以叶天士之卫气营血辨证与吴鞠通之三焦辨证佼佼于杏林，隐然有独大之势。"滋阴降火"遂领风气，久之弊端横生，加上西医东渐，漫靡至今，此医之病也！如祝味菊所言，"清中叶，医者好用人参，习重温补……士多养尊处优，民多安居乐业……驯至感冒发散，亦佐以人参，如参苏饮之类，比比皆然。天士出类拔萃，力矫时弊，知感之不宜温补，创温热之门，以立异于伤寒也。其用辛凉，乃为气盛而误补失表之用，所谓时时清扬法也……后人不识气盛可清之理，恣用寒凉，去真远矣！"

钦安更于此处一针见血："医者不读仲景书，徒记几个幸中方子，略记得些各品药性，悬壶于市，外着几件好衣服，轿马往来，目空一世……"是真乞丐卖富而反露贫相！

金寿老人因之大声疾呼"先医医，后医病家"！凸显扶阳之"正纯精高"，意在纠"滋阴降火"之偏，非独否认"寒温并用"。如其语"法以圆通为妙，方以果敢为决，去疾有次，扶正有主。再如药……虽大毒大烈，果能针对病症，决放胆用之"，老人此论，斩钉截铁，毫无妥绥！

如仲师，如孙真人，如钦安，其法中寒温并用，亦比比皆是。

惜此一缕余音，差成绝响。及至王师出，寒温并用，屡起沉疴，用药横竖烂漫，直如宗门棒喝，头头是道，又如悲筱万鼓，平生不平之事笑并邑酒，针砭时弊，宾主酣畅，业医如此亦足矣。

云映日而成霞，泉挂岩而成瀑。是所寄托者不同，而实则一也，此友道之所以可贵。王师友余以义，授我以渔，轩之大幸也！方中一草一木，无非"真情"二字，方外逸兴远致，亦是和光同尘，此非"师者"乃何？

尝道：我行我素，不敢虚伪！

唯大英雄能本色，是真名士自风流。王师以四逆败毒，于千年沉闷迷局，一法道尽，独占鳌头！

若人询扶阳之路在何方？答曰：以落花之意，品无情流水。如昔日庞居士初见马祖，开口便问："不与万法为侣者谁？"马祖即前踏一步云："待汝一口吸尽西江水，即向汝道！"

高高山顶立，深深海底行。古圣前贤，扶阳大义，尽在此中！

第三篇

# 川乌法本要

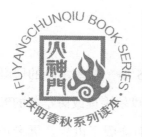

　　自从 20 世纪 60 年代沙宾疫苗解决了小儿麻痹症之后，半个多世纪过去了，除了外伤性疾病和传染病以外的各种慢性病，例如高血压、糖尿病、尿毒症、红斑性狼疮……以及各种癌症，多数只能控制不能痊愈，至今仍未出现过已经解决了哪一个慢性病的消息。即使是最新医学科技进展，也在临床不断出现的问题面前步履维艰，存疑待观。在某种意义上反衬出了中医学的气定神闲和穿越时空的蝴蝶效应，很可能就如爱因斯坦所说的那样，"当科学家千辛万苦爬到山顶时，神学大师已经在此等候多时了。"

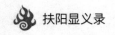 

第三篇

# 川乌法本要

题记：丹阳布衣，大隐于市。桃李不言，下自成蹊。

**曙光初现**

"桂折一枝先许我，杨穿三叶尽惊人。"2015 年，耄耋之龄的屠呦呦凭借青蒿素的发现站到了现代医学之巅——诺贝尔生理或医学奖的颁奖台上，本草"青蒿"以挽救了千万人的生命而征服了世界。屠老虽然在获奖致辞中谦虚地表示"青蒿素的发现是传统中医献给世界的礼物"，但是换一个角度看，是传统中医药学的现代启示录。一味本草，就这样穿越了时空，铸就了屠老的蟾宫折桂。

美国科学家在解读屠老获奖原因时说了这么一段话："屠呦呦第一个把青蒿素引入 523 项目组，第一个提取到 100% 活性，第一个做临床试验，这三点中的任何一点都足够支撑她得这个奖。"西方人颁奖，更注重科学发现的思维，而不在乎是谁做的。

然而，此"注重科学发现的思维"恰恰来源于经典的"传统中医"！

发现青蒿素的灵感和原点即是
东晋时期葛洪所著《肘后备
急方》中简单一味药的应用：
"青蒿一握，以水二升渍，绞
取汁"。

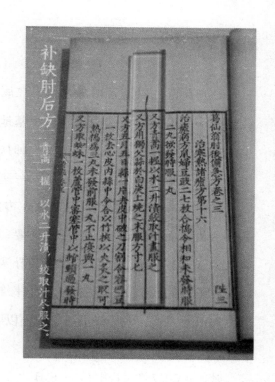

那么同样的，循此思路，
在当代慢性病和大病危症兵连
祸接、层出不穷的情况下，我
们能否从中医经典中发现和发
掘出在临床治疗上行之有效的
解决方案呢？

## 叶落归根

"万里归来年愈少，微笑，笑时犹带岭梅香，试问岭南应不好？却
道：此心安处是吾乡"。800多年前，苏东坡官场失意，贬谪岭南，怅
然下心中却升起了另一番气象：心安即故乡。罗浮山中，才有了"叶
落归根"的感慨："东坡之师抱朴老，真契久已交前生。"

确然！六祖慧能一句"仁者心动"，始振宗门雄风，曹溪佛唱至今
绕梁。至黄埔金戈铁马，北伐气吞万里，大义凛然，睡狮终醒，国运
始转。中华文明的传承，翩翩化作了岭南的姹紫嫣红，辉耀千古。

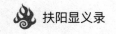 

## 虎啸杏林

时光荏苒，岁至丁酉冬月，第二届扶阳医学传承人大会在广州南沙的中华中医药学会扶阳医学传承基地如期举行，百余名扶阳学子风尘仆仆，从全国各地奔赴岭南，誓师扶阳，共襄盛举。此次大会，是彰显、传承和发展中医扶阳法脉的一座里程碑，而其重中之重的，当属王献民老师在会上做的《川乌法》专题报告，其于本法之来龙去脉，条分缕析，而炮解医案，更备极详要，针砭时弊，发明扶阳大义，直如九天银河，飞流直下！其言谦和朴实，正如其人，天资纯笃，造诣端实。王师钩元摘秘，著未有之奇伟雄文，中医秘而不宣的天机终有可能大白于天下！为尊法重法，此篇以《本要》铭之。

时间：2017 年 11 月 17—18 日

地点：中华中医药学会扶阳医学传承基地（广州·南沙）

主题：川乌法的讲授

主讲：王献民

[**释文**]尊敬的各位老师，亲爱的同学们，大家好！今天，我向大家汇报的题目是——川乌法。

《内经》中岐伯有一段话："上古之人，其知道者，法于阴阳，和于术数，食饮有节，起居有常，不妄作劳，故能形与神俱，而尽终其天年，度百岁乃去。

今时之人不然也，以酒为浆，以妄为常，醉以入房，以欲竭其精，以耗散其真，不知持满，不时御神，务快其心，逆于生乐，起居无节，故半百而衰也。"

大道至简。

古圣诚不我欺！每当看到这篇文字，我都会心潮起伏，难以平静，自己业医40余年，虽然历经坎坷，所幸能秉承"医之精诚"的祖训，兢兢业业，不越雷池，以病为师。自20世纪80年代以来，临床上接触和治疗的慢性病和大病危症越来越多，病情病势越来越复杂多变，尤其是近十多年，呈暴发式的增长和蔓延之势，这种现象，引起了我的忧虑和思索，作为医者，当不敢随波逐流，唯有迎难而上！

事实上，用传统中医的经典思维和方法，以雷霆万钧之势迅速打通全身经络，如把缆放船，奔流度刃，透邪祛病的同时填精扶正，似疾焰过风，喝散白云，已病未病一起治，新感伏邪一并除，使人体的气血水平逐渐上升，让人体的再生系统自然本然地发挥作用，应该是人类克服慢性病和大病危症最有效的途径。

111

祛病延年，是人类同疾病斗争的历史中永恒的主题。庄子在《养生主》中有云："吾生也有涯，而知也无涯，以有涯随无涯，殆已。"

《达生篇》中又进一步说："养形必先以之物，物有余而形不养者有之矣；有生必先无离形，形不离而生亡者有之矣。"

人和环境互为因果。在过去民不聊生的年代里，物资匮乏，岁月维艰，人们往往食不果腹，饥寒交迫，连最基本的"养形必先以之物"、"有生必先无离形"都很难做到，因此所遭受的疾病，通常是以营养不良、物不养形为主。

随着40多年来的改革开放，我们现在欣逢盛世，生存环境随之发生了天翻地覆的改变，人们却渐渐迷失于积累的巨大物质财富中，常常"务快其心""以有涯随无涯"，用自己有限的生命去追求无限的物质享受，一个结果就是"物有余而形不养"。现代人的生活状态，用十二个字来概括，即：饮食不节，起居无常，以妄作劳。特别是年轻人，长期嗜食生冷，以酒为浆，损伤脾胃肝胆，使气机不能通畅，其过度摄入的营养物质，由于气机的拥堵故不能"化赤而为气血"，最终变为痰湿堵塞在人体经络脏腑之内，形成了病理产物。过度追求虚荣，急功近利，熬夜、饮酒、劳心、房劳使五脏空虚，肝胆不疏而气机郁滞，造成失眠、急躁、健忘、疲惫等症状。晚上九点至凌晨三点，是肝脏排毒和气血生成的时段，若此时熬夜，既不能使气血恢复和产生，肝脏也无法有效地排毒。久之，身体得不到适当的修复，经络脏腑越瘀越实，精气神越来越亏虚，致使百病丛生甚至英年早逝。

　　而另一个结果则为"形不离而生亡者"，"生亡"指的是行尸走肉。很多长期熬夜，贪食生冷之人往往外强中干，这种人能吃能睡，鼾声如雷，可大便黏滞，体胖体壮，怕热易汗，口臭口苦，活动后则气喘吁吁，腹大而头皮松软，易于疲劳；还有一种人，精力特别旺盛，长期不会感冒发热，熬几天几夜精神还是特别好，吃饭睡觉均无规律，但能吃能睡，自觉体力好，仍然有能力去做一些体育锻炼，此类人不病则已，一旦罹疾，即是大病难症，甚至猝死暴毙，仲景所谓的"脉病人不病，名曰行尸，以无王气，卒眩仆不识人者，短命则死"即属此类。造成这种情况的原因就是其过度损耗自己，病邪长期淤积在体内，阻滞了人体的经络运行，导致身体自我保护的"检测"功能和机制长期处在休眠状态，不能做出有效的反应，如同"行尸走肉"一般。有些大病已经上身，而自己却浑然不知，即使被发现，由于精气阳气亏虚，经络瘀实，邪毒深重，治疗起来也是很困难的了。

　　现代人生活安逸，饮食营养丰富，贪食生冷，精神压力大，体力劳动和身体活动少，医疗弊病，即不分青红皂白地滥用抗生素或清热解毒等寒凉药物。此种种原因，首先损伤脾胃的消化吸收和水谷精微的输布以及宗气的形成；再者影响肝胆，使气血难以疏畅条达。三焦因中焦脾胃的损伤而形成痰、湿、水瘀滞不行；中脉因肝胆的郁滞而不能使气血精气更好地运输布散及收藏，造成了现代人身体发生了质的变化，多湿、多痰、多瘀、多郁、多毒，多经络瘀滞，多气血亏损、

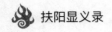

阳气不足、阴寒内盛，多肾气肾精亏损，十二正经及奇经八脉均不通畅，经络越瘀越重，阳气越耗越少，精气越来越亏。所以，在20世纪七八十年代很少见的病，现在已成为常见病、多发病，如肿瘤、心脑血管病、代谢性疾病、结缔组织疾病、免疫性疾病、骨及骨关节病变、妇科的经带胎产等方面的疾病、小儿的呼吸系统疾病。更让人担忧的是高血压、2型糖尿病正在成为十几岁孩子的常见病。

现代医疗体制，是以抗生素、清热解毒药物而一统天下。很多疾病，特别是外感发热，大多数是由于嗜食寒凉肥腻，损伤了脾胃，胃气不能下降，脾气不能上升，加之身体阳气不足、经络不通、气机不畅、内外合邪导致外感发热、肺炎咳嗽、咽喉肿痛等。此时的治疗原则应以温暖中焦脾胃，进而使肝胆脾胃的气机通畅，浊气下降，清气上升，心肾交泰，水火既济，则炎症即消，发热即退。若应用清热解毒药物、抗生素不当，则会使脾胃肝胆更受损伤，阳气更虚，精血更亏，瘀滞更重，使小病治成坏病或危症。再者，清热解毒药物和抗生素应用不当会使人体的正气更伤，正气伤则抵抗力弱，病邪留存体内就难以祛除，再与痰湿瘀毒结合，胶固愈加深重，最终酿成大病或猝死。

在此背景下，自20世纪80年代以来，川乌的临床应用就一直伴随着我。直至最终形成了一个完整的立法体系，期间有许多不为人知的辛酸和坎坷。

114

川乌只是一味药，要上升到立法层面，就必须要有大量经典理论的佐证和无数临床实践的印证，才能形成最终的川乌法。

川乌法的最初灵感来源于"三生饮"。

我们先来看看川乌这味药在本草中的地位。《本经》云川乌"主治中风，恶风洗洗，出汗，除寒湿痹，咳逆上气，破积聚、寒热。"历代医家对川乌的功能也各有发明论述，如《长沙药解》言："乌头湿燥下行，其性流利迅速，开通关腠，驱逐寒湿之力甚捷，凡历节、脚气、寒疝冷积、心腹疼痛之类并有良功。"《医学启源》认为川乌是治疗风痹半身不遂的引经药。《主治秘药》云，川乌其用有六，除寒疾一也，去心下坚痞二也，温养脏腑三也，治诸风四也，破积聚滞气五也，治风寒腹痛六也。

现代药理研究认为，川乌可显著降低血糖，其降糖的机制不是通过对胰岛素水平的影响，而在于增强机体对葡萄糖的利用。同时川乌还有抗炎、镇痛、抗癌、改善心功能、改善心肌缺血及神经麻痹的作用。

历代善用乌头的医家有很多，张仲景的《金匮要略》中，就有乌头汤、乌头煎、乌头桂枝汤、乌头赤石脂丸、赤丸、九痛丸等；再如《外台》之乌头汤，《张氏医通》的乌头栀子汤，《证治准绳》的乌头散、乌头粥等。乌头有斩关夺隘之力，走而不守，逐寒除痹，破积聚，消

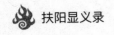

癥瘕，止痛祛风；可通行十二经，走奇经八脉，可抵达络脉、孙络及各经之交汇点，从而达到彻底治愈沉疴久病、顽瘴痼疾的效果。

"三生饮"最早出现在宋代王硕的《易简方》中，以散寒温阳、祛风逐痰、通行经络为立法依据，其构成是：南星、川乌、制附子、木香；到了明末清初，傅山在其《傅青主男科》中也记有"三生饮"：生南星、生半夏、生附子、人参，较之《易简方》中的"三生饮"已有所变化。而《医学集成》中三生饮的组成是：生南星、生川乌、生半夏、广木香、人参、生姜，较之前又有了新的演化。清初名医喻嘉言在《医门法律》中载有"星附散"一方，亦流动着"三生饮"之神韵：制南星、制半夏、茯苓、炒僵蚕、川乌、人参、黑附子、白附子，主中风手足弹曳，使风从外出，痰从下出，分解而病愈矣。

至此，"三生饮"才有了很完备的组方。

纸上得来终觉浅，绝知此事要躬行。我在临床中对三生饮的理解和应用，很大程度上启发自薛己先生的一段话："三生饮乃行经络，治寒痰之药，有斩关夺旗之功，每服必用人参两许，驾驭其邪，而补助真气。否则不惟无益，适足以取败矣。"此是论及川乌在治病过程中过度的攻破力，而临床中果如其言！

由于川乌其性走而不守，开破之力宏大，因此，在初期的治疗中，往往前三五天临床效果很好，以后就会出现很多变化，比如乏力，出冷汗，心胸憋闷，血压降低等不适症状，此正如薛氏所云之"不惟无益，足以取败"。经过慎重思考，先是将黄芪加入基本法中，但此类症状发生得更快、更早！之后只能在开川乌法时，让患者备用生脉饮（人参方），1次5支，1天3次口服，有时也难以解决这个问题。

一次，一个朋友在治疗高血压、心脏供血不足时，服用川乌法10余天后出现此类症状，人几乎不能活动，动则喘促胸闷，感觉心要从嗓子眼跳出一样。我让其立刻服用人参方的生脉饮，但其家中没有，自己已无力外出购买，身边又无人照应，只说家中有人参数两，可否一用，我说可以，当时急炖人参二三两口服，每小时服1次，4小时后各种症状解除。后来的用药，每天均加入人参一二两另炖，反而身体越来越好。朋友告诉我，他以前是沾不得一点人参的，否则既上火又血压飙升，现在吃人参，不但血压正常，而且身体很舒服。有了这次的意外，加之薛己老先生的话犹在耳畔，以后的处方中，我在应用川乌、黄芪的同时就加入人参，但很多人服后前期有上火和壅阻中焦的现象，考虑再三，由于三七可以运人参之滞，即加入等量或大于人参量的三七，从而解决了这一问题。

在40余年临床实践的基础上，我本着扶阳医学的理法体系，根据经典及各家的运用经验，结合现代人本虚标实，精气不足，经络瘀实的体质特点和疾病谱，历时3年多专门研制川乌法，经过了1000多例的临床验证，川乌法疗效是肯定的，配伍是安全的，它可以应用于内、外、妇、儿、五官等各科疾病。

　　《伤寒论》中的"六经顺传""七日来复"构建了疾病传变的一般规律和相应的对治法则，但像这样教科书般的疾病传变模式在实际临床中是很难遇到的，尤其是在现代人身上。更多的则是直中三阴、六经全病、寒湿入营、毒瘀血分、伏邪久羁、脏腑积聚……既然病邪来时可以"直中"而入，那么去时也一定能够按原路"枢转"而出。川乌法就着眼于此，贯穿六经气化，打通五脏六腑，架接百川归海，无处不以"枢转"为用。本法集"通、透、填、补"于一身，在疏通经络，祛除痰、湿、瘀、毒的同时，顺势将精气填入，补中有通，通中有填，若应用得当，可以解决很多现代难以治疗的疑难重病。此法治病不伤正，治现时病的同时，可以祛除留存或潜藏在体内的伏邪，所以还是治未病的首选之法。

## 川乌法之基本法

　　[**组成**] 炙黄芪 75～250g，制川乌 30～75g，参（人参、西洋参、党参、沙参）10～60g，三七 10～30g，姜（筠姜、干姜、炮姜、煨姜、生姜）30～60g，炒小茴香 30～75g，术（生白术、炒白术、茅苍术、苍术）30～90g，广陈皮 30～60g，半夏（制半夏、生半夏）30～75g，炙甘草 5～15g。

　　[**功效**] 畅通气机，疏通经脉，除湿祛痰，散寒止痛，化瘀解毒，消癥祛积，扶阳护正，补气生血。

[**主治**]一切因气机不畅、痰湿瘀阻、经络不通、瘀毒结聚、本虚标实所致的内外妇儿及五官各科之疾病。

[**方解**]川乌法以川乌、黄芪二药为君，因川乌有斩关夺隘之力，走而不守，通行十二经及奇经八脉。内通脏腑筋骨髓海，上至头首，下入丹田，中至五脏六腑，外达皮腠与四末，大至经，小至络，无处不到，其力犹如尖刀，能直刺湿瘀痰阻、毒聚结实之处；若瘀邪毒邪大而重，川乌更能以排山倒海之势，除邪净尽，快如旋踵；若病邪较深，小至细微络脉，深入脏腑骨髓，川乌则如锥如刺，搜剔伏邪，拔除根本，使毒可化，风可除，寒可温，湿可祛，痰可消，阳可通，痹可蠲。

由于川乌走而不守，疏通之力宏大，对气血的耗伤也是非常之大，因此又君黄芪，加之用蜜炙，使黄芪彪悍之力减少，补气的同时又能协同川乌的推进，既可以填补川乌挖空的经络之气血，又能推动川乌向前运行，更增祛邪疏透之力。因此二者一通一补，一推一挖，机锋枢转，再辅以人参和三七，在运转三焦大气的同时固护上焦心肺之气。

人参配黄芪，填精益髓，补脾肺气，强心益智；三七配川乌，化瘀为水，疏中有补；川乌温运经络脏腑，再辅以半夏、姜、小茴、术、草，温补中焦，健脾和胃，疏肝利胆，使气机通畅，脾胃得运，升降有度，以绝生痰生湿之源，以增生气化血之本，既可运参芪之滞，又可缓川乌之急；佐以广陈皮，化痰祛湿，理肺、醒脾、疏肝，一箭三

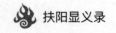扶阳显义录

雕，并消除黄芪、人参黏滞致胀之弊。


## 川乌法的具体应用

在川乌基本法的架构和基础上，可以衍生出很多法变法和法中法。这里我主要谈谈其中的 9 个。


### 解表、祛痰、止咳喘法

在当今的中医医学中，解表的方法分为辛温解表、辛凉解表、扶正解表三大类。辛温解表是以辛温解表药物组成的方剂，用以治疗因风寒湿外束导致的风寒湿外感证；辛凉解表则是应用辛凉解表的药物组成的方剂，用以治疗风湿热所引起的外感表证；扶正解表是运用解表药物和扶正药物组成的方剂，用以治疗因气血阴阳亏虚导致的外感表证，本证因气血阴阳不足的差异而又分为益气解表、温阳解表、滋阴解表、补血解表等不同的方剂类型。

但是，我们在实际临床中不难发现，很多外感证往往是本虚标实、寒热错杂，即使是风热外感也不乏阳虚为本，一个风寒感冒也可能会郁而化热化毒，兼夹痰湿血瘀对于现代人的体质来说亦是常见，甚至一个感冒初起都已经是六经皆病了。要想彻底解决现代人的外感，简单地应用书本上的一法一方已显力不从心，临床上必须与时俱进，有

所创新，有所探索，寻找和构建新的立法体系。川乌法系列中的解表、祛痰、止咳喘法，就是在这种背景下创立的。

用川乌法治疗外感，有人认为是"高射炮打蚊子""杀鸡用牛刀"，小题大做。真的如此吗？

其实，感冒是祛除大病难症和许多慢性疾病的关口和节点，是相当难得的好机会。如果我们藉此发力，将感冒一把擒来，不但像鼻炎、哮喘等慢性病都会迎刃而解，甚至通过几次针对性的治疗，还可能把癌症等大病一并而除。相反，如果一次次的感冒处理不好，也会使小病累积成大病甚至肿瘤，更使大病危证一路向西而难以挽回。关于这一点，我们在四逆败毒综合法中已多有论述，这里不再赘述。

今年我接诊了多例大叶性肺炎、肺炎双球菌感染。此类患者前期症状就是感冒，用抗生素后又引起咳嗽，从感冒发展为气管炎、肺炎、重症肺炎。根据现代医学研究，正常情况下人体内有相对平衡的1000多种菌群，如果是成年人，这些菌群加起来重量有2kg左右，能产生很多人体必需的物质，与人体是一种共生关系。如果用了某一种抗生素，人体内的菌群就会失调，这是因为，每一种抗生素都各有自己的抗病谱，对人体内的菌群有着杀灭和抑制作用。比如，大肠埃希菌被抑制就无法产生维生素$K_3$，也就无法激活血小板的凝血能力，从而导致机体不能止血。由此可见，细菌只有在相对平衡的状态下对人体才是有益的，抗生素一用上去，对谱的敏感菌被杀死，不对谱的不敏感

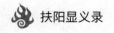

菌因为没有竞争对手而大量繁殖，从而就会引起菌群失调，对人体造成伤害。

目前国内医界的一大现状是对抗生素的使用有个误区，无论遇到什么病，不用上一些抗生素总觉得不放心。而美国和西方发达国家的研究人员在这一点上已经深刻反省，他们总结了 20 世纪的几个重大失误，其中一个最大的失误就是滥用抗生素。现在在美国，如果是病毒性的感冒，医者不慎用了抗生素，则将面临 10 年以上的刑期。可见，美国对于抗生素的管理比枪支还要严格。

如果使用抗生素不当可能会产生一系列的恶性连锁反应。旧病未除，新病又生，病症一个接着一个，此起彼伏，无休无止。比如，本来认为是感冒发热，结果用了抗生素不但无效，反而发展成了肺炎；紧接着肺积液也出现了，再进行化验，又发现了新的菌群，于是再次更换抗生素；结果仍然无效，患者又发展成胸水，高热不退，咳嗽不断。医者无可奈何，只能是一而再，再而三地更换、交替、联合使用抗生素，最后不得已只能用上顶级的抗生素，仍无效，直到不能再用抗生素为止，放弃治疗，等待患者的只有死亡。即使侥幸活命，抗生素的副作用还会贻害无穷，不知何时又祸起萧墙，真是苦海无边！

面对上述一系列的难题，中医的优势和潜力是非常巨大的！

比如哮喘、慢性鼻炎、腺样体肥大、过敏性疾病等，一般在平稳期可不去治疗，等到患者有外邪侵袭或正邪交争的时候，我们便可抓住感冒发热或外邪引动伏邪的关口，把握住正邪相争的契机去治疗。以这样的方式把患者的外感治愈后，其体质会发生翻天覆地的变化，血气能量水平也会有一个质的飞跃。尤其是过敏的患者，治疗过程中，更要让其充分接触过敏原，以期除邪务尽，斩草除根，邪去正安。

川乌法是针对现代人的体质特点所创立的一个开放性立法，过去我们所讲的桂枝法、鹿角片法、麻杏竹甘法、当归四逆法、寒湿风扰法、四逆败毒法、黄芪党参填精法、醒脑开窍法、虚劳综合法等，这些立法都可以纳入到川乌法的体系中加以应用。比如，临床上就可以将四逆败毒法之意融进川乌法的架构中，从而解决因湿、痰、瘀、毒壅滞而导致的外感表证。

外感表证往往会伴有咳嗽、气喘、痰饮、胸闷、气短、胸水等诸多肺家的症状，在此一并进行论述，以使大家更易掌握和理解整个立法体系，并在临床上灵活应用。同时，也能体现出大道至简、万法归一之宗旨。

正气不足导致风、寒、湿、毒、痰、瘀、癥瘕、积聚等留滞人体，从而阻滞经络、影响气机的升降出入。临床上就要通过护正、调神、透达、内消、散摇、逆转、收刹等手段进行枢转，达到邪祛、道通、正固、气畅、神调之目的。川乌法针对于此，将脏腑经络、六经气化

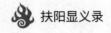 

及卫气营血理论融于一体，不仅囊括了内伤与外感、新感与伏邪的治法，同时也做到了将伤寒与温病融合圆通，汇归于扶阳，为众多疑难大病的治疗开辟出一条崭新的思路。

川乌法之解表祛痰止咳喘法，以基本法之黄芪、人参、三七，备资粮而平内忧；独活领众，如白芷、黄芩、生姜、麻杏竹甘，攘外患而振雄威；三生饮合而分之，分而合之，摧枯拉朽，荡平污浊下降之通路；陈皮惺惺寂寂，理中开腠，追溃在野之余邪，合炒小茴香之疏肝和胃、暖脾温肺，则左右升降之路畅矣；术、草立中轴、树中气，则后天之本运矣，从而形成了该法的基本架构。

川乌解表法之格局，如堂上良相帷幄，边关猛将干戈！所谓治外感如名将，兵贵神速、决胜千里、法活机圆、除邪务尽，盖早平一日则少受一日之害；治内伤如良相，坐镇从容、神机默运、无功可言、无德可见而人登寿域。下面，与大家分享一则医案。

**医案一（白血病高热咳喘，胸水泛滥）**

吴某，女，48 岁。

**初诊：2017 年 4 月 19 日。**

患白血病（$M_4$ 型）3 年余，2 年前行骨髓移植，今年初又复发，在省某医院血液科进行化疗，因对化疗药物不敏感，病情日渐加重，由于白细胞始终太低，无法再化疗。又因感染而进行消炎抗感染治疗，近几天发热、咳嗽，痰中带血丝，呼吸急促，胸闷胸痛，乏力，口腔溃疡，有大量胸水，已抽出约 1000ml，血氧饱和度低，患者家属无奈之下，求助于中医。

患者现精神萎靡，体温 39℃多，时咳嗽气喘，咳时因胸痛而表情痛苦。口疮严重，嘴唇焦干有血痂。呼吸急促，语声低微，头痛如裹，汗出而不解。住院期间抗生素联合应用疗效不佳。刻诊，脉浮、弦、滑、紧、滞、逆、劲而数，沉取无力；舌暗红，体大有齿痕，苔白厚腻罩黄。

$M_4$ 型白血病虽然对放化疗不敏感，骨髓移植后容易复发，但病情发展相对较慢。在三氧化二砷注射液发明之前，$M_3$ 型白血病则更加凶险，常高热不退，发病后半年内死亡率极高。本患者的肺部感染属于细菌（革兰阴性菌）和霉菌双重感染，病情凶险，随时会有生命危险。然而，凭其浮、弦、滑、紧、滞、逆、劲而数的脉象，可以断定患者还有救，此脉象说明机体还有能力将三阴血分之毒邪鼓荡而出，如《伤寒论》所言"阴病见阳脉者生"，即虽然病重邪深，伏于阴分，但脉象提示人体的正气依然有能力与邪气一战，故预后尚可。

[**处方**] 炙黄芪 90g，制川乌（先煎 2h）50g，西洋参（另炖）30g，三七（另炖）25g，筠姜 50g，炒小茴香 50g，广陈皮 45g，清半夏 60g，

125

生南星（先煎）45g，炙麻黄（先煎）25g，鲜竹沥（兑入）250ml，杏仁 30g，独活 30g，羌活 30g，白芷 50g，黄芩 25g，炒紫苏子 30g，炒车前子（包煎）60g，炙甘草 15g，油厚朴 45g，金银花 75g。5 剂。水煎 2 次，混合后分 3 次温服，1 天 2 剂；或分成 12 次服完，每 2 小时 1 次。昼夜不停用药，嘱家属，睡觉时暂停服药，醒后再服。

[**辨析**] 由于患者痰湿瘀毒于内，外感风寒湿邪，内外合邪，故应以少阴太阳、太阴阳明为立法处方之眼目，取四逆败毒之意应用于川乌法之中，先解决外感发热，然后再治其厥阴血分的本病。患者面目虚浮、有胸水，故炙麻黄的剂量一定要重，功在宣肺平喘、利水消肿而非发汗解表退热。退热不一定非用生麻黄，因为现代人的体质看似肥盛，但多精亏血虚，生麻黄会过度耗散骨髓中的精气，所以不适合此类患者和现代人的体质。

退热用独活、羌活、白芷、黄芩、金银花，法于四逆败毒合解三阳类型，叶天士云："入营犹可透热转气，入血直须凉血散血"，故重用金银花透热转气，清轻疏透，宣展气机，为下一步凉血散血开通道路。白芷配黄芩为扶阳医学的"白虎法"，《伤寒论》的白虎汤证属于阳明经气分弥漫之表热，并非阳明腑之里实燥热，因此以黄芩清少阳三焦之相火以及肺胃大肠之阳明气热，白芷可领之入三阳经之表，散诸表邪、祛风寒湿、宣透郁热。故白芷配黄芩足以应对一般的阳明经热化，扶阳"白虎法"取白虎汤之神韵，巧妙地代替之以纠时弊，从而上至"法"的层面。又由于患者中气衰败，精神萎靡，通下如用大黄、芒硝会下咽即毙，故重用厚朴，法于厚朴三物汤，枢转三焦水道的痰湿及胸水借道阳明排出体外。油厚朴，常用于食道有痰、咽痒咳嗽、胃气不降、阳明化燥、脉劲而逆的患者。炒紫苏子降气化痰、补肾利水、治疗虚咳，还能配合杏仁消除急喘。由于患者舌苔黄腻，脉浮劲，故用金银花透热转气，协助白芷黄芩清宣三阳之郁热。治疗发热，川乌法一般用偏清凉滑利的西洋参替代温热凝聚的人参。

危重患者必须及时用药，兵贵神速，盖早平一日则少受一日之害，喝不下也要用鼻饲管喂进去，救命要紧！所以嘱咐患者家属一定昼夜不停给其用药。睡觉时暂停服药，醒后即服。这是因为，重病患者神气衰败，长期无法入睡，迷迷糊糊，梦若游魂，如能入睡说明身体在自我修复，补充肾气，病在减轻。

**二诊：2017 年 4 月 24 日。**

患者服完上方后，日大便 3 ～ 5 次，恶臭难闻，体温降至 37℃ 左右，咳喘、胸闷气短等症状均有大的改善。口疮明显好转，但仍咳嗽有痰，胸闷气短动则明显。睡眠尚可，脉沉、弦、滑、紧、滞、稍逆带劲；舌淡红暗，体大，苔白腻。

[**处方**] 炙黄芪 90g，制川乌（先煎 2h）60g，西洋参（另炖）30g，三七（另炖）25g，筠姜 50g，炒小茴香 50g，生白术 45g，广陈皮 45g，炙麻黄（先煎）25g，鲜竹沥（兑入）250ml，杏仁 30g，鱼腥草 60g，前胡 30g，防风 30g，白芷 50g，黄芩 25g，炙甘草 15g，水牛角（先煎）

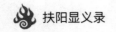

60g, 牡丹皮 45g。7 剂。水煎 2 次，混合后分 6 次服，日 1 剂。

[**辨析**] 二诊体温下降，将金银花换成鱼腥草，以散结消肿，清热化痰；前胡替换炒紫苏子降气化痰，疏散风热。对于风药之运用，以温润和缓的防风、前胡代替辛温燥烈的羌独活，当一个人风气百疾的时候，说明体内充满了各种风气，防风既除湿又祛风，无论气分乃至血分之风均可平息，同时还能作为脾胃系统的引导药，升阳统血，利于止泻。因为太阴、少阴之风寒湿已被枢转至三阳，故二诊处方顺势加重了三阳用药，意在将敌聚歼于三阳地带。该患者虽然痰湿很重、舌体胖大、舌淡暗稍红，但由于其本病是白血病，属于温病范畴，一定会有瘀血热毒深藏于血分髓分，立法处方必须还要考虑到将血分热毒枢转出来，故二诊去金银花，加入水牛角、牡丹皮入血分凉血散血，枢转瘀血热毒。水牛角咸寒，直入血分枢转热邪；牡丹皮辛寒，既能凉血清热，又能宣畅血中瘀滞，有凉血散血之能。处方次第严谨，环环相扣，步步为营，泾渭分明，冶扶阳及温病于一炉。

**三诊：** 2017 年 5 月 30 日。

服上方后，体力增加，食眠均佳，口疮愈，咳嗽偶见，发热无。脉沉细、紧、滞、稍逆；舌淡红暗，苔薄白腻。

[**处方**] 江油制附子（先煎 2h）90g，三七（另炖）25g，筠姜 50g，炒西茴香 50g，生白术 45g，广陈皮 45g，水牛角（先煎）75g，赤芍 30g，牡丹皮 45g，清半夏 60g，郁金 50g，朱茯神 25g，当归 30g，白

屈菜 30g，独活 30g，墓头回 45g，大青叶 50g，炙甘草 15g。10 剂。水煎 2 次，混合后分 3 次服，日 1 剂。

[辨析] 第三诊可以看出，病情已经基本平稳，治疗由川乌法过渡到四逆法。在四逆法提供能量的基础上，独活枢转少阴，水牛角枢转血分，统引群邪入阳明之海，白术补强脾胃能量再将其一泻了之。墓头回很臭，但腐能化腐，能引腐败秽浊从大便排出。白屈菜止痛镇咳，有类吗啡作用，还能抗癌。大青叶清热解毒、凉血消斑，既有犀角地黄汤的意象，又具化斑汤之神韵。该患者目前还在应用中药治疗，临床效果很好，每一两个月视身体情况做一次化疗。患者能有今天的疗效，西医也功不可没，但中医治疗为放化疗增效减毒，从而达到了拨乱反正的结果。

[结语] 近年来，我治疗了很多这样的大病难症。关键一点，就是紧紧抓住患者外感之机，以迅雷之势介入正邪相争，一方面枢转伏邪，一方面扶正填精，双管齐下。几个回合下来，病邪一层层被枢转出去，精气一步步被填补进来，病情就会向着良性方向发展，很多大病危症都会转危为安。比如，近年来，在我治愈的各类医案中，有各种癌症患者；有心血管疾病以及高血压、糖尿病、高脂血症、高尿酸的患者；有肺纤维化、结缔组织病、风湿类疾病以及白血病、红斑狼疮等免疫性疾病的患者。这些患者，湿、痰、毒、瘀滞充斥于全身经络，一旦外感、发热、咳喘，临床上我就用四逆败毒综合法或川乌解表法进行处理。四逆败毒和川乌法都可以扶正祛邪，但川乌法枢转病邪的力道

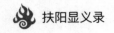

更加强大，特别适用于那些大病危症和慢性疾病的外感治疗。

外感表证与太阳和太阴的"开机"有关，太阳开三阳之门，太阴开三阴之门。其中，膀胱经为六经之藩篱，与少阴互为表里，少阴之坎中一阳乃营卫先天之来源；手太阴肺主一身之皮毛，为五脏之华盖，又与天气相通，宣发脾土上输之水谷精微于肌表，正所谓："上焦开发，宣五谷味，熏肤、充身、泽毛，若雾露之溉"，乃营卫后天之化源。此二者皆与"表"有着密切的关系，因此治疗外感表证要紧紧抓住太阳和太阴这两个关口来调和营卫，枢转祛邪。

## 🔥 透窍醒脑法

川乌法之透窍醒脑法，是在基本法的枢转功能和充分挖透力的基础上，辨证地加入一些开窍醒脑之药而组成的治疗方法。透窍醒脑，顾名思义，就是治疗因各种病因导致的窍闭神昏之证，包括由热、痰、瘀、毒、水湿等不同病因所诱发的昏迷不醒、神昏谵语、精神异常、失眠惊恐、高热痉挛等。如现代医学的脑部感染、颅脑外伤、脑血管意外、心脑综合征、肺脑综合征、肝脑综合征、高热惊厥、植物人、癫痫、躁狂症、抑郁症等，这些都能应用川乌法之透窍醒脑法进行有效的治疗。

本法还可以应用于中耳炎、慢性鼻炎、胆囊及胆管或泌尿系统结石、输卵管不通、子宫颈或子宫壁粘连、肠粘连或梗阻等因窍道闭塞不通所致的病症。下面与大家分享的三则医案，其中，医案二属于川乌法系列之透窍醒脑法的标准类型；医案三和医案四，一个是高血压、高脂血症引起的面部麻痹，一个是输卵管堵塞，虽然不像在"醒脑"，但为方便大家研究和掌握思路，活学活用，作为"透窍"法的另类延伸，我一并放在本立法中来讨论。

### 医案二（脑挫裂伤，半个多月昏迷不醒）

陈某，男，65岁。

**初诊：2017年2月28日。**

患者元宵节晚上与好友聚会，由于高兴多喝了几杯，回家上楼时不小心后仰跌倒在楼梯拐角的平台上，后脑着地，立感头痛如裂，在送往医院的路上即出现昏迷状态。经医院CT检查诊断为脑挫裂伤、颅底骨折、硬膜外血肿、脑水肿，在省某医院行脑颅外血肿手术。自送往医院的路上起，患者半个多月来一直深度昏迷未醒。西医采用降颅压、抗感染，并鼻饲安宫牛黄丸六粒，没有任何效果。无奈下家属要求中医治疗，经介绍，请我前去诊治。

患者现深度昏迷，眼睛对光反射迟钝，并行气管切开，时有咳出白黏痰。面目虚浮，肿胀，紫暗有瘀血，舌难伸出，用压舌板撬开嘴只见舌尖红暗而瘀，喉间痰声时作。大便已5天未行，用开塞露等均

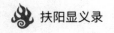

不起作用。脉弦、滑、紧滞，稍有逆劲，沉取稍无力。

根据以上情况综合分析：该患者素有痰湿瘀滞，形体较盛，因外伤而致痰瘀互结，阻滞肝胆脾胃，气机不能通畅，加之外伤及脑，瘀浊难下，阴霾充斥脑窍而昏迷。因此，立法处方应以清除痰湿、血肿、积水为第一要务。脉稍有逆劲，说明尚存一息抗病邪之力，治以透窍醒脑之法，祛痰化瘀，行水降浊。

[**处方**] 制川乌（先煎 2h）60g，炙黄芪 120g，人参（另炖）15g，三七（另炖）30g，鹿角片（先煎）45g，水牛角（先煎）60g，紫石英（先煎）45g，炒杜仲 45g，川芎 60g，玄参 60g，生南星（先煎）60g，生半夏（先煎）60g，油厚朴 50g，枳实 30g，蜈蚣 5 条，炒车前子（包煎）60g，白芷 75g，金荞麦 30g。5 剂。水煎 2 次，混合后分 6 次鼻饲。

[**辨析**] 制川乌、生半夏、生南星，法于三生饮，通行十二经络及奇经八脉，斩关夺隘，化湿郁痰阻，一切阴霾荡然无存。新四黑散腾笼换鸟，透邪枢转，增液填精，清脑补肾，润下通腑，为扶正祛邪之动力枢纽，新四黑散去肉苁蓉换玄参，增液添水，化瘀散血，祛湿祛痰，清通脑络，去一分填精之滋腻，增一分滑痰之通利。川芎活血化瘀，透开血脑屏障，白芷引太和之气上达巅顶，二者一气一血，益阳入脑。蜈蚣息风涤痰，通络散结，开窍最速，张锡纯指出："蜈蚣走窜之力最速，内而脏腑，外而经络，凡气血凝聚之处皆能开之。"炒车前子补肾利尿以降颅压，能行脑和肺中之痰水。再用厚朴、枳实，法于

厚朴三物汤，重启肠胃系统，以期达到泻后人醒的效果。诸药在川乌法的框架下，共奏透窍、祛瘀、化痰、行水、醒脑、通腑、补虚之能，以达化痰祛湿、清脑开窍、平肝息风、滋水涵木之功。

**二诊：2017 年 3 月 5 日。**

患者服上方后第 2 天大便 4 次，第一次干，之后黏腻而黑，恶臭满室。服至第 3 天开始能睁开眼睛，但眼神迟钝，手可以一抓一动，但不能抬起活动；服至第 5 天，神志清醒，手足均可活动，力量仍不足，比较吃力，可以配合讲话交流。现主要症状是，大便日 3 ～ 4 次，咽中痰多，自觉头痛。脉弦滑、紧滞而数、沉取稍空；舌瘀红暗、苔白厚腻稍黄。

[**处方**] 炙黄芪 120g，制川乌（先煎 2h）60g，人参（另炖）25g，三七（另炖）30g，鹿角片（先煎）45g，水牛角（先煎）60g，肉苁蓉 30g，紫石英（先煎）45g，蜈蚣 7 条，生白术 50g，玄参 50g，生半夏（先煎）60g，生南星（先煎）60g，白芷 60g，炒车前子（包煎）60g，金荞麦 45g，炒杜仲 50g，川芎 60g，炒紫苏子 30g，水蛭 30g。10 剂。水煎 2 次，混合后分 6 次服。

[**辨析**] 脉沉取稍空，舌暗红而有瘀斑，加肉苁蓉、水蛭，增强填精透邪、活血化瘀之力。三星夏配合炒紫苏子、白芷、金荞麦、炒车前子，化脑窍、肺窍之痰湿水饮，兼利咽中之痰，从二便分消。

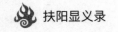

**三诊：2017 年 3 月 25 日。**

上方服至第九剂时，去除了鼻饲管及气管插管，停用所有降颅压药物及点滴，肢体能够正常活动，眼神正常不再迟钝。主要症状是头痛时作、耳鸣明显、睡眠不太好。由于切开的气管插管还未愈合，故仍无法正常说话。医院建议出院用中药治疗，脉沉细、弦滑紧滞；舌淡红暗、体稍大、有齿痕、苔白腻。

[**处方**] 炙黄芪 150g，制川乌（先煎 2h）60g，人参（另炖）20g，三七（另炖）30g，鹿角片（先煎）45g，肉苁蓉 50g，黄精 50g，紫石英（先煎）45g，独活 30g，炒车前子（包煎）60g，炒杜仲 50g，川芎 60g，生半夏（先煎）60g，生南星（先煎）60g，石菖蒲 30g，朱茯神 25g，青皮、陈皮各 30g，水蛭 20g，鸡矢藤 50g，水牛角（先煎）60g。20 剂。

[**辨析**] 脉沉取有根，以鹿角片填精透邪，携独活从少阴由内而外，里透外达枢转风寒湿邪。用鸡矢藤祛风除湿，清热解毒，通络止痛，消食化积，活血消肿。石菖蒲拨转膻中，携朱茯神引离中之阴交于坤土，使火土合德，心肺安然。

此患者服上方 20 剂之后，又加减服 30 剂左右而愈，现已去外地打工了。

## 医案三（高血压、高脂血症、高尿酸、高血糖）

靳某，男，37 岁。

**初诊：2017 年 3 月 25 日。**

患高血压多年，服用 5 种降压药而症状无改善。体胖，打鼾明显，乏力，特别是早晨醒后和上午更明显。多梦，急躁，心前区时痛，胸闷气短，食量较大，贪食生冷，体重 110kg 左右，身高 1.78m。1 个月前突然面神经麻痹，嘴向左歪斜，经市某医院住院治疗 1 个月余，症状改善不明显，针灸约 10 天，病情不减。怕热，易出汗，以头汗为主，长期未有外感发热，以前总认为自己身体很好，阳气十足，但自从患了面神经麻痹后，才真正意识到问题的严重。经人介绍到我医馆就诊。

患者有高血压、高脂血症、高尿酸血症、高血糖等病史。血压经常在 170/110mmHg 上下波动，并服用五种西药。前几天左足踇趾痛风发作，服止痛药缓解，现见患处红暗紫色，肿胀疼痛。睡眠梦多，急躁，乏力，胸闷气短，心前区时刺痛，头胀痛，头晕耳鸣，口有异味，双膝关节痛，右膝有积液，性功能基本无。脉弦、滑、紧滞、逆而劲，舌淡红暗，体大有齿痕，苔白厚腻。

[**处方**]炙黄芪 75g，制川乌（先煎 2h）60g，人参（另炖）10g，三七（另炖）20g，生姜 60g，炒小茴香 50g，生白术 45g，广陈皮 45g，清半夏 60g，朱茯神 25g，生南星（先煎）45g，丹参 50g，西砂仁（后

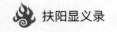

下）25g，降香（后下）30g，川芎30g，炙甘草15g。10剂。

[**辨析**]此患者痰湿瘀滞明显，并化毒形成痛风和红肿热痛，湿瘀痰瘀充斥脏腑以及十二经脉和奇经八脉，这种体质下仅仅发作一个面神经麻痹，已经是上天在眷顾其人了，否则将有危及生命之大病出现，如心脑血管病、肿瘤等。

怕热是因为阳气长期无法收藏，阳气开泄于外，而精气耗伤于内，就像电池漏电无法充电而发热发烫一样，说明经络气血瘀滞已经非常严重。"头汗出"说明中焦中脉郁堵，阳气无法潜降收藏而化热上冲。从脉象也能看出，痰湿瘀热腐化成毒，形成一系列代谢紊乱疾病。因此，初诊处方加重了开破的力量，川乌直接用60g，基本法中的人参、三七、炙黄芪减量，生姜开表，温通肺胃，降逆散寒，丹参饮中檀香换成降香，意在疏血分之瘀滞，缓心前区之刺痛。

**二诊：2017年4月9日。**

服上方后高血压明显改善，原来服用的5种降压药，现在只服1种，1天1片，血压稳定在136/84mmHg。痛风已无，红肿热痛消失，尚有暗紫色的色素沉着。血糖稳定，降糖药停用，打鼾明显改善，睡眠可，大便日三四次，稀溏但较畅快。心前区痛未发作，情绪稳定，头涨痛无，耳鸣偶见，头晕无。若不认真观察已很难看出口眼㖞斜，右眼时有流泪，用力闭眼时尚无左侧有力。脉沉、细、弦、滑、稍逆带劲、稍有缓象，舌淡红暗，体大有齿痕，苔薄白腻。

上方以川乌法加丹参饮、生南星、川芎等组成了一个透窍活血醒脑之方，没有用牵正散之类的药，临床疗效显著，因瘀滞之热毒所致的红肿热痛也已消退。这说明，经络的通透，是治愈疾病、恢复身体健康的基础和关键。清除体内湿瘀痰阻，是治愈疾病之标；标不祛而本难复，邪不祛则正难复。川乌法在祛标邪的同时，还能够培元固本，温阳健脾，以根绝生湿助痰之源，补中有透，寓透于补，相得益彰。

[**处方**]炙黄芪90g，制川乌（先煎2h）60g，人参（另炖）15g，三七（另炖）25g，筠姜50g，炒小茴香50g，生白术45g，广陈皮45g，清半夏60g，生南星（先煎）45g，郁金50g，川芎30g，炒杜仲30g，补骨脂30g，骨碎补50g，透骨草30g，炙甘草15g。10剂。

[**辨析**]脉呈沉细和缓之象，说明已经疏通开部分经络脏腑的瘀滞，故人参、三七、炙黄芪随之增加用量以补气血，加入三骨汤填精，通中寓补，兼以治疗膝关节痛。

**三诊：2017年4月25日。**

服上方后，体重减轻10kg以上，血压稳定，已停服一切降压、降脂及降糖药，血糖正常，心前区没有再痛过。性功能恢复明显，乏力改善，头痛无。膝关节右侧稍痛，已无积水，左侧已不痛。嘴歪眼斜无，大便日四五次，神清气爽，精力充沛，耳鸣、头痛、头涨等均无。脉沉细、缓、滑、紧、滞，肝胃脉稍逆；舌淡红暗，体稍大，有浅齿痕，苔薄白腻。

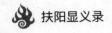

[**处方**] 炙黄芪 120g，制川乌（先煎 2h）60g，人参（另炖）25g，三七（另炖）25g，当归 30g，筠姜 50g，炒小茴香 50g，广陈皮 45g，生白术 30g，清半夏 50g，补骨脂 30g，透骨草 30g，骨碎补 50g，炙甘草 15g，广木香（后下）15g。10 剂。

[**辨析**] 脉沉细、缓、滑、紧、滞、已无逆劲，说明经络已经通畅。此时，可以重用炙黄芪 120g、人参、三七各 25g，加当归 30g 与黄芪构成当归补血汤，补血填精。肝胃脉稍逆加广木香疏肝和胃，与广陈皮、炒小茴香共畅中焦升降之路。在应用川乌法的治疗过程中，要随时根据患者的脉象进行药物剂量的调整，尤其是制川乌与黄芪、人参、三七的剂量，只有在"通"和"补"之间找到一个恰当的平衡点，才能符合中庸之道！

患者服上方后，还要求原方再服 10 剂。共 20 剂服完，体重减少 27.5kg，诸症均无，神清气爽。自己很感慨，说从来没有现在这么好的精神状态，最高兴的是停用了大把的西药，恢复了性功能，通过医院体检，各项指标均正常。

## 医案四（输卵管堵塞，子宫内膜粘连，多囊卵巢）

刘某，女，32 岁。

**初诊：2017 年 6 月 8 日。**

月经已 5 个月未潮，医院诊断为双侧输卵管堵塞，子宫内膜粘连，多囊卵巢。患者 5 年前怀孕后，由于当时工作很忙，不想要孩子，做了人工流产，之后静脉输液 3 天后就又投入到紧张的工作中去，后来发现自己体重逐渐增加，月经越来越少，并且后延。2 年前停经 3 个月，去医院检查，诊为多囊卵巢，双侧输卵管不通，子宫内膜粘连。行宫腔镜治疗，没有成功，多次用黄体酮进行人造月经，并常规应用雌激素。每次月经前后输抗生素，治疗至今，病情越来越重，身体越来越不如从前。

现月经已 5 个月未潮，再服黄体酮无效。体胖，皮肤粗糙，面部多毛有痤疮，睡眠不佳，急躁易怒，有甲状腺结节。乏力，腰痛，白带多，怕冷，小腹经常凉痛（以右侧为主），大便时干时溏，或先干后溏，夜尿多。头晕，胸闷气短，时胃胀，贪食生冷、水果，熬夜。脉沉细、弦、滑、紧、滞、稍逆劲，命门脉沉伏；舌淡暗，体大，苔白腻水滑。

该患者由于流产后没有得到很好的休息，拼命工作，长期早上不吃饭，睡懒觉，晚上又熬夜，大量进食，再加之生冷不忌，致使阳气消耗严重，体内痰湿瘀堵亦重，而致现在的不孕之症。需要注意的是，该患者的脉象提示，机体已经没有能力把体内的伏邪鼓荡出来，伏脉，尤其是命门脉沉伏，多属于癌脉，预示患者日后可能会生大病。

［**处方**］制川乌（先煎 2h）60g，炙黄芪 90g，人参（另炖）15g，

三七（另炖）25g，炮山甲10g，筠姜50g，炒小茴香50g，生白术45g，浙贝母30g，生牡蛎（先煎）60g，炒杜仲30g，川芎30g，当归30g，皂角刺30g，炙甘草15g，清半夏60g，广木香（后下）15g，生南星（先煎）30g。10剂。

[辨析]患者有甲状腺结节、输卵管不通、子宫内膜粘连，脉中亦有结气，需要加重散结的力量，故用了浙贝母和生牡蛎，法于消瘰丸；当归、川芎、炮山甲、皂角刺，入厥阴、通血路、疏胞宫、开窍道、启闭塞，为治疗输卵管不通之专药。

**二诊：2017年6月17日。**

上方还未吃完，怕服药接续不上，提前来就诊，服药后体重减少了15斤，腰痛无，小腹冷痛无，白带减少，睡眠较好，面部痤疮暴发排出，大便日二三次，夜尿1次，月经未潮。

阳气已复，湿痰郁毒外泄，月经可能还要再等一段时间才能来潮。忌食了生冷，早睡早起，并能做些适度的体育锻炼。脉沉细、缓、滑、紧、滞、稍逆；舌淡暗稍红，体大，苔白腻。

[处方]炙黄芪120g，制川乌（先煎2h）60g，人参（另炖）25g，三七（另炖）25g，当归30g，筠姜50g，炒小茴香50g，广陈皮45g，生白术45g，清半夏60g，郁金50g，云茯苓30g，上安桂（后下）25g，川芎30g，皂刺30g，炮山甲10g，炒杜仲30g，炙甘草15g。15剂。

［辨析］脉象缓和，尤其是弦、劲、伏象已无，这就提示经络疏通、气血通畅、结气消散，故去浙贝母、生牡蛎和生南星。面部痤疮是排毒通道，要让毒邪尽速排出，切不可以清热解毒之法强行压制痤疮。由于患者舌淡暗胖大，脉沉细紧滞，舌脉均提示瘀毒之深且重，疏通时需要消耗大量的阳气，故加入上安桂，温阳纳气固元，重用人参 25g 给心肺以力量来枢转伏邪。

**三诊：2017 年 7 月 5 日。**

上次复诊后的第 13 天时月经来潮，月经量不多，第 1 天腹痛，并有很多血块，经色暗；月经第 3 天经色正常，第 4 天无。眠食均可，腰酸，乏力，梦多。脉沉细、缓、滑、稍紧滞，舌淡红，苔薄白腻。

［处方］炙黄芪 150g，制川乌（先煎 2h）60g，人参（另炖）25g，三七（另炖）25g，筠姜 50g，炒小茴香 50g，生白术 45g，广陈皮 45g，当归 30g，清半夏 45g，川芎 30g，苏木 30g，炒杜仲 30g，补骨脂 30g，透骨草 30g，骨碎补 50g，炙甘草 15g。20 剂。

［辨析］输卵管堵塞和子宫粘连逐渐疏通开，故月经来潮，虽量少色暗，但有大量血块和瘀血排出。脉稍紧滞，已无逆劲之象，黄芪、人参、三七的用量随之增加；腰酸乏力说明精气亏虚，现在可以用三骨汤填精；从舌象和脉象不难看出，患者的痰湿已经不太严重，故用苏木代替皂角刺，疏透厥阴血分。

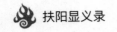

**四诊：** 2017 年 7 月 28 日。

月经又潮，无痛经，腰不痛，食眠均可，体重减少约 10kg，稍有乏力，月经量可。脉沉细、缓滑稍滞，舌淡红，苔白腻。

[**处方**] 江油制附子（先煎 2h）90g，当归 30g，透骨草 30g，补骨脂 30g，骨碎补 50g，筠姜 60g，炒小茴香 45g，生白术 45g，广陈皮 45g，桑寄生 50g，老鹳草 30g，鹿角片（先煎）45g，龟甲胶（烊化）30g，炙甘草 15g。20 剂。

[**辨析**] 肾精的提出和消耗是很容易的，而其生成则是千山万水一条路，所以补肾是最远也是最难的。由于经络瘀滞，收藏和蓄养肾精的道路全被堵死，只有经络疏通之后，机体才能通过金生丽水自动充养肾气，治疗上才能填精收功。故，最后用附子法之龟鹿二仙填精，鹿角片代替鹿角胶，填精的同时又可以透邪；老鹳草配合桑寄生，助孕又能化下焦寒湿。

上方药服完，患者没有再来复诊，约 9 月中旬，电话告知已经怀孕，一切均好。嘱其注意劳逸结合，忌食生冷，若有情况及时联系。

[**结语**] 透窍醒脑法治疗昏迷不醒的案例很多，效果非常好。更令人欣慰的是，很多医院放弃的重病危症和昏迷不醒的患者，都被我们扶阳基地的学员们用这套立法抢救了过来。仅仅这一两个月，我在微信里就指导同学们开方、帮助处理过不少这样的患者，有急性脑梗、

脑溢血术后、肝脑综合征、心肌梗死、手术麻醉中毒等引致的昏迷不醒，还有两年多昏迷不醒的植物人、中风瘫痪不省人事等，事后反馈的信息均好，全部救醒救活，疗效显著。上面提到的这些微信医案，火神门张老师为大家详细讲解过，今天就不多说了。

针对昏迷不醒患者的立法，要适情而定，有时要用川乌法，有时用附子法，有时川乌、附子都不用。比如，我们在 2017 年首届国际扶阳医学大会期间，曾为大家介绍过一个醒脑开窍的立法，主要是治疗中风后遗症的，效果非常好，很多同学用这个法也都救治过不少患者。这个法中就未用川乌，也没有制附子，是以黄芪为君药，我们叫作"开窍"；今天讲的是川乌法系列的一个法，用了川乌，我们叫作"透窍"；一个"开"，一个"透"，殊途同归，只是侧重有异罢了。比如，下方为醒脑开窍法示例。

[**处方**] 炙黄芪 75g，金石斛 30g，当归身 30g，郁金 50g，朱茯神 15g，生地黄、熟地黄各 30g，山萸肉 30g，炮姜 60g，上安桂（后下）25g，赤芍 30g，远志 25g，三七 15g，玄参 30g，炒杜仲 30g，补骨脂 30g，粉葛根 30g，山药 30g，川芎 15g，辽沙参 30g，广陈皮 15g，炙甘草 15g。

中风后期病机为本虚标实，以本虚为主，所谓本虚，即气血不足，肝肾亏虚，脑脉失养，髓海不充，肢体痿弱；标实，即痰浊、瘀血阻滞脑府脉络，而痰浊、瘀血又为正气亏虚所致，即由虚而瘀。气虚无力行血而成瘀，不能行津而成痰，故根据"急则治其标，缓则治其本"的原则，以补气填精为主，达到以补为通，以补为用的目的。一言蔽之，中风后遗症既要除痰消瘀，也要益气填精，修复元神，恢复脑府。

炙黄芪配辽沙参，补元气、升清阳、助行血、荣脑海；重用气药黄芪为帅，以气统血、运血、生血；生地黄、熟地黄、玄参、上安桂为四黑散，就像熬粥一样，稠了要加水，玄参就起到这个作用，增液活血、软坚散瘀，可以配合其他祛痰药稀释痰凝、化痰散结；上安桂温阳，引水火归元，又能反佐玄参、地黄之阴寒；炮姜入血，温经散寒，苦甘化阴；陈皮理气消胀，醒脾化湿，运诸阴药之滞胀；痰瘀互结于脑脉，则重用郁金解瘀开结；粉葛根、川芎，升阳解肌，行气活血、扩张血管，缓解痉挛，保护心脏，尤其能改善颈动脉硬化和斑块、颈项强硬、脑供血不足。山药，金石斛，升胃阴、补脾液、养肝阴、补肝肾；补骨脂、远志、山萸肉、炒杜仲，补肝脾、益脑智、敛肝气、固二本。方中当归、生地黄、赤芍、川芎构成四物汤，再加三七补营气、助阴血，也可佐虫类药，如水蛭、地龙、蜈蚣等，入络搜剔风痰死血。整个立法在黄芪党参填精法的框架中，融入了补阳还五汤之神韵，又有四物汤、脉络宁和四黑散之意，层次清晰，结构严谨，共奏升清阳、益精髓、补肝肾、补气行血、添水散瘀、除痰消瘀、醒脑开窍之功。

## 🔥 散结、活血、祛毒、抗癌消瘤法

瘀血之证，《内经》称之为恶血、留血等。正常情况下，人体的气

144

血是在经脉、脏腑及四肢百骸中周流不息的。然而，一旦由于痰、湿、水饮、瘀毒等病理产物形成，就会使气血运行和代谢失常，导致气机不畅，产生血瘀痰阻，就会诱发人体一系列的病理变化。因此，很多的肿瘤、痹痛、阴实等，均是本法探讨的范畴。

中医将癌症归于游走性的瘀毒，瘀血（癥积）是固定不移的，但毒邪（瘕聚）则是聚散无常、窜行全身的，也就是所谓癌症的转移。近年来，随着生活环境和观念的巨大改变，人们普遍贪食生冷，以酒为浆，以妄为常，七情不遂，五志过极，房劳心劳太过以及先天不足，后天失养，加之过度医疗，不仅导致了肿瘤癌症的暴发，其他诸如结节、囊肿、增生、息肉、不典型增生、黏膜白斑、肠上皮化生等，也都成为现代常见病。

在治疗因血瘀痰阻、湿郁化毒引起的出血证方面，川乌法有着很大的优势。比如，肝硬化、肝癌引起的胃食管血管破裂出血；子宫肌瘤、子宫内膜增厚以及妇科炎症引起的出血；肺癌咯血、脑肿瘤出血、鼻咽癌出血、痔疮出血等，如果处理不好会反复发作，很难治愈。特别是肿瘤压迫引起的出血，往往既难以止住，又会很快危及人的生命。

川乌法是以疏通脏腑经络瘀滞而达到活血止血、化瘀止血的。瘀血去而正气复，经络疏通，血脉畅通后，血液才能循行于常道，只有这样血才能真正止住，一味地固涩止血、凉血止血很容易落入无功之用，所以本立法中祛痰化瘀、温阳散结的药用得就多，而像炭类药、仙鹤草、赤石脂、灶心土、白及等收敛止血的药反而用得很少。下面，我们举例加以说明。

### 医案五（红斑性胃炎，胃黏膜肠化，胃息肉）

俞某，女，46 岁。

**初诊：** 2017 年 7 月 15 日。

患胃病多年，经长期中西医治疗效果不显，近期胃镜检查示：红斑性胃炎伴不典型隆起，胃黏膜肠化，胃内息肉。现烧心，反酸，胃痛，乏力，大便干，睡眠不佳，梦多急躁，腹胀嗳气，食欲不振，腰痛，月经延后而量少，白带多，怕冷，时头晕心悸。脉沉细、弦、滑、紧滞稍逆；舌淡红暗，苔白腻。

[**处方**] 炙黄芪 90g，制川乌（先煎 2h）50g，当归 30g，赤芍 30g，浙贝母 30g，乌贼骨 30g，五灵脂 30g，鹿角霜（先煎）30g，筠姜 50g，炒小茴香 50g，生白术 45g，广陈皮 45g，人参（另炖）25g，三七（另炖）25g，清半夏 60g，郁金 50g，朱茯神 25g，炙甘草 15g。15 剂。

[**辨析**] 胃黏膜肠化生是癌变的前奏（胃黏膜上皮细胞——肠型上皮细胞——癌细胞），细胞在分化过程中接受阴气极重的负能量，导致

DNA 信息在复制和传递的过程中缺失或变异，就会产生癌变细胞。胃为燥土，呈强酸性，脾（肠）为湿土，呈弱酸性，胃黏膜肠化生就说明胃太寒凉，不能腐熟燥化水谷。中焦不通，中脉不畅，胆胃之气不降以致从中脉上冲，郁而化热，上扰心火，患者有时又会出现炎上的症状，比如该患者就表现为急躁、多梦、失眠。

胃病反酸、烧心胃痛、腹胀嗳气，以五灵脂和乌贼骨清洁胃腑、制酸止痛，五灵脂破结降浊、活血化瘀，卢铸之太师称其能"分水土之滞，行胃郁之凝"；鹿角霜填精助阳、温化胃寒、敛疮生肌、收涩止血，亦能制酸止痛、托毒透邪，对于胃黏膜溃疡出血、疮疡久难愈合者，皆能温之、涩之、敛之、透之。

**二诊：2017 年 8 月 5 日。**

服上方后，睡眠可，大便日二三次，但黏滞而黑臭，矢气较多。烧心泛酸减，腰痛有好转，月经如前，白带不多。脉沉细、缓、滑、紧带滞，舌淡红暗，苔薄白腻。

［**处方**］炙黄芪 120g，制川乌（先煎 2h）50g，浙贝母 30g，当归 30g，瓦楞子（先煎）60g，薏米仁 60g，乌贼骨 30g，五灵脂 30g，西茜草 25g，清半夏 50g，郁金 50g，朱茯神 25g，上安桂（后下）25g，筠姜 50g，炒小茴香 50g，广陈皮 45g，生白术 45g，炙甘草 15g，人参（另炖）25g，三七（另炖）25g。15 剂。

[辨析]西茜草加乌贼骨法于固冲汤，入胃脘之血分，用以治疗胃黏膜红斑、充血、渗出、溃疡等器质性损伤病变，消瘤散结、止血化瘀。乌贼骨即为墨鱼腹内之骨，能理血中之凝，为妇科清洁子宫之专药，降胞宫秽浊之气，但也常常与五灵脂合用以清洁胃腑。由于其背上只有一骨，一者阳也；其生有八足，八者偶数，阴也；故卢太师称海螵蛸为"阴中之阳"。海螵蛸腹中血及胆正如墨，黑即其血也，其墨可以书字，但逾年则迹灭耳，即自行消失，以同气相求而用之，因而卢太师说其能"理血之凝滞，化其有为无也"。浙贝母、生瓦楞子、生薏苡仁，化痰软坚，散结消肿，是治疗胃肠息肉之专药。

**三诊：2017 年 8 月 20 日。**

服完 30 剂药后，经胃镜检查：胃肠黏膜肠化消失，多个隆起不典型增生消失，息肉消失；尚有红斑性胃炎，浅表性胃炎。自觉偶有泛酸，胃已不痛，眠食均可，月经量增，腰痛无，头晕无，精神状态佳。脉沉细、缓、滑、稍有紧滞；舌淡红，苔薄白腻。

[处方]炙黄芪 150g，制川乌（先煎 2h）60g，浙贝 30g，当归 30g，人参（另炖）25g，三七（另炖）25g，筠姜 50g，炒小茴香 50g，广陈皮 45g，生白术 45g，乌贼骨 30g，五灵脂 30g，补骨脂 30g，透骨草 30g，骨碎补 50g，炙甘草 15g。20 剂。

[辨析]当归和血润燥，贝母治肺金燥郁，二者合用法于当归贝母

苦参丸，郁解则热散，结通则水行。乌贼骨为阴中之阳，理血中之凝；五灵脂分水土之滞，水降郁开而痛止。

[**反馈**] 服上方后，诸症均无。按方再服 20 剂，胃镜检查示：浅表性胃炎。


## 医案六（脑巨大肿瘤，鼻血不止）

李某，男，46 岁。


**初诊：2017 年 9 月 15 日。**

磁共振示：脑巨大肿瘤，双肺及胸骨、胸椎转移。患者突然流鼻血不止，至医院输血止血等办法均用过，有所缓解，但出血还是止不住。现鼻流血，用棉絮填住后仍止不住，已在医院输血两次，贫血面容，乏力，食眠均可，无疼痛。脉浮大弦滑紧滞，逆劲而有力，沉取无力；舌淡红暗，苔薄白腻。


[**处方**] 炙黄芪 120g，制川乌（先煎 2h）50g，当归 30g，人参（另炖）30g，三七（另炖）30g，上安桂（后下）25g，筠姜 50g，炒小茴香 50g，广陈皮 45g，生白术 45g，浙贝 30g，生牡蛎（先煎）60g，清半夏 60g，生南星（先煎）50g，云茯苓 30g，炙甘草 15g。7 剂。嘱服上方除忌生冷食物外，一定不能有太多活动，有什么问题及时联系。

[辨析]像这样的出血首先要考虑补气，"有形之血不能速生，无形之气所当急固"，补气可以固血止血，又能化生血液，故直接重用炙黄芪120g、人参30g以补气摄血。其次要疏通经络、散结消瘀，如当归、浙贝母、生牡蛎和三生饮等，最后才是使用止血药，三七不仅是止血，主要是散瘀消肿，只有这样，才能真正起到止血的效果！

**二诊：2017年9月25日。**

服上方7剂后血已止，面有血色。脉沉细、缓滑而滞；舌淡红，苔薄白腻。

[处方]炙黄芪150g，制川乌（先煎2h）60g，当归30g，浙贝30g，筠姜50g，炒小茴香50g，广陈皮45g，生白术25g，阿胶（烊化）25g，鹿角片（先煎）50g，清半夏60g，生南星（先煎）50g，守宫30g，人参（另炖）30g，三七（另炖）30g，炙甘草15g。10剂。

[辨析]脉象和缓，说明经络已经疏通，故再加阿胶补血止血。此病由于不明性质的肿瘤转移，患者又不愿意做进一步的检查，临床完全是按照中医辨证进行治疗的。患者由于肿瘤的压迫及痰湿毒邪的瘀滞，使得鼻出血不止，此为因瘀致虚，瘀则血溢，虚则难固，故以川乌法通透化瘀、祛湿祛痰、消毒化癥，使瘀祛而血自止，湿痰瘀毒祛而阳回气复，气复则可以统摄有权而血生。此医案，用当归补血汤补益气血，用六君子汤补气养血祛痰湿，加上川乌、贝母、守宫、生南星燥湿祛痰、化癥消瘤、抗癌解毒，从而达到血止、正复、肿瘤稳定

的目的。患者自从用此法治疗至今，未再有出血现象，同时体力增强明显，精神状态良好，现仍在治疗中。

[**结语**]脑巨大肿瘤、鼻血不止的这个医案，一诊处方黄芪起手就用了120g，二诊剂量增加到了150g。为什么黄芪要用到这么大量呢？其主要原因，一是重用气药黄芪为帅，以气统血；二是黄芪在这个量级上还可以通血路，而有关此点很多前辈都有过论述和实践，比如，补阳还五汤黄芪用到4两，也就是120g。但是不少人认为，中风患者原本整个身体都堵住了，这么大量地应用黄芪不是堵塞得更死吗？

其实不然！黄芪在剂量应用上的变化，其作用力是截然不同的。一旦黄芪用到4两以上，整体药势扭转，其药效发力的结果自然就变成活血通血了。所以，王清任用黄芪配上归尾、赤芍、地龙、川芎、桃仁、红花这些药来活血通血。其中，地龙是降脑压的，川芎是透脑屏的，整个方子的格局就变成了活血通血和降脑压。黄芪用到这么重的时候，主要作用就是通血路，而它在气分补气的力量就相应减小。当归补血汤也是如此，加一味当归，黄芪量大于当归，方子的走向就转入血分了。所以，黄芪大量，就会有这种药"势"的转变。

唐容川在《本草问答》里有一段关于黄芪的论述，从黄芪的产地、到黄芪的药势、再到黄芪的走法，清楚明了，大家可以参考。

唐容川说："盖黄芪根长数尺，深入土中，吸引土下黄泉之水，以上生其苗叶，气即水也，引水即是引气，根中虚松窍大者，所引水气极多，故气盛而补气。人身气生于肾，由气海上循油膜而达口鼻，与黄芪之气，由松窍而上苗叶者无异。芪之松窍，像人身油膜中亦有通水之松窍，油膜者，三焦也，故谓黄芪为三焦油膜中药。其能拓里达表，皆取黄芪从油膜中，而上行外通之义也。且黄芪外皮紫黑，水火之间色也，唯其秉水中之阳气，故成此水火之间色。三焦相火，水中之阳，名曰少阳。黄芪中通象三焦，引水泉之气以上生苗叶，是秉水中之阳而生者也，故有水火之间色，而为三焦之良药，其气类有如是者。芪之肉理色黄味甘，土之色味也，黄芪入土最深，又得土气之厚，所以黄芪又大补脾。今人不知身中网膜是三焦，又不知网膜上之膏油即是脾之物，不知膜与油相连，又安知黄芪补脾土，达三焦之理哉！能知网膜是三焦，膏油属脾土，则和黄芪归脾经、达三焦之理矣……"

按唐容川的说法，由于黄芪可以补到腠理、补到三焦、补到少阳区块，由此格物致知，黄芪当是抵抗癌症很重要的一味药。所以，民国初年的张锡纯说，治疗肿瘤等慢性疾病的时候，假如用到三棱、莪术之类伤元气的药，一定要在药里面加一至二倍的黄芪，这样人才不会虚脱，"三棱、莪术，若治陡然腹胁疼痛，由于气血凝滞者，可但用三棱、莪术，不必以补药佐之；若治瘀血积久过坚硬者，原非数剂所能愈，必以补药佐之，方能久服无弊。或用黄芪六钱，三棱、莪术各三钱，或减黄芪三钱，加野台参三钱，其补破之力皆可相敌，盖人之气血不受伤损，瘀血之化亦较速，盖人之气血壮旺，愈能驾驭药力以胜病也"。不仅如此，由于黄芪有补强三焦之力，其本身就能够抗癌，因为人的免疫功能与少阳有密切的关系，因此，黄芪补入少阳可以增强机体的免疫力，而所谓的黄芪固表，恐怕也是这个原理。

《辅行诀》里面分别有一个大阴旦汤和大阳旦汤，大阴旦汤是八两柴胡的小柴胡汤加白芍；大阳旦汤是五两黄芪的黄芪建中汤加人参。可见，大阳旦与大阴旦是一个相对的存在。

为什么张仲景的黄芪建中汤，黄芪只用到一两半，而在大阳旦汤里却是五两呢？一两与五两，黄芪的作用力有什么不同呢？秘密就在于，一旦重用黄芪，黄芪建中汤的整体势能和药力就会趋入三焦区块。仲师是比较谨慎的，将黄芪建中汤维持在小建中汤框架里面发挥效力，因此黄芪只用到一两半，在营卫区间发力，而一旦加到五两，那么药力就会全部转移到三焦。我们由此可以得出一个结论：补三焦是黄芪，清三焦是柴胡，大阳旦补三焦，大阴旦清三焦，一补一清，相对而论。

黄芪补三焦大气，补的气比较"粗大"，其力也只走三焦，运转三焦大气，所以川乌法里面又加用了人参，人参补的气就比较"精细"，可以补充经络里面的真气，如此一来，用川乌疏通开破的时候身体才不会虚脱。前面讲过，我让那位患者在家里煮人参急救的事情，也是出于这个考虑。基于此，川乌法里人参的质量是很重要的，病轻者可用六年左右的生晒园参（栽培参），病重者用十五年以上的野山参（纯货、籽货、趴货）。

川乌法中，黄芪取量可以依据脉象用到二两、三两、四两、…、八两，甚至可以用到一斤，如果血虚，可加当归；瘀血严重，还可以用水蛭；阳气很虚的情况下，当然也能用制附子。制附子配伍川乌即是乌附法，此时用黄芪需具备两个条件：一是脉象没有弦紧逆劲之象；二是黄芪的用量要小于制附子。否则，黄芪用量过大再加之经络不通，附子会无法纳下归根而随黄芪上冲，出现所谓附子中毒的症状，如头晕目眩，胀痛欲裂，口眼鼻咽干热，烦躁失眠，恶心呕吐，血压飙升，损伤心脑血管。这是我从大量临床实践中得来的宝贵用药经验，绝非从理论推导而来，是真实不虚的。

## 祛胸水、腹水、胀满法

胸水及其腹水病的治疗，对于中西医来说都是一个很大的难题。现代医学多以抽水利尿和病因治疗为主。中医也有很多方法，如泻下、行水、利湿等方剂均可以治疗本病，但临床疗效很不确定。若用峻下逐水之剂，疗效虽速但伤正亦甚；若用淡渗利湿之剂，则显杯水车薪，隔靴搔痒；温阳利水，攻补兼施，临床虽有一定的疗效，但对一些重症患者，也往往是捉襟见肘。

我在长期临床治疗胸腹水及其他水肿的过程中发现，严重的胸腹水或水肿，用附子法有时会使胸腹水或水肿加重。

这是什么原因呢？

我们知道，如果一个人身体很弱，阳气不足，阴寒内盛，那么阴寒太盛则会成冰，也就是常说的水寒凝冰。这种情况下，如果应用附子法，极有可能会使阳气来复，那么，大起坎阳之后自然会"化冰体为液体"。此时，凝冰融化，而积水增多，但由于患者根本上阳气不足，不能"化液体为气流"以达气化，无力将体内过多的水疏通排泄掉，从而就会形成"内涝"而加重水肿。也就是说，此时一旦用制附子，胸腹水的产生可能会更多更快，充斥经络脏腑和三焦水道，阻滞气机升降和气血运行，越发损耗阳气而妨碍疾病的治疗和恢复。

而川乌法就能很好地解决这一问题，川乌的功用主要集中在驱除风寒湿痹，热性相比制附子要弱很多，故其"化冰体为液体"之力相对就小得多，而流通疏泄之力更强，故一般情况下很难形成"内涝"；另一方面，川乌驱风气的力量却比制附子大很多，特别是当风、寒、湿三者混杂而形成胸腹水或水肿的时候，川乌就比制附子更当其用。临床上，如果将川乌法及其相关的法中法结合应用，那么很多棘手的恶性水肿、胸水、腹水，以及那些很难治愈的胸腹胀气憋闷之证，在治疗上都能够达到理想的效果。

本节所讲的祛胸腹水、胀满之法，是我结合历代医家治疗水肿之经验，根据自己的临床所得，再将其纳入川乌法立法体系中加以应用，从而形成的一整套行之有效的方法。这套立法体系不仅能够较快地缓解水肿，同时还能够在寓攻、寓补、寓疏、寓利中达到治疗其本病的

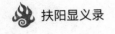

理想效果。

川乌法补、疏、透结合，融填精补气温阳于一法，既可与峻下逐水方结合，也能够与苓桂剂同用。临床中，我们根据患者的身体状况和病情的严重程度，可攻下、可温阳、可温开降气、可活血利水、可提壶揭盖、可健脾利湿，还可与清热解毒祛湿之法联合应用。总之，用药当灵动活泼，不执着、不拘泥，从心所欲而不逾矩，应无所住而出其方，正如《孙子兵法·虚实篇》中所说："水因地而制流，兵因敌而制胜。兵无常势，水无常形，能因敌变化而取胜者，谓之神。"于医者言，亦当因势而动，辨证论治，能因病之变化而取胜者，医圣谓"观其脉证，知犯何逆，随证治之"是也！

### 医案七（卵巢癌术后腹腔转移，恶性腹水）

肖某，女，39 岁。

**初诊：2017 年 4 月 19 日。**

患卵巢癌，手术后有广泛腹腔转移，正在进行西药治疗。由于其亲属是西医肿瘤方面的专家，因此从一开始就采用西医手段主导治疗。在应用化疗手段的治疗过程中，至第三次化疗之时患者出现了严重的恶性腹水，贫血严重并伴随着白细胞迅速降低，用升白针不效。由于患者身体状态及精神面貌急转直下，身体极度虚弱，肿瘤转移灶更是无法解决，在此情况下如果再行化疗，恐会危及生命。经他人介绍，患者在其身为肿瘤专家的亲属陪同下，被救护车护送到我医馆就诊。

患者少气无力，戴大口罩，面色苍白虚浮，腹水，时有腹痛，化验白细胞及全血指标均低，生活尚能自理，食欲尚可，睡眠不佳，梦多，急躁，口有异味。脉沉细、弦、滑、紧滞而伏；舌淡暗，体大，苔白厚腻。

［**处方**］炙黄芪 90g，制川乌（先煎 2h）60g，当归 30g，土贝母 45g，人参（另炖）15g，三七（另炖）25g，筠姜 50g，炒小茴香 50g，生白术 45g，广陈皮 45g，炒二丑 30g，清半夏 60g，郁金 50g，云茯苓 50g，炒车前子（包煎）60g，油厚朴 50g，海藻 50g，守宫 30g，独活 30g。10 剂。水煎 2 次，混合后分 6 次服，日 1 剂。嘱忌生冷，延长化疗间隔时间，待身体恢复后再进行下一次化疗。

［**辨析**］癌脉可见于沉、细、弦、滑、紧滞而伏，也可能表现为弦、滑、紧、劲而逆滞。川乌加贝母是治癌症的常用药，人参扶正的同时也会活化负能量使癌瘤生长更快，故一定要配合抗癌药物联合使用。炒二丑非泻药，其主要作用是通降气机，导秽行水，疏通三焦，在气机遇到郁堵时能将其推下去，从而有助于消化。海藻配厚朴为引流入海枢转之法，引十二经水肿至阳明肠胃，治疗胸水腹水、三焦不通、癌肿不化。但需要注意的是，引流入海之法必须在扶阳立法的条件下

使用，中病即止；若患者阳气不足，单用引流入海不但无效，反而更伤阳气。

**二诊：2017年4月28日。**

一诊处方尚未服完，因怕断药提前来诊。服药后身体状况好转，体力有所恢复，没有再开救护车来看病，也无亲属陪伴，而是自己坐出租车来到医馆的。患者自诉服上方后腹水消除80%，只是尚有少量未尽，食眠均可，体力恢复，血常规检查全部正常。患者由此看到了希望，心情大为好转，准备做下一次化疗，同时继续服用中药。脉沉细、缓、滑、紧滞而稍逆；舌淡、暗、稍红，体大，苔白腻。

[**处方**] 炙黄芪120g，制川乌（先煎2h）60g，当归30g，土贝母45g，筠姜50g，炒小茴香50g，生白术45g，广陈皮45g，人参（另炖）25g，三七（另炖）25g，守宫30g，生半夏（先煎）60g，生南星（先煎）45g，郁金50g，云茯苓30g，炒车前子（包煎）60g，独活30g，炙升麻15g，炙鳖甲（先煎）30g。10剂。水煎2次，混合后分3次温服。

[**辨析**] 腹水、水肿消退后，酌情减少祛水肿的药物，海藻、厚朴中病即止，云茯苓减为30g。枢转病邪由内达外是第一要务，升麻鳖甲从厥阴枢转病邪至少阳；独活引风寒湿里透外达；三生饮组合，燥湿祛痰、透邪开破的力量最强，而且能攻善补。

**三诊**：2017 年 5 月 2 日。

有意思的是，患者第一次来诊是乘救护车，第二次坐出租车，而此次却是自己骑电动车而来。从交通工具的变化，可以看出患者自病重垂危，而到化险为夷、转危为安的一条清晰轨迹，这种变化充满了信心和希望，医患双方于此都获得了极大满足和快乐。

第四次化疗已结束，CT 检查转移灶消失，腹水也已经全部消退。自从服用中药以后，再也没有输过一次血，再也没有用过升白针。患者对服用中药的效果十分满意，心情大好。脉沉细、弦、滑、紧滞稍缓；舌淡红稍暗，体稍大，苔薄白腻。

[**处方**] 制川乌（先煎 2h）60g，炙黄芪 150g，当归 30g，土贝母 45g，筠姜 50g，上安桂（后下）25g，炒小茴香 30g，广陈皮 45g，生白术 45g，守宫 30g，生半夏（先煎）60g，生南星（先煎）60g，薏苡仁 60g，乌梅 30g，炙鳖甲（先煎）30g，炙升麻 25g，独活 30g，炙甘草 15g，生牡蛎（先煎）60g，人参（另炖）25g，三七（另炖）25g。10 剂。水煎 2 次，混合后分 3 次服，日 1 剂。

[**辨析**] 由于患者腹水已经消退，治疗当从利水转为渗湿，故去掉炒车前子，把云茯苓换成薏苡仁，加重生南星的用量。生薏苡仁利水渗湿的同时能抗病毒和肿瘤，打扫战场、祛邪务尽，其攻邪杀毒的力道要强于云茯苓。乌梅调节下焦免疫功能，焊接阴阳，补充厥阴经能量，适用于肠道、膀胱、子宫内的息肉和肿瘤，但其性酸敛，用之过

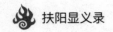 

早容易恋邪。此患者现在还在治疗中，其化疗 6 个疗程已经结束，现单独服用中药，CT 及各种化验检查均属正常，2019 年 4 月随访，一切均好，身体健康！

放化疗后肿瘤消失，但为什么又会转移或几年后复发呢？这是因为毒邪并没有完全消除，而是被压到了很深的地方伏藏起来，甚至深入骨髓。此类患者的脉象往往表现为伏脉，这说明阳气压抑难起，没有能力鼓荡出来，而肿瘤会躲藏到身体阳气最弱的地方，阳气不到之处就是肿瘤生存的地方。因此，肿瘤消失不代表该病的痊愈，痊愈的标准是阳气旺盛，邪无留处；另一方面，治疗时不必苛求癌肿彻底消除而一味地进行放化疗，大病去其六七，让患者带瘤生存也不失为一个很好的选择。

我并不反对放化疗，西医在这方面确实有优势，但可以适当延长放化疗周期，配合中医治疗以达到增效减毒的目的。应用免疫抑制药（环磷酰胺等）和大量激素冲击治疗，会破坏机体的免疫系统，虽然抑制负能量的活化以杀灭癌细胞，但同时也造成了正能量的活化受损，使身体的正气无法恢复。中医中药只要辨证准确，立法处方恰到好处，就能增强机体的免疫力，扶助正能量的活化并抑制负能量的活化。尤其是我们扶阳医学在这方面的医案非常多。

## 医案八（小细胞肺癌，恶性胸水）

田某，男，54 岁。

**初诊：2016 年 7 月 8 日。**

患小细胞肺癌，在某医院住院化疗，第一疗程化疗期间胸水抽过 5
次，每次都要抽 1500ml 以上。其形成的胸水就如输液的滴壶一样，可
以在影像下清清楚楚看到，恶性胸水 1 ～ 2 天即要抽一次，病情十分
凶险，若不能及时解决，性命危在旦夕。经多人介绍，辗转至我医馆
就诊。

患者呼吸困难，胸闷气短，已办理了西医出院手续。患者自诉，
抱着最后一线希望到我医馆就诊，若在这里也无办法，就彻底放弃治
疗，准备回老家等死。患者精神紧张，诚惶诚恐，忐忑不安，自发病
以来体重减少 20 多千克，食欲少，睡眠轻，急躁，胸闷气短，口有异
味，时有咳嗽，咽中有痰，心慌气短，乏力，腰痛。由于办理了出院，
已经两天未抽胸水，以致胸水泛滥。我切脉诊断后，嘱患者安心治疗，
不要放弃，忌食生冷及烟酒（以前烟酒嗜好成性）。脉沉、弦、滑、紧
滞而逆劲；舌淡暗红、体大、苔白厚腻、水滑。

［**处方**］制川乌（先煎 2h）60g，炙黄芪 75g，人参（另炖）15g，
三七（另炖）25g，生半夏（先煎）60g，生南星（先煎）60g，生姜
60g，葶苈子（包煎）60g，炒车前子（包煎）60g，土贝母 45g，薏苡

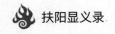

仁 60g，炒小茴香 50g，生白术 45g，广陈皮 45g，油厚朴 60g，海藻 60g，守宫 30g，海浮石 30g，炒紫苏子 30g，当归 30g。10 剂，水煎 2 次，混合后分 3 次温服。

［辨析］小细胞肺癌非常凶险，有时 15 天左右其癌细胞复制会翻倍。小细胞肺癌对放化疗很敏感，但往往 3 个疗程之后就会产生耐受性。而恶性胸水是当前急需解决的主要问题，故一诊处方的重点在于利水祛湿、枢转引导。三生饮疏凿开破，燥湿化痰，海藻厚朴引流入海，将十二经水肿枢转至阳明肠胃而下消。

加车前子泻中有补，利尿的同时可以补肝肾；葶苈子泄肺中之滞闭，化痰利水，驱邪扶正，同时还可以保护心脏；薏苡仁利水渗湿的同时又能抗癌杀毒；生姜祛水毒之力远远强于干姜、筠姜。海浮石将充斥于全身各处的痰湿雾霾都化为晴朗，尤其是肺、大肠和膀胱最是湿邪充斥之地，海浮石可以化老痰、祛顽痰，诸石均降，唯有海浮石清轻上浮，临床上可与肃降肺气的药物反佐联用，如海浮石与炒紫苏子一升一降，特别适合于肺癌患者的顽痰咳喘。

**二诊：2016 年 7 月 19 日。**

自从服用中药以后，未再抽胸水，胸闷气短、呼吸困难等症状有明显改善。时有咳嗽带痰、乏力，食欲、睡眠均可，大便日三四次。脉弦、滑、紧滞、稍逆劲；舌淡暗红、体大、有齿痕、苔白腻。

[**处方**] 炙黄芪 90g，制川乌（先煎 2h）60g，人参（另炖）15g，三七（另炖）25g，当归 30g，土贝母 45g，守宫 30g，泽漆 50g，生半夏（先煎）60g，生南星（先煎）60g，薏苡仁 60g，炒车前子（包煎）60g，葶苈子（包煎）45g，筠姜 50g，炒小茴香 50g，广陈皮 45g，炒紫苏子 30g，杏仁 30g，前胡 30g，上安桂（后下）25g。15 剂。

[**辨析**] 患者逆劲的脉象稍有缓和，胸水改善明显，去掉海藻、厚朴，因这一药对疏透能力太强，中病即止，不能久用，加安桂温阳化气以利行水。同时，葶苈子减为 45g，加入了抗癌的专药，如泽漆、守宫。前胡可以代替柴胡，疏利少阳淋巴膜网系统的痰水和气机，并能配合苏子和杏仁降气止咳化痰。由于柴胡上升疏透之力过强，易劫肝阴而伤正气，故以前胡代之，若用之得当，也有很显著的疗效。

**三诊：2016 年 8 月 5 日。**

[**处方**] 炙黄芪 120g，制川乌（先煎 2h）60g，土贝母 45g，当归 30g，人参（另炖）15g，三七（另炖）25g，薏苡仁 60g，泽漆 60g，生半夏（先煎）60g，生南星（先煎）60g，筠姜 50g，炒小茴香 50g，守宫 30g，广陈皮 45g，生白术 45g，炒紫苏子 30g，猫人参 30g，海浮石 30g，炒车前子（包煎）60g，独活 30g，上安桂（后下）25g。20 剂。水煎服，日 1 剂。

[**辨析**] 重用泽漆 60g，法于《金匮要略》泽漆汤："咳而脉沉者泽

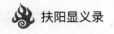

漆汤主之"，泽漆之性苦寒，长于泄水消肿，治痰饮阻隔之咳，用于肺癌、肺纤维化、肺痿肺痈等器质性、形质病的内伤咳嗽，尤其是辨证属于痰水闭胀之咳喘。此患者用中药加减治疗到九个多月时，期间做CT检查示：双肺未发现病灶，纵隔淋巴结已明显缩小。共治疗一年，停药而愈。此案病情凶险，发展迅速，本来化疗药物早期疗效较好，但患者化疗后不但没有控制病情的发展，反而更加恶化。

［结语］在《针灸甲乙经》里面讲道："五谷之津液和合而为膏者，内渗入于骨空，补益脑髓，而下流于阴股。阴阳不和，则使液溢而下流于阴，髓液皆减而下，下过度则虚，虚则腰脊痛而酸。阴阳气道不通，四海闭塞，三焦不泻，津液不化，水谷并于肠胃之中，别于回肠，留于下焦，不得渗于膀胱，则下焦胀，水溢则为水胀。此津液五别之顺逆也。"这里面讲了四个问题，是造成胸腹水、胀满的原因，一是阴阳气道不通，二是四海闭塞，三是三焦不泄，四是津液不化。

阴阳气道在什么地方呢？学习扶阳禅内证的同学应该都知道，这里不细说。在川乌法里面我们就用三生饮，三生饮是川乌法系列的第一大法，是打通阴阳气道的天兵神将。

第二个原因是四海闭塞，第三个是三焦不泻，这两个原因我们可以放在一起处理。水有水道，流动起来就不会肿，所以四海也好，三焦也罢，其瘀堵闭塞就导致水道不通，使"十二经水"无法归海，那么滞留在外的水就会形成水肿、胸水和腹水。临床中我们可用海藻厚朴等去引流归海，把误入歧途的水引入正道，其临床效果显著，但要中病即止，多用则伤气。

第四个原因就是津液不化。津液为何不化？此与脾肾有关，临床上就要温阳利水，扶阳护正，以复气化之能。《黄帝内经》病机十九条曰："诸湿肿满皆属于脾"，《金匮》又言："见肝之病，知肝传脾，当先实脾。"所以，"实脾"这一环节是不可或缺的，特别是肝病腹水，更当从脾湿论治。因为腹水偏于湿，是湿加水，宜运脾渗湿，兼以利水；而胸水和肾病水肿偏于水，是水加湿，宜温肾强心利水，兼以祛湿。一个是湿加水，以湿为主；一个是水加湿，以水为主，所以其治法也有所差异。胸水是以水为主，比较清稀，容易枢转；而腹水是以湿为主，比较黏滞，枢转起来相对费力。有一种方法是"以黏治黏"，以后碰到这样的医案我们再分享。

另外，《黄帝内经·素问·水热穴论》又说："肾者，至阴也；至阴者，盛水也。肺者，太阴也。少阴者，冬脉也。故其本在肾，其末在肺，皆积水也。帝曰：肾何以能聚水而生病？岐伯曰：肾者，胃之关也，关门不利，故聚水而从其类也。上下溢于皮肤，故为浮肿。浮肿者，聚水而生病也。帝曰：诸水皆生于肾乎？岐伯曰：肾者，牝藏也。地气上者，属于肾，而生水液也，故曰至阴。勇而劳甚，则肾汗出；肾汗出逢于风，内不得入于脏腑，外不得越于皮肤，客于玄府，行于皮里，传为浮肿。本之于肾，名曰风水。所谓玄府者，汗空也。"阳虚水泛者，本在肾阳不能气化行水，而肾又为胃之关，若关门枢转不利，

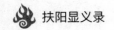

则水不归阳明之海，故聚水而生病，因此温补肾阳、化气行水就显得十分重要。

我治疗过数万例肿瘤患者，但这样的恶性胸水医案是我从所未见的，接手治疗需要极大的勇气和信心，也正是因为得到了患者和家属的充分信任，并表示不管治成什么结果都可以接受，因此我才放胆用药，最终使患者化险为夷，死里逃生。可见，若要治好大病难症，特别是对于基层的医务工作者来说，没有患者的充分信任和理解是很难实现的。所以，我总结了三个能治愈疑难重病的条件：一是患者的充分信任；二是医务工作者有充分的爱心并且医术过硬，胆大心细；三是要有优质的治疗药物。三者缺一不可！

## 温经通阳、治阳痿遗精法

温经通阳之法是扶阳医学的拿手功夫，对于阴寒内盛，阳气不足，经脉瘀滞，风湿凝痹所致的骨节疼痛、麻木不仁、四肢痿废、筋弛肉削、腹痛、痛经、胸痛等病症，均可用本法进行治疗。阳痿、早泄、遗精、妇女白带过多等证，用此法也有很明显的治疗效果。

临床中，阳痿、早泄、遗精等，年轻人发病居多。前列腺炎、前列腺肥大、精索静脉曲张，绝大多数与过度的手淫和房劳，尤其是醉酒入房以及贪食生冷有关，这些恶习是导致此类疾病产生的主要原因。再者，服用降糖药、降压药也会诱发本病。

我曾治疗过一位经常手淫的青年男性患者，他认为手淫不会伤肾，因为精液中占绝大部分的是水，蛋白质含量只有 3/1000 ～ 5/1000。我多次劝告其戒除恶习未果，待几年后身体真的垮掉了才追悔莫及，并从此开始深信祖国医学的博大精深。其实，仪器所检测到的只是形而下的精液组成成分，但最宝贵的形而上之肾精肾气已经在无形之中被消耗掉了，而这正是肉眼和仪器所无法看到的。

"治痿独取阳明"这句话应辨证看待，因为导致痿证的原因非常复杂，既有肝肾精血亏虚、阳明气血不足之虚，又有肝郁气滞不疏、经络瘀而不通之实，如果单从阳明入手是远远不够的。现今之痿证多是因不良生活习惯和嗜好使人透支太过，以致精气虚耗，五脏亏空；加之痰湿壅盛，情志不遂，经络脏腑瘀滞，致使精气得不到后天之补充。所以《灵枢·经筋篇》有云："足厥阴之筋……上循阴股，结于阴器，络诸筋。其病……阴器不用，伤于内则不起。"若郁怒伤肝，情志不遂，则肝失条达，气机郁滞，血瘀痰阻，宗筋失用；或因房事时忍精延欢，致使败精瘀血内停，阻于宗筋，引起前列腺炎，前列腺增生、肥大、钙化，精索静脉曲张等，皆可成痿泄不育之症。临床极易误治，往往见炎症就清热通淋，见虚症就补肾壮阳，殊不知如此一来使经络瘀滞更重，阳气恢复更难！

很多阳痿遗精患者盲目地认为自己是肾亏，不惜代价到处购买补肾药物服用，补之又补。殊不知，经络脏腑瘀滞不通的情况下，任何补药都是填补不进去的，既不能改善阳痿早泄的症状，有时甚至是越

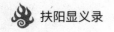

补越严重。更有甚者，恃药以恣欲，实乃亡身之本也！还有人会用大量清热通淋的药物去治疗前列腺炎，不仅于事无补，往往适得其反，更伤肾阳！因此，很多此病的患者，在治疗中陷入到了一个久治不愈、难以跃出的魔圈，时常会出现身体虚疲，精神萎靡，四肢冰凉，头晕耳鸣，失眠健忘，急躁梦多，尿频、尿急、尿痛、尿不净等症状。严重者更如同废人一般，无法正常工作生活学习，不能结婚生子，甚至苦不堪言以致悲观厌世。

其实，不独是阳痿早泄，临床上诸多痿弱不足之病大都是由痰湿瘀实、经脉不通所致。既然如此，我们在这里就无论何"痿"，一并探讨，力争在临床上能够直取其病，做到一法而解。

## 医案九（阳痿早泄，梦遗滑精）

宋某，男，21 岁。

**初诊：2017 年 3 月 5 日。**
由于长期手淫之恶习，出现前列腺发炎，尿频尿急，尿不净明显。经中西医治疗 7 年余，病情有增无减，西医主以抗生素治疗，而中医多用清热解毒、利湿通淋等治法。来诊时畏寒肢冷，尿频尿急尿不净，阳痿早泄，梦遗滑精每二三天 1 次，有时甚至 1 晚 2 次。乏力，头晕，食欲不振，小腹凉，时隐痛，腰酸困而痛，四肢凉伴有胀麻，有时不听使唤。体瘦如猴，身体经常蜷曲，腰背不能挺直，睡眠不佳，梦多，急躁，白天嗜睡。大便时干时溏或先干后溏，小便数，夜尿多。CT 示：精索静脉曲张，前列腺稍增大。脉浮大、紧、滞、弦、滑、逆，双尺脉尤大而弦滑，双寸脉弱而沉取无力；舌淡暗、稍红、体瘦有齿痕、苔白腻。

此患者由于尚未成年即有手淫恶习，致使下元空虚，肾气难盈，天癸不盛。加之过用寒凉，重伤肺、脾、肾气，造成阳痿早泄，滑精，梦遗。尤其是寒郁化热客于下焦，或相火不藏，扰乱精关二便，导致尿频尿急、尿不净，大便时干时溏。患者的恶习是原因之一，但七年的不当治疗也使病情雪上加霜，以致目前之病。

"太阳中风，阳浮而阴弱"属于外感，为单纯的三阳病。而该患者双尺浮大尤甚，双寸脉沉弱，"阴浮而阳弱"也，是少阴心肾阳虚，精神衰惫，阴寒内盛，阳不归根之象，属于典型的内伤和三阴病。双寸脉弱、双尺脉浮大弦滑而沉取无力、舌体瘦小，都提示精气亏虚且肾阳封藏之道路被阻，阳气浮越于外而无法纳下归根，故尺脉浮大弦滑。又因内脏虚损，肾精亏空，故沉取空芤，如按葱管。

［**处方**］炙黄芪 90g，制川乌（先煎 2h）50g，当归 30g，人参（另炖）15g，三七（另炖）25g，筠姜 50g，炒小茴香 50g，生白术 30g，广陈皮 45g，上安桂（后下）25g，炒杜仲 30g，川芎 30g，清半夏 50g，郁金 50g，朱茯神 25g，炙甘草 15g。10 剂，混合后分 3 次温服，日 1 剂。

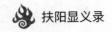

嘱忌生冷食物，不得再用清热解毒、清热利湿类药物及抗生素等。提醒患者感冒时要及时与医馆联系，意在抓住感冒之机会，合理用药治疗，更加有利于病邪的排出。严禁手淫恶习。

[**辨析**] 患者不仅有少阴的问题，病邪实已深入厥阴。心肾不交，阳虚精亏，责之于少阴，但四肢逆冷伴有胀麻、不听使唤、小腹冷痛，则属于厥阴层面的问题。故以川乌法配加当归，取意于扶阳医学的当归四逆综合法，温化引通、散寒补血，金寿老人称之为"温化引通"之法。"肝足厥阴之脉，循阴股，入毛中，过阴器，抵小腹"，川芎与炒杜仲联袂而用，其功在疏通经络和筋膜，力达宗筋之会的阴茎而治疗阳痿。由于患者长年手淫漏精，致使下元亏空虚冷，相火妄动不藏，故小腹冷痛、遗精早泄，用上安桂大温命门、引火归元、收纳浮阳。由于少阴能量不足，心神失养，精神衰惫，会出现"但欲寐"，即精神萎靡不振，白天困倦，晚上失眠，急躁多梦，故用人参恢复精气，开心益智，配合清半夏、郁金、朱茯神，安精神、定魂魄，助离中之阴下交于坤土。筠姜、炒小茴香、广陈皮，适用于扶阳医学的任何立法，上暖心肺、中温脾胃、下补肝肾，又能除湿祛郁。应特别注意的是，小茴香要炒过之后再用，这样才能去其彪悍之性，入中焦而上通下达。

**二诊：2017 年 3 月 17 日。**

患者服上方后，体力有所恢复，食量稍增，睡眠改善明显，四肢稍温，10 天内只有 1 次遗精。大便溏，日二三次，恶臭，矢气多而臭。

尿频尿急缓解明显，尿不净如前。可以挺胸走路了，但仍觉乏力。小腹凉减，但隐痛如前。脉沉弦、滑、紧滞而稍逆，双尺脉大稍减；舌淡红暗，体瘦有齿痕，苔白腻。

[**处方**] 炙黄芪 120g，制川乌（先煎 2h）60g，当归 30g，浙贝母 30g，人参（另炖）20g，三七（另炖）20g，筠姜 50g，炒小茴香 50g，茅苍术 30g，广陈皮 45g，炒车前子（包煎）45g，清半夏 60g，云茯苓 30g，透骨草 30g，补骨脂 30g，骨碎补 45g，炙甘草 15g，上安桂（后下）25g，薏苡仁 45g。15 剂。

[**辨析**] 尿不净、大便溏，故加炒车前子补肾利尿、渗湿止泻。生薏苡仁和云茯苓，祛下焦湿邪，使湿热从下泄去，治疗前列腺炎尿不净，同时薏苡仁还可以"充肺养脾"，实脾阴，充网油。因为便溏日二三次，故换白术为苍术。一诊 10 剂中药服完后，"阴浮而阳弱"之脉象得以改善，浮大中空之脉已经沉而有根，故此时可以加三骨汤适当填精。

**三诊：2017 年 4 月 8 日。**

服上方诸症均有减轻，遗精现象没有再发生；小腹凉痛无，尿频尿急无，尿不净偶见，自诉这七八年来精神状态从没有如此好过。近几天外感发热，中药没有停服。同时，遵医馆嘱，服藿香正气口服液，一次 2 支，一日五六次。现发热已退，但咳嗽明显，无法安眠，有时要起床咳一阵后才能睡觉。痰不多，时胸闷，感冒前有晨勃。脉弦、滑、

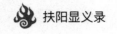

紧滞稍浮；舌淡红，体瘦有齿痕，苔薄白腻。

[**处方**] 炙黄芪 120g，制川乌（先煎 2h）50g，人参（另炖）20g，三七（另炖）25g，生姜 60g，炒小茴香 50g，茅苍术 45g，广陈皮 45g，炙麻黄（先煎）15g，鲜竹沥（兑入）250ml，杏仁 30g，前胡 30g，独活 30g，清半夏 50g，炙甘草 15g，生南星（先煎）30g。10 剂。

[**辨析**] 外感发热是阳气来复、由阴出阳的征兆，必须借助此次感冒外邪引动伏邪的时机，除邪务尽。《内经》云："其高者，因而越之；其下者，引而竭之；其有邪者，渍形以为汗。"由此可知，枢转排邪之途径无非上、下、表 3 个方向。但不管是从上而越，从下而竭，还是从表而汗，都必须把邪气枢转到三阳才能排出，而川乌法正可当此重任。三诊处方，其功在于治疗外感咳嗽，法于四逆败毒合解三阳类型，纳入川乌法体系后，祛邪之力更加强大。

**四诊：2017 年 4 月 18 日。**

服上方后咳嗽已无，身体比之前强壮，精神状态佳，眠食均可，二便正常，但时有腰酸。脉沉细、缓、滑、稍紧滞；舌淡红暗，苔白腻。

[**处方**] 江油制附子（先煎 2h）90g，筠姜 50g，炒小茴香 50g，茅苍术 30g，广陈皮 45g，清半夏 50g，云茯苓 30g，西砂仁（后下）25g，透骨草 30g，补骨脂 30g，桑螵蛸 30g，骨碎补 50g，鹿角片（先煎）

45g，炙甘草15g。20剂。

服上方后，诸症均无，体力精力均佳，生活学习信心增强。

[**辨析**]脉沉细、缓、滑、稍紧滞，说明经络瘀滞的状况已经缓解，道路基本畅通，故可以用附子法填精收功。西砂仁纳五脏之气归肾，鹿角片填精透邪，三骨汤填精不留瘀，桑螵蛸益精固肾、缩尿止遗，诸药合力，步步为营，层层推进，终至极地！

## 医案十（子宫腺肌症伴子宫腺肌瘤）

宋某，女，36岁。

**初诊：2017年4月18日。**

自第一胎产后，痛经就逐年加重。一年四季身体怕冷，冬天最为严重，烘暖气、盖厚被、穿棉衣，身体仍然时时感到冰冷，春秋如寒冬，夏犹过春秋。常年痛经，每个月中几乎没有好过的时候，月经淋漓1周均疼痛难忍，而且月经前1周开始痛，直至月经过后1周还是不止。每次经期及前后1周，都要服用止痛药方可勉强忍痛过关，苦不堪言，度日如年。中西医治疗10年有余，非但没有治好，反而病情逐渐加重。医院诊断为子宫腺肌症伴子宫腺肌瘤，建议全切子宫，患者始终不同意。经友人介绍来我医馆治疗，脉沉细、弦、滑、紧滞而

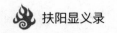

硬；舌淡白有齿痕，体瘦，苔白腻。

　　此患者产后 13 年，痛经逐年加重，没结婚前虽有痛经，但尚可忍受。患者自诉，从小体质较弱，经常感冒发热，咳嗽肺炎，每次均输抗生素治疗，身体一直瘦小。上小学后体质有所增强，13 岁第一次月经即痛经，一直到现在都没有好过。经常怕冷，不能受凉或吃不热的食物，否则即会腹泻腹痛，恶心呕吐。由于患者小时候积存了大量的病邪在体内，郁滞经络脏腑，使气机不能舒展，加之十余年来中西药物治疗不当，致使病情雪上加霜。

　　[**处方**]炙黄芪 90g，制川乌（先煎 2h）60g，当归 30g，浙贝 30g，生牡蛎（先煎）60g，上安桂（后下）25g，人参（另炖）15g，三七（另炖）25g，筠姜 60g，炒小茴香 60g，广陈皮 45g，生白术 45g，炙鳖甲（先煎）30g，炙升麻 15g，炒杜仲 30g，川芎 30g，苏木 30g，炙甘草 15g。10 剂。

　　[**辨析**]该患者脉沉细弦滑紧滞而硬，气分痰湿较轻，但血分瘀滞则很严重，病在厥阴层面，故未用半夏、南星、云茯苓等祛痰化湿之气分药，而是直接用升麻鳖甲枢转厥阴少阳，从厥阴血分向外透邪。气分痰湿不盛，故未用皂角刺，而是以苏木合当归、川芎、炒杜仲入厥阴、疏胞宫、调经血，同时加上安桂大温肝血和命门，再重用筠姜、小茴各 60g 和广陈皮 45g 以温散肝胃之寒凝。浙贝母、生牡蛎法于消瘰丸，化痰消肿，解郁散结，育阴潜阳，化胞宫之肌瘤为无有。

**二诊：** 2017年4月30日。

服上方后，正赶上月经来潮，经量比之前增多，并有大量黑色血块排出，月经前后及经期的疼痛较前明显改善。怕冷也减轻了很多，不再像过去那样对寒冷过于敏感，食欲也有所好转。现在的症状是：睡眠不是很好，急躁，乏力，贫血。经诊断，脉沉细、弦、滑而紧滞；舌淡暗稍红，有浅齿痕，苔薄白腻。

［**处方**］炙黄芪120g，制川乌（先煎2h）60g，当归30g，浙贝母30g，筠姜50g，炒小茴香50g，广陈皮45g，生白术45g，人参（另炖）25g，三七（另炖）20g，透骨草30g，补骨脂30g，骨碎补50g，清半夏60g，郁金50g，朱茯神25g，炙甘草15g，炙鳖甲（先煎）30g，炙升麻15g。15剂。

［**辨析**］二诊加清半夏、郁金、朱茯神调睡眠，用升麻鳖甲继续枢转病邪，同时加用三骨汤开始填精，对于腺肌症引起的痛经有很好的止痛效果。

**三诊：** 2017年5月20日。

自服上方以来，至今还没有痛经出现。面色较前改善，睡眠食欲均佳，自觉精神状态很好。已不再惧寒，一年四季怕冷的症状终于解决了！乏力减，体力基本恢复。脉沉细、缓、滑而紧滞、肝脉稍逆；舌淡红暗，有浅齿痕，苔薄白腻。

[处方] 炙黄芪 150g，制川乌（先煎 2h）60g，当归 30g，浙贝 30g，上安桂（后下）25g，筠姜 50g，炒小茴香 50g，生白术 45g，广陈皮 45g，人参（另炖）30g，三七（另炖）25g，鹿衔草 30g，补骨脂 30g，透骨草 30g，骨碎补 50g，炙升麻 15g，炙鳖甲（先煎）30g，清半夏 60g，苏木 30g，川芎 30g，炒杜仲 30g，炙甘草 15g。20 剂。

[辨析] 鹿衔草其性温热，归肝肾经，与三骨汤、炒杜仲联袂而填精透邪，可补肝肾，祛风湿，强筋骨，散寒痹；与当归、三七、川芎合用可以补血祛瘀，调经止痛。

**四诊：2017 年 6 月 15 日。**

服上方后，经期及其前后的疼痛已基本缓解，仅偶尔还时有隐痛，月经量正常，贫血无。最新 B 超显示：子宫腺肌症存在，子宫腺肌瘤无。经诊断，脉沉细、缓、滑、稍滞；舌淡红稍暗，苔薄白腻。

[处方] 江油制附子（先煎 2h）90g，筠姜 50g，炒小茴香 50g，广陈皮 45g，生白术 45g，清半夏 60g，郁金 50g，云茯苓 30g，上安桂（后下）25g，透骨草 30g，补骨脂 30g，骨碎补 50g，当归 30g，川芎 30g，苏木 30g，炙甘草 15g。20 剂。

[辨析] 脉沉细缓、滑、稍滞，已无紧象，说明经络已经非常通透，故以附子法收功。本诊处方 20 剂服完后，患者要求按原方再服 20 剂，共 40 剂服完后，B 超示：子宫大小形态正常，子宫腺肌症及子宫

腺肌瘤已痊愈。近期患者来我医馆复诊，怀孕已 1 个月有余。医嘱安心养胎，注意劳逸结合，忌食生冷，早睡早起，进入冬天之后要早睡晚起。

[结语] 要想富，先修路，在路没有修通之前，填精的补药是补不进去的，无法被身体吸收利用，最后都变成了垃圾，使得本已郁滞的经络更郁，道路更堵。川乌法功于疏通，八面玲珑，正是独具匠心的修路之法。

医案八在应用川乌法使经络通透的基础上，继以四逆填精之法收功，从而达到邪去正复的目的。而且精益求精，填精的同时还不忘祛除邪之余孽，真正做到填精不留瘀、邪去正自安。医案九的患者所幸没有全切子宫，否则，虽然消除了痛经，但体质的寒湿瘀滞仍在，将会贻害无穷。若不清除体内的伏邪、寒湿、痰瘀，不仅难以再孕，而且会罹患更加严重的疾病。我由衷地体会到，扶阳医学不仅擅治现时病，还长于治未病，而川乌法在这方面的优势则更显得挥洒自如，淋漓尽致。

上述两个医案的一诊处方中，都用了炒杜仲和川芎以疏通带脉。为什么呢？《难经·二十八难》曰："带脉者，起于季胁，回身一周。"所谓的"季胁"，在肋骨最下缘的地方，即十二肋骨之端的京门穴，为肾的"募穴"，而"肾主藏精"，因此，京门亦是先天之精的发源地，也就是带脉发源于先天之精的意思。而《痿论》有云："论言治痿者独取阳明何也？岐伯曰：阳明者，五脏六腑之海，主润宗筋，宗筋主束骨而利机关也，冲脉者，经脉之海也，主渗灌溪谷，与阳明合于宗筋，阴阳摁宗筋之会，会于气街，而阳明为之长，皆属于带脉，而络于督脉，故阳明虚则宗筋纵，带脉不引，故足痿不用也。"这段话两次提到了带脉，由此可知，"独取阳明"不仅仅是指足阳明胃经。所谓"皆属于带脉"，是说无论阳明的后天水谷之精，还是冲脉的先天之肾精，归根到底，皆汇集于带脉之中，都属于带脉的管辖范围。《痿论》接着又说："阳明虚则宗筋纵，带脉不引。"为什么说"带脉不引"呢？就是说明阳痿的根本原因是带脉之弛纵不能强硬。所以，在治疗这一类疾病的时候，我常常应用杜仲配合川芎先疏通带脉，之后再去补肾填精则收效甚佳。

## 🔥 消胀减肥法

对于一些原因不明的水肿，特别是血管神经水肿，称之为"瘀胀症"。有的瘀胀症按之出现凹陷，但较一般水肿略有弹性，晨起面目浮肿，午后腹胀，睡前腿肿，并兼有自主神经功能紊乱的表现。对于女性来说，瘀胀症多见于产后、更年期及月经失调的妇女；而在男性来看，各个年龄段都会有瘀胀症的发生，特别是大病初愈以及有慢性疾病的男子，出现瘀胀的可能性更大。瘀胀症的水肿往往查不出确切的病因，甚至心、肝、肾及内分泌系统的各项检查指标都无异常。关于瘀胀症水肿，西医有功能性水肿、甲状腺功能低下、更年期水肿、类库欣氏综合征、内分泌性水肿或神经性水肿等不同名称，但其治疗效果多不理想。

从中医的角度来说，由于气血痰湿的瘀滞，水液循环的障碍，从而导致了遍及全身或四肢的肿胀，这是瘀胀症的主要病机。痰湿与瘀血裹携令气机不畅，使瘀胀之症久治难以获效，若长此以往反复发作，一些代谢性疾病就很可能诱发肿瘤。临床发现，瘀胀症往往伴随着心脑血管和代谢性疾病，而且，某些肿瘤的前期症状就是瘀胀，尤其是下肢。

瘀胀和肥胖不完全一样，但也有相似之处，因为两者的主要病机基本相同，都属于水湿内停和痰瘀互结。只是瘀胀症偏于瘀血水饮停滞，肥胖症偏于痰湿互结而已，因此在治疗上会有一定的区别和差异。消胀减肥的关键一是恢复精气阳气，二是疏通经络，因为无精不能化气、阳虚无力行水；经络不通，痰湿水饮则又无路可出。

目前流行的减肥方法基本上都是通过利水，或泻下，或节食，有些爱美的女性为了减肥，长期以水果作为正餐，导致月经不潮，怕冷无力，体虚纳呆，便溏或长期便秘。虽然最终达到了减肥的目的，但同时也伤了阳气，把垃圾留在了体内，一旦身体的气血水平逐渐提高恢复之后，这些垃圾被重新充水，肥胖又将开始反弹。诚如盗贼暂逃而窠巢不去，清剿势过而东山再起，不用多久就恢复原形，甚至较之前更胖。但用扶阳药物治疗，是将体内充水的垃圾毒素一并枢转出来，从而达到合乎自然之道的减肥目的，在变美的同时获得健康，而且减

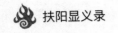

肥之后不易反弹。

年轻人很少肥胖，为何到中年就开始发福了呢？所谓"专气致柔，能婴儿乎"，关键还是阳气的问题。年轻人阳气足，气化运化能力强，精气充足，骨正筋柔，经络相对较畅通，体内垃圾容易被代谢掉，所以不容易肥胖。而人到中年之后，阳气日渐衰退，气化运化的能力随之减弱，饮食水谷更多地变成痰湿充斥于外，而无法真正化为精气储存于内，经络日趋堵塞，垃圾越堆越多，虽筋骨充实，肌肉坚固，但也更容易形成肥胖和阴实，故曰："物壮则老，是谓不道，不道早已"。

某些专家宣传说，平时要多喝水，越多越好，可以帮助排毒。其实，这个观点是完全错误的。真实的情况是，过度饮水，会加重身体的负担，因为人体的阳气要将之分配、吸收、气化、循环和利用，还需经肾脏过滤并排出体外，从而导致阳气随着小便增多而失散，尿得越多，肾气越弱，气化不了的水在体内就变成了水毒、饮邪。如小便清长、量多尿频、泡沫多，就说明肾阳无力气化，肾小管不能充分地重吸收原尿中的精微，阳气也随之泄漏。这么一来，反而会出现饮不解渴、甚至渴不欲饮或水逆症，这种喝水多但还是觉得口渴的症状，《伤寒论》名为"消渴"。下面我们来分析几则医案。

## 医案十一（下肢肿胀，手按如鼓）

李某，男，64 岁。

**初诊：2017 年 6 月 3 日。**

下肢肿胀三四年，手按如鼓皮般紧硬，西医用利尿药有所缓解，但停药后又恢复原样，中西药物治疗不显效。下肢肿胀，劳则加重，双膝关节肿胀疼痛，不能下蹲，乏力，面部虚浮，高血脂。体胖，嗜睡打鼾，时有胸闷气短。夜尿多，大便溏（日二三次），口苦，口有异味。血糖、血压、血尿酸均正常。脉沉细、缓、滑、滞、弱；舌淡红暗，体大，苔白厚腻。

[**处方**] 炙黄芪 90g，制川乌（先煎 2h）45g，人参（另炖）25g，三七（另炖）25g，筠姜 50g，上安桂（后下）25g，炒西茴香 50g，新会陈皮 45g，茅苍术 45g，炒车前子（包煎）60g，清半夏 50g，生南星（先煎）50g，补骨脂 30g，透骨草 30g，骨碎补 50g，鹿角片（先煎）45g。10 剂，水煎 2 次，混合后分 3 次温服。禁忌生冷，油腻，烟酒。

[**辨析**] 从脉象来看，脉沉细、缓、滑、滞、弱，说明其瘀胀的主要原因是精亏阳虚，不能化气行水，无力鼓荡邪气，痰湿、血瘀、水饮随之堆积在下肢。故初方只用川乌 45g，重点在填精化气的基础上祛湿消痰、温阳利水。填精化气用鹿角片、上安桂、三骨汤，祛痰利水

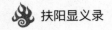

用三生饮、炒车前子。本方未用甘草，因为甘草坤土之性最富，蓄水之力最强，有水钠潴留和类激素作用，故水肿患者一般不用或少用。

**二诊：2017 年 6 月 15 日。**

服上方后，觉得下肢僵硬程度减弱，走路不太沉重了，特别是打鼾明显改善，嗜睡减少，双膝关节肿胀如前，但疼痛减轻。脉沉细、缓、滑、紧带滞；舌淡红暗，体大，苔薄白腻。

[**处方**] 炙黄芪 120g，制川乌（先煎 2h）60g，人参（另炖）25g，三七（另炖）30g，筠姜 50g，炒西茴 50g，上安桂（后下）25g，广陈皮 45g，茅苍术 45g，炒车前子（包煎）60g，清半夏 60g，生南星（先煎）50g，补骨脂 30g，透骨草 30g，骨碎补 50g，鹿角片（先煎）45g，炒杜仲 30g，油松节 30g，川芎 30g。20 剂。

[**辨析**] 膝关节处血液循环较差，而且易动易损，易受风寒湿邪侵袭，导致关节积液吸收较慢。上方加油松节，引药至关节处，调节并打通关卡，以利内外通透、开阖相宜，合川芎、炒杜仲疏透关节的经络筋膜，着重治疗膝关节炎之肿痛。

**三诊：2017 年 7 月 8 日。**

服上方后，双膝肿痛消失，下肢肿胀偶见，面色红润，精神状态较好，打鼾明显改善，体重减少 21kg 左右，自觉身轻体健，嗜睡无。脉沉细、缓、滑、稍滞；舌淡红暗，体稍大，苔白腻。

[**处方**]炙黄芪120g，制川乌75g，人参30g，三七45g，筠姜60g，炒西茴香60g，生白术45g，广陈皮45g，清半夏60g，制南星60g，鹿角胶45g，龟甲胶45g，炒车前子60g，补骨脂30g，骨碎补60g，透骨草45g，上安桂25g，砂仁25g，炒杜仲45g，菟丝子45g。上方共研细粉，每次服5g，白开水冲服，日服3次。

[**辨析**]患者近期追访，身体健壮，未再见下肢肿胀，体重又减少2kg多。由此可见，保证肾气的恢复、气化的形成、经络的通畅，水湿瘀毒才能排出去。因此，在整个治疗过程中，要注意填精药以及化气行水药的运用，如三骨汤、龟鹿二仙、炒车前子、上安桂等，恐渗利太过而耗伤肾气，故云茯苓亦不用之。

此类患者在20世纪七八十年代很难遇到，进入20世纪90年代逐渐有偶发病例，近几年则非常多见，治疗一般均不理想，易于复发。我近几年治愈了近百例这样的患者，未见一例复发。其主要原因是，扶阳医学的川乌法改变了经络脏腑的瘀滞状态，同时又填充了肾精，扶助了元阳，从根本上消除了发病的基础。所以说，精足阳旺，经络通畅，五脏安和，才能达到阴平阳秘，精气神足，病安从来的效果。川乌法对非凹陷性水肿有很好的疗效，对凹陷性水肿同样疗效显著。

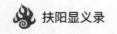

## 医案十二（下肢水肿，颈动脉斑块）

陈某，男，59 岁。

**初诊：2017 年 7 月 4 日。**

患者下肢水肿多年，以前并未在意，但近两年整个下肢水肿加重，手按时有一凹陷，很久难复。自觉心脏不适，医院检查发现颈动脉斑块形成，心电图示：心肌缺血。此时才感到问题严重，近 2 年以中西药物治疗，疗效并不明显，且感到乏神、乏力更加严重。

患者自诉腰膝痛，胸闷气短，头晕耳鸣，睡眠不佳，梦多急躁。夜尿多，时有尿不净，西医检查有前列腺肥大。空腹血糖数值在 7 左右，血压正常。食欲尚可，大便可。脉沉细、弦、滑、紧滞而逆劲；舌淡红暗，体大，苔白厚腻。

[**处方**] 炙黄芪 75g，制川乌（先煎 2h）60g，人参（另炖）10g，三七（另炖）15g，筠姜 50g，上安桂（后下）20g，炒西茴香 45g，广陈皮 45g，生白术 45g，独活 30g，炒车前子（包煎）50g，桑寄生 50g，清半夏 60g，郁金 50g，朱茯神 25g，炙甘草 5g。10 剂。水煎 2 次，混合后分 3 次温服，日 1 剂，嘱忌生冷，注意休息。

[**辨析**] 独活、桑寄生法于独活桑寄生汤，既能改善心功能而又不增加心肌耗氧量，又能强壮肾气、祛风除湿、疏通经络、蠲痹止痛。

上安桂大温命门，炙黄芪升阳利水，二者一上一下可助化气行水。

**二诊：** 2017 年 7 月 15 日。

服上方后，下肢水肿有一定的改善，但不太理想。睡眠尚可，二便正常，夜尿不太多，头晕耳鸣均有改善。腰酸无痛，膝关节时痛，乏力明显。脉沉弦、滑、紧、滞、稍逆劲；舌淡红暗，体大，苔白腻。

[**处方**] 炙黄芪 90g，制川乌（先煎 2h）50g，人参（另炖）15g，三七（另炖）25g，筠姜 50g，上安桂（后下）25g，炒西茴香 50g，广陈皮 45g，生白术 45g，炒车前子（包煎）60g，汉防己 30g，补骨脂 50g，骨碎补 50g，透骨草 30g，清半夏 50g，云茯苓 30g。10 剂。

[**辨析**] 汉防己与生白术、炙黄芪配合，法于黄芪防己汤，用于治疗下肢和关节的水肿。此方中仅用了三味利水药，即汉防己、云茯苓、炒车前子，但是在川乌法或者附子法的条件下使用，其渗湿利水的作用倍增，不需要用更多的利水药。加三骨汤，补骨补肾补精，对于骨折、痛经、风寒湿痹诸痛和阳痿早泄，都有很好的疗效。

**三诊：** 2017 年 7 月 26 日。

患者服上方后，下肢水肿明显改善，体力也有不同程度的恢复，耳鸣偶见，头晕无，膝关节已不痛。脉沉细、缓、滑、紧带滞；舌淡红暗，苔薄白腻。

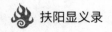

［**处方**］炙黄芪 120g，制川乌（先煎 2h）50g，人参（另炖）25g，三七（另炖）25g，上安桂（后下）25g，筠姜 50g，炒西茴香 45g，生白术 45g，广陈皮 45g，龟甲胶（烊化）30g，鹿角片（先煎）45g，补骨脂 30g，透骨草 30g，骨碎补 50g，炙甘草 15g，砂仁（后下）25g。10 剂。

［**辨析**］由于水肿基本消除，故去炒车前子、云茯苓、汉防己、清半夏，处方的重心从利水祛湿转移到填精补肾，再加之患者脉象已出现缓滑沉细的收藏之象，说明瘀滞已经打开，经络基本通畅，故一定要抓住机会把精气填进去，所以用了三骨汤和龟鹿二仙填精，使精能化气，气能行水。上安桂引火归元，在填精法中起到引阳、引精、气化的作用，配合砂仁纳气归肾，既能纳填精药归肾，又能化有形为无形，使静态的药物发动起来形成气化。上方服完后，诸症皆消，血糖降至正常，嘱服桂附地黄浓缩丸（宛西制药）1 次 30 粒，每日 3 次，连服 3 个月收功。

## 医案十三（呼吸暂停综合征，肥胖）

李某，男，43 岁。

**初诊：** 2017 年 2 月 21 日。

患者体胖体壮，呼吸气粗，贪食生冷，身高 1.76m，体重 101kg。嗜烟酗酒，鼾声如雷，西医诊断为呼吸暂停综合征，需要每天晚上用呼吸机，否则无法入睡，整日心理恐惧，害怕不知什么时候就呼吸暂停了。胸闷，汗多，特别是饮酒后更加明显。医院建议手术治疗呼吸暂停综合征，患者不同意，经人介绍到我医馆就诊。

该患者经络瘀堵严重，身体检测机制时常处于麻痹状态。临床发现，往往患者脾胃越寒反而越喜欢吃凉的东西，而且能吃能睡，不知饥饱。有些患者经扶阳药物治疗之后，检测机制重新启动，因而敏感活跃起来，这个时候可能又不喜欢吃生冷的东西了，甚至吃一点就会不舒服，重者还会腹痛、腹泻、腹胀……出现这种情况，不是说明把患者身体治坏了，而是阳气温通经络、神经逐渐恢复知觉的良性反应。

呼吸暂停综合征是由于痰湿内盛、阻碍喉窍及呼吸道而产生的。人在入睡时迷走神经兴奋，喉肌松弛，由于肥胖，双侧喉肌很容易黏合而闭塞气道，导致呼吸暂停。特别是在饮酒之后，酒精会使痰液更加黏稠，此时人在睡梦中，黏腻的痰液包裹住喉咙之后，双侧喉肌黏合在一起，当强力的呼吸也无法吹开气道时，很可能就会窒息而死，现在临床非常多见。

患者有高血压、高脂血症病史，心前区时痛，胸闷气短，头晕耳鸣。饭量特别大，爱喝冰水解渴，烦躁易怒，性子急，不饮酒难以入睡，已经形成酒精依赖症。性功能减退，口苦口臭，大便溏（日二三次），尿不净，慢性前列腺炎。脉弦滑、紧、滞、逆带劲；舌淡红暗，体大，苔白腻而腐。

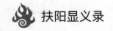

［**处方**］制川乌（先煎 2h）60g，炙黄芪 75g，广陈皮 45g，生姜 60g，炒西茴香 50g，茅苍术 45g，生半夏（先煎）60g，生南星（先煎）45g，朱茯神 25g，独活 30g，桂枝尖 30g，鹿角片（先煎）45g，桑寄生 50g，丹参 50g，砂仁（后下）25g，降香 30g，郁金 50g，炙甘草 15g。10 剂。嘱其忌生冷，减烟酒，早睡早起。

［**辨析**］体质肥胖的患者多属于气虚痰实，虽阳气亏虚却有一派实热之假象，所谓"至虚有盛候"即是此状。此因虚致实、本虚标实之格局，治当缓急有序、运筹于胸。患者苔白腻而腐，脉弦、滑、紧滞而逆劲，说明体内阴霾密布，秽浊瘀滞非常重。因此，炙黄芪仅用 75g、制川乌用 60g，人参、三七未使用，开破疏通之力更加强大。独活和鹿角片将少阴之风寒湿由内而外枢转至三阳，再由桂枝尖、生姜、茅苍术解表散邪、鼓荡而出，鹿角片和桑寄生还可以补强少阴心肾。患者心前区痛、胸闷气短、血压高，治以砂仁、丹参、降香，从手少阴枢转邪气，法于丹参饮，檀香换降香更利于降压。独活与桑寄生，意取独活桑寄生汤，枢转少阴病邪的同时改善心肾功能。烦躁失眠，用半夏、朱茯神、郁金，镇定安神，改善睡眠。食欲旺盛，酒量大，苔白腻而腐，口苦口臭，便溏日二三次，是胃强脾弱、表湿困重，故用茅苍术而不用白术，解表升阳、燥湿止泻。

**二诊：2017 年 3 月 8 日。**

服上方至第八天，开始感觉一天比一天身体轻松。头晕耳鸣、乏力乏神、胸闷气短等症状都明显好转，服药期间没有再发生心前区痛的情况。睡眠改善，不喝酒也能入睡，呼吸暂停及打鼾有所缓解，已经停用了呼吸机。从服药开始忌食生冷之后，出汗减少，过去即使是三九寒天，也是头汗如雨，可以将枕头浸湿，服药后大有改善。大便溏，日二三次，黏滞而恶臭，口苦口臭有改善。脉弦、滑、紧滞而稍逆劲；舌淡红暗，体大，苔白厚腻，腐苔已退。

[**处方**]炙黄芪90g，制川乌（先煎2h）60g，人参（另炖）15g，三七（另炖）20g，筠姜50g，炒西茴香50g，茅苍术45g，广陈皮45g，生半夏（先煎）60g，生南星（先煎）60g，丹参50g，云茯苓30g，砂仁（后下）25g，降香30g，炒杜仲30g，川芎30g，炙甘草15g。10剂。

[**辨析**]一诊服药后加用了人参、三七，形成了标准的川乌法结构，继续以攻助补。以川芎、炒杜仲疏通带脉，带脉是五脏六腑的本源和关键，分管着横向的五脏膜原以及纵向的六腑膜原，所以带脉的病症，其实就是五脏六腑整体所发病症的集合，因此疏通带脉，也即是间接疏通五脏六腑。杜仲是带脉的引经药，川芎气血同调，所以杜仲与川芎的配合，可以疏通全身筋脉和气血、经络及脏腑，无所不到，无微不至。

**三诊：2017年3月20日。**

服上方后血压、血脂已完全正常，心前区痛和头晕耳鸣彻底消失，体重减19.5kg。呼吸暂停及打鼾大为改善，不用呼吸机可以安然入睡。

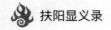

饭量减少，大便日二次，溏但不黑，小便尿不净现象消失。已彻底戒除烟酒，头汗明显减少（吃饭时还会有汗）。脉弦、滑、紧滞稍逆；舌淡红暗，体稍大，苔白腻。

[处方] 炙黄芪 120g，制川乌（先煎 2h）60g，人参（另炖）25g，三七（另炖）25g，筠姜 50g，炒西茴香 50g，茅苍术 45g，广陈皮 45g，清半夏 60g，生南星（先煎）60g，炒杜仲 30g，川芎 30g，透骨草 30g，补骨脂 30g，骨碎补 50g，炒车前子（包煎）45g，独活 30g，炙甘草 15g。20 剂。

[辨析] 头汗出并且吃饭时加重，说明中焦脾胃仍有郁滞。饮食水谷属阴，由胃脘受纳之后会引动阳气腐熟之，但由于湿遏热伏，中焦不得通降，故上蒸而但头汗、齐颈还。三诊处方服完 20 剂后，患者要求又开了 15 剂，共服药 35 剂。体重减至 87.5kg，自觉精神状态比之前任何时候都好。已不再食生冷及烟酒，尽量早睡早起，原来的将军肚减少大半，腰带向后紧了两个扣，嘱其服桂附地黄丸和桂枝茯苓丸 3 个月而收功。

## 医案十四（肥胖症，月经量少）

宋某，女，37 岁。

**初诊：2017 年 5 月 7 日。**

肥胖有年，喝口清水也会增肥。怕冷，面色灰暗，食欲不振，口淡无味，时有口苦，大便溏日二三次，时腹痛。月经量少，色淡暗有血块，白带多，腰痛，乏力。时腹胀嗳气，夜尿多，即使在夏天四肢也是冰凉的。皮肉松软无弹性，头晕头痛，乳房胀痛。急躁梦多，白天嗜睡，夜黑更难以入睡，即使入睡也很浅，一有风吹草动即醒。脉沉细、弦、滑、紧滞稍弱；舌淡暗，体大水滑，苔白厚腻，舌大满口有齿痕。

上一则医案中的肥胖属于实胖，"黑又亮、粗又壮"，邪实、气实、痰实，表现以"标实"为主。而本则医案的肥胖则表现为"本虚"为主的虚胖、虚浮、浮肿，以气虚阳虚血虚导致的脾肾两虚与水湿不运为主要矛盾。这种情况更常见于女性患者，多是由第一种肥胖长期阳虚不能化气行水，或过度节食减肥，饮食生冷伤及脾肾而形成。阳明本应多气多血才能充养皮肤肌肉和四肢百骸，然而脾胃虚寒，气血生化乏源，无法充养皮肤肌肉，长此以往即使只吃水果、喝清水都上膘，但这种肥胖往往骨肉不连、松弛下垂且无弹性，并常伴有乏力、嗜睡、没精神、贫血、纳差、便秘、四末逆冷、痛经、月经量少等一派阳明中寒、三阴阳虚之象。

[**处方**] 炙黄芪 90g，制川乌（先煎 2h）50g，人参（另炖）20g，三七（另炖）20g，当归 30g，筠姜 60g，上安桂（后下）25g，炒西茴香 50g，茅苍术 45g，广陈皮 45g，清半夏 60g，生南星（先煎）45g，

191

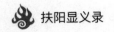
云茯苓 30g，补骨脂 30g，透骨草 30g，骨碎补 45g，炒杜仲 30g，川芎 30g，炙甘草 15g。10 剂。嘱其忌生冷，早睡早起。

[辨析] 脉沉细弦滑紧滞而弱，已经到了不吃也胖的程度，说明病在三阴，一派虚寒，所以在温通经络、运脾化湿的同时一定要注意恢复其气血和肾阳。故重用炙黄芪、人参、三七和当归以补充气血；再以三骨汤补肾填精，上安桂大温命门、暖太阴之血，使水土合德，先后并茂；重用筠姜 60g、炒小茴香 50g 温热三阴之寒凝，重振中宫以恢复后天气血生化之源。

**二诊：2017 年 5 月 18 日。**

服上方后食欲增加明显，感觉全身肌肉没那么松懈了，身体轻松，睡眠好，怕冷及四肢不温缓解，头痛头晕无，乳房胀痛及嗜睡减轻，梦多急躁均无。目前症状是，乏力明显，腰痛明显，白带仍多。脉沉细、缓、滑、紧滞稍逆；舌淡暗，体大有齿痕，苔白腻。

[处方] 炙黄芪 120g，制川乌（先煎 2h）50g，人参（另炖）25g，三七（另炖）25g，当归 30g，筠姜 50g，炒西茴香 50g，上安桂（后下）25g，茅苍术 30g，广陈皮 45g，清半夏 60g，生南星（先煎）45g，木防己 25g，补骨脂 30g，骨碎补 50g，透骨草 30g，炒杜仲 30g，川芎 30g，炙甘草 15g。10 剂。

[辨析] 用木防己代替云茯苓，其性偏于走表，祛风胜湿止痛，祛

除关节经络和皮肤肌肉中的风寒湿气；汉防己偏于利湿走里，可利小便以消水肿。上方服完，体重减少 15kg，精神体力均可，嘱服桂附地黄丸 3 个月，1 次 30 粒，每日 3 次，收功而愈。

[**结语**]以上四个医案各具特点，第一例是瘀胀证，虽见水肿，但以气肿为主，按之没有凹陷，肿胀如鼓皮一般，并伴有面部虚浮，血脂高，口苦有异味，气血瘀实，但又精气不足，以本虚标实为主。因经络瘀滞阳气外越，形成了一年四季均是夏天的格局，上热下寒，所以怕热出汗，应用川乌法强悍的"挖掘"之力予以疏通，用药后很快获效。医案二的水肿机制与医案一基本相同，但医案二患者脏腑损伤较重，既有心脑血管病变又有高血糖，痰湿水瘀严重，阳气明显不足。此两例患者均是由于长期熬夜，贪食生冷，嗜好烟酒，致使身体阳虚精亏，痰湿瘀堵，阳虚水停，本虚而标实。此时若过早使用制附子，会"化冰体为液体"而形成内涝，加重身体的排邪负担，由于此类患者经络脏腑瘀堵很重，内外阴阳不得交泰，轻则水肿，重则心脑血管病及其他代谢性疾病会交并出现，甚则产生肿瘤等大病。有的三高体质的患者，怕热出汗，一派实象，冬见夏脉，洪大浮盛，如水沸腾，一定要提醒患者预防心脑血管意外的发生。

第三例和第四例属于肥胖症，临床肥胖症主要有两大类。一类是气实邪实瘀实的患者，此类患者贪食生冷，烟酒不忌，鼾声如雷，呼吸暂停综合征，并时常伴有高血压、糖尿病、高尿酸血症、痛风等代谢性疾病，针对此类疾病的治疗，川乌法一骑绝尘，优势明显。另一

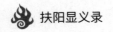

类是气虚阴盛，食少体胖，有的是从第一种"实胖"发展转变而来，有的是由于长期阳虚，气化不能，导致水湿痰瘀而形成的肥胖。因此，我们在临床应用川乌法的时候，一定要变通去用，多扶正少攻破，从而达到治愈此类肥胖症的目的。

叶天士说："夫肌肤柔白属气虚，外似丰溢，里真大怯，盖阳虚之体，惟多痰多湿。"也就是说，肥胖属于本虚标实，气虚阳虚为本，痰湿水饮为标。《黄帝内经·卫气失常》将肥胖分成三类：一为肉人，皮肉紧密相连，皮肤腠理粗疏，身体宽大，骨骼肌肉壮实，肌理致密；二为脂人，胖而不肥，肌肉坚实有弹性，四肢正常，脂肪存积于体内脏腑，身部肥大而四肢正常，皮肤腠理紧密；三为膏人，肥肉较多且无弹性，肌肤柔软松弛易下垂，常常是上臂内侧、腰部、大腿上的赘肉较多。《内经》的这些论述，对于临床辨证同样有着极其现实的指导意义。

## 补气血法

川乌法与补气血剂联合应用，常常能起到意想不到的临床效果。大家都知道四物汤这个名方，为什么方中在归芍地黄的架构上要再配一味川芎呢？显然是因为有经络血脉的不通畅，存在瘀滞，故以川芎配当归，补血的同时活血化瘀，边通边补，还能消解补血药物的滋腻，一举两得。

　　川乌法与生俱来的本性，发轫于其强力之枢转势能中，补中有透，透中有补，于祛湿中功在健脾，化痰中力能祛瘀。法中参芪以补心肺之气为主，兼具养血生精之功，若遇特殊情况需再加重补血之力时，可以在川乌法的大框架下，酌情加入"四物类"方药，则能起到强化气血双补的目的。川乌法体系中的补血之法，是补中寓透，透中寓补，透补结合，适用于各种因阳气不足，痰湿瘀盛的气虚血少患者。较之单用四物、四君或八珍之类方，疗效更加迅速快捷。"有形之血难以速生，无形之气所当急固"，补血的同时一定要注意补气，气足血就足，气弱血就亏，即使不亏也无力行血。同时，瘀滞死血不祛，新生气血难以恢复，因此，川乌补气血之法更能体现祛瘀生新的临床效果。下面，与大家分享一则医案。

## 医案十五（贫血、月经量大）

宋某，女，38岁。

**初诊：2017年6月17日。**

　　2年前即查出贫血，血色素数值在6.0左右，经量大如崩症。治疗两年余，用了大量补血补气、健脾补肾的药，却如石沉大海，不但没有一点效果，反而病情越来越重，更加怕冷。现形寒肢冷，睡眠差，多梦，乏力，心悸，面色苍白，大便稀溏，腰酸困痛，头晕，血压低，月经量大，每次有似崩症一般，小腹凉痛，7天方净。脉沉细而无力；

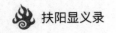

舌淡白，体大，苔白厚腻。

[**处方**] 炙黄芪 120g，制川乌（先煎 2h）45g，当归 30g，人参（另炖）30g，三七（另炖）20g，筎姜 50g，炒小茴香 45g，广陈皮 45g，茅苍术 30g，西砂仁（后下）25g，麸炒熟地黄 25g，清半夏 45g，炒杜仲 30g，川芎 25g，荆芥炭 25g，上安桂（后下）20g，山萸肉 45g，炙甘草 15g。10 剂。

[**辨析**] 贫血之人为什么月经量反而大呢？气虚血虚的患者阳气太弱，如同河坝的墙堤太薄，容易产生缝隙和缺口而造成决堤，根本原因是脾虚气弱，脾虚无力生血则贫血，脾虚不得统血则崩漏。故治疗的重点首先是升脾气，筑牢无形之气，让堤坝厚实坚固，只有固气升阳才能统血、生血、摄血。患者脉象沉细无力、乏力怕冷、面色苍白、体质虚弱，因此处方用药要多扶正、少攻破，故仅用制川乌45g、清半夏 45g、三七 20g、川芎 25g，相对减弱攻破化瘀之力，而炙黄芪起手即 120g，人参重用 30g，大过三七的用量。当归配黄芪构成当归补血汤，黄芪量大方能补血；荆芥乃风药，风药引阳可以升发脾气，炒炭之后还能够入血分，因此，荆芥炭以升阳和收敛两面之性而达止血之功；山萸肉收敛固涩，法于固冲汤，又能配合熟地黄补益精血；麸炒熟地黄动静结合，防止腻膈；在黄芪、荆芥大剂升阳的同时，用上安桂和砂仁固摄下元之气，使肝血得藏，脾阳得升，肾气得固。

196

**二诊：2017 年 6 月 27 日。**

服上方体力有所增强，乏力改善，大便溏，次数减少。服药期间月经来潮，经量较前明显减少。头晕心悸、梦多、腰痛、怕冷等症状，均有不同程度的减轻。脉沉细、弦滑紧滞、稍缓；舌淡暗，体大，苔白腻。

[**处方**]炙黄芪 150g，制川乌（先煎 2h）50g，当归 30g，人参（另炖）25g，三七（另炖）20g，筠姜 50g，炒小茴香 50g，广陈皮 45g，茅苍术 30g，西砂仁（后下）25g，麸炒熟地黄 30g，清半夏 45g，杜仲炭 30g，川芎 20g，荆芥炭 30g，上安桂（后下）25g，防风 25g，炙甘草 15g。10 剂。

[**辨析**]由于患者服用一诊处方后体力增强、乏力改善、怕冷减轻，脉现缓和有力之象，说明气血水平有所恢复。故人参的用量减为 25g，而川乌的用量增大到 50g，炙黄芪增至 150g，顺势增强川乌法的开破枢转之力。荆芥炭用到 30g，将炒杜仲换成杜仲炭，凡炭类药物均有收涩止血作用，可以控制经量。炒杜仲偏于疏通经络、润养筋膜，用于高血压、带下症和腰腿疼痛，而杜仲炭偏于补肝肾、强筋骨、固经止血。需要注意的是，杜仲炭一定要炒到一掰两断、中间无丝的程度才能入五脏，否则藕断丝连、纤维未断，药性停留在"内达脏腑、外联肌肉、疏通筋脉"的中间地带，偏走经络和筋膜，而入脏腑、补肝肾、止血的作用相应就减弱了。

在滋补阴血的过程中，一定要预防外感，因为一旦有外邪侵入，就会乘补药的滋腻之性，而误被药力带入三阴血分，陷到很深的地方，造成诸多不适。气血为营卫生化之本，气虚血弱之人营卫之气更虚，更容易受风受寒。防风益卫固表，具"飞补"之性，"但使龙城飞将在，不教胡马度阴山"，能提前在太阳区域进行截断，防风与黄芪又构成玉屏风散的结构，在收功固表的同时，又能防止外邪再次侵入体内。防风气味辛甘，升发脾气，可以替代补中益气汤中的升麻、柴胡作为脾胃系统的引导药。风药多辛温燥烈、耗散阴血，然防风是风药之润剂，甘缓微温却无峻烈之性，升发而不伤血，故在补血时常用，可谓一箭三雕！

**三诊：2017 年 7 月 10 日。**

服上方后经血常规检查，血色素增至 11 点多以上，体力进一步增强。目前梦多和急躁之症没有完全好，大便不畅。脉沉细、弦、滑、紧带滞、稍逆；舌淡暗稍红，体大，苔白腻。

[**处方**] 炙黄芪 180g，制川乌（先煎 2h）60g，当归 30g，人参（另炖）15g、三七（另炖）25g，上安桂（后下）25g，筠姜 50g，炒小茴香 50g，茅苍术 45g，广陈皮 45g，独活 30g，炒车前子（包煎）45g，西砂仁（后下）25g，麸炒熟地黄 30g，山萸肉 30g，桑寄生 50g，川芎 30g，清半夏 50g，云茯苓 30g，炙甘草 15g。10 剂。

[**辨析**] 可以看出，随着治疗的深入，患者舌脉的变化：脉沉细无力→弦滑紧滞稍缓→弦滑紧滞稍逆，舌淡白→淡暗→淡暗稍红。脉出

现逆象，舌质稍红，说明随着气血水平的恢复，正气有能力与邪气抗争，有能力把更深层的邪气向外推出，但随之会出现郁滞之象。故审时度势，乘势将炙黄芪加到 180g，川乌加到 60g，川芎增至 30g，增加固气和疏通的力量。之所以把荆芥、防风换成独活、桑寄生这两味更为霸道的风药，是因为患者的气血水平已经逐渐恢复，有能力向更深层次的少阴极地之风寒湿邪宣战，故深入虎穴，枢转伏邪，升发脾肾之阳气。这和身体虚弱时只能食米粥清养，一旦身体恢复强壮就想吃荤腥大补是一个道理。独活配桑寄生用于肾脉沉紧滞弱、少阴阳虚又有风寒湿邪之人，独活发散少阴由内而外，桑寄生补强少阴，密固阳气，交通内外，里透外达，拔少阴之风寒湿，升脾肾之阳气。

**四诊：2017 年 7 月 23 日。**

血常规检查完全正常，体力精力均可，月经量已正常。脉沉细、缓滑紧滞；舌淡红稍暗，苔薄白腻。

[**处方**] 江油制附子（先煎 2h）90g，当归 30g，筠姜 50g，炒小茴香 50g，广陈皮 45g，茅苍术 45g，炒杜仲 30g，川芎 30g，清半夏 50g，广木香（后下）15g，枸杞子 30g，熟地黄 30g，山萸肉 30g，西砂仁（后下）25g，炙甘草 15g。15 剂。服上方，诸症均除而愈。

[**结语**] 此病虽是贫血，但我们要做个"明眼人"，绝不能被现代医学的病名所蒙蔽迷惑，只管一味补气补血，这样非但对身体无益，

而且只能是越补越虚，助纣为虐，更使病情迁延恶化。为何该病在前医治疗两年多后仍无功而返呢？原因就在于医者不去"求本"，该病主要是由痰湿瘀滞、经络不畅、精气不足而导致的，不在这方面下功夫，痰湿瘀滞不祛、经络脏腑不通，是无论如何也补不进去的，更难以使气血化生。

要怎样下功夫呢？关键是掌握当机的临床方法！当患者虚实夹杂、痰湿瘀而化毒、肾气衰惫、攻补两难之时，川乌法的优势就脱颖而出，以其枢转圆活、能攻善补之性迅速打通经络脏腑，很好地解决了攻补两难的问题。上面这个医案中，我始终坚持了通经络、化痰湿、健脾胃、补气血的治疗原则。通经络以助气血的生化和运行；祛湿痰是为消除壅滞之标；健脾胃是杜绝痰湿生成之源，从而补强气血生成之需；补气血，以补气为主，使气能化血，血足又更能养气。整个治疗过程应用川乌法，补通结合，标本兼顾，二年之疾，两月即愈。

血之与气，相互维系，此所谓有形之血生于无形之气也。比如，《类经》云："盖精气津液血脉，无非气之所化也"；《张氏医通》亦云："血之与气，异名同类，总由水谷精微所化……气不耗，归精于肾而为精；精不泄，归精于肝而为清血。"因而论之，化生血液的功能随气盛而强，气虚则弱。正如《温病条辨》所言："血虚者，补其气而血自生"，"善治血者，不求于有形之血，而求之无形之气"；《证治准绳》亦云："气有神而无形，补之则易；血有形而无神，补血之药，难收速效。况气阳而血阴，阴从阳，血从气者，理也；故补气不补血，使气盛而充，则血自随而亦盛矣。"

由此可见，人皆知补血先补气，气为血之帅。那么，什么是"气之帅"呢？

川乌法体系里面的常用药，本就有不少补气药，如黄芪、人参、三七、白术、甘草等。《医方考》中就说："人参、黄芪、白术、茯苓、甘草、陈皮，皆补气药也，荣血不足而补气，此《大易》之教，阴生于阳之义也"；《本草求真》亦云："讵知血属有形，凡有形之物，必赖无形之气以为之宰，故参、芪最为生血药。"气为血之帅，而川乌又为"气之帅"。补气药仗川乌疏通之力，逢山开道、遇水搭桥，气行之路畅通无阻，则补气之效无有不显之理，其补血之力自然就能大显神威。川乌为补气药荡平道路，补气药为川乌殿后守正，又为补血药保驾护航，交相为用，互为根本，相得益彰，这就是为什么补气血药在川乌法的体系里更能发挥效力的原因。

## 🔥 治痹证法

风寒湿三气杂至，合而为痹也，诸如西医的风湿、类风湿、骨质增生、骨关节炎、强直性脊柱炎、椎间盘突出等病变，均属于中医痹证的范畴，此病多发且缠绵难愈、以风寒湿邪久客骨节为主，应用川乌法治疗的临床疗效可靠。近年来，由于人们生活安逸，饮食生冷，体育锻炼和体力劳动减少，加之空调冷气的过度使用，风寒湿邪不避，造成目前的泛痹证体质，各种骨关节病及退行性病变的发病率逐年增加。服用止痛药虽可暂缓一时，但停药后又会复发，即使手术治疗，有时不仅解决不了问题，而且还会带来不可逆的破坏性伤害。中医药在这方面有很大优势，特别是川乌法的应用，使得对此类疾病的治疗更如虎添翼。近几年，我应用川乌法治愈了很多骨关节病及颈肩腰腿痛患者，特别是在韧带没有骨化前的强直性脊柱炎，临床应用川乌法疗效显著，治愈率也很高。

不少人犯了骨关节病，便吃钙片去补钙，其实，"补钙"是个伪命题。现代人不是营养不良，而是营养过剩，真正缺少的是阳气！由于阳气不足，不能腐熟水谷，不能输布收藏，这才造成了人体缺钙的问题。中医有"外五味"和"内五味"之分，"外五味"的概念出自《易》坤卦象辞里说的："至哉坤元，万物资生，乃顺承天"，是大自然中所生出的五味；"内五味"来源于《素问·灵兰秘典论》："脾胃者，仓廪之官，五味出焉"，这里的"五味"指的就是"内五味"。一家人同吃一锅饭、同食一桌菜，摄入的食物质量相差无几，但为什么只有中老年人缺钙，而年轻人不缺钙呢？很显然，这个缺乏不是来自"外五味"，而是出在"内五味"上。作为"仓廪之官"的脾胃，如果不能很好地"五味出焉"，那么"内五味"自然就乏味了。这个时候去补钙，去补"外五味"，就真成了竹篮打水。原因就在于，当人体的阳气不足，经络道路又被堵住，摄入的钙元素不能被脾胃吸收消化，即便是勉强进入到血液循环系统，也会因肾气不足，最终还是无法沉积收藏到骨质之中被机体利用。那么，这些进入人体的钙质就会变成垃圾，无法代谢出去，并有很大的可能发展成为结石，所以那些常年吃钙片的人，不但徒劳无益，很多还得了结石病。下面，我们分享一则医案。

## 医案十六（强直性脊柱炎）

董某，男，34岁。

**初诊：** 2016年5月7日。

患强直性脊柱炎五年余，经中西医治疗不但无效，病情反而逐渐恶化。

患者自诉腰硬、不能转侧，夜间尤甚，疼痛连双髋延及双下肢，走路不能正常迈大步，腰背佝偻无法挺直，怕冷。因疼痛而睡眠不佳，急躁易怒，乏力乏神，耳鸣，大便不畅（两三天1次）。脉沉细、弦、滑、紧滞而逆劲；舌淡暗，体大有齿痕，苔白腻。

［**处方**］炙黄芪90g，制川乌（先煎2h）75g，当归30g，浙贝30g，西党参45g，清半夏60g，郁金45g，筠姜50g，炒小茴香60g，上安桂（后下）25g，生白术60g，广陈皮45g，补骨脂30g，骨碎补60g，透骨草45g，生南星（先煎）50g，炒杜仲30g，川芎30g，独活30g，桑寄生50g，炙甘草15g，忍冬藤60g。30剂。水煎2次，混合后分5～6

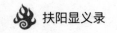

次服，日1剂。嘱忌生冷，烟酒，忌性生活1年。

[**辨析**]从脉之沉细弦紧逆劲可见，该病少阴及厥阴之风寒湿极深极重，故以川乌法对证施治，重用制川乌75g大起沉寒痼冷。独活、桑寄生配合三骨汤，从少阴补充肾气，由内而外枢转风寒湿邪。肝主筋主血，脊柱、韧带、肌肉、筋脉的粘连、结聚、僵硬和骨化，与厥阴血分之寒凝密切相关，故用当归、浙贝母、上安桂、筠姜、郁金、小茴香等温化引通厥阴之寒凝结聚，再配合川芎、炒杜仲疏通血分、润养筋骨和韧带。重用炒小茴香60g，甜能健脾、暖肝疏肝、祛风寒湿，因为甘甜能缓能守，走窜之性不烈，更适用于缓解寒痹诸痛。因为强直性脊柱炎病在脊柱，属于督脉、太阳经、华佗夹脊经，都与命门肾气息息相关，嘱其忌性生活一年也是为了更好地保养肾精肾气以柔润筋骨、祛风寒湿。

**二诊：2016年8月15日。**

由于患者自觉服用上方疗效甚好，没有变方，一直服用了三个多月。近段时间感觉胸闷气短、乏力无劲、头晕耳鸣，故来我医馆调整处方。现腰痛已很轻微，走路时腰可挺直，症状改善明显。血液化验一切正常，肝肾功能正常，二便可。脉沉细、缓、滑、紧滞稍逆；舌淡红暗，苔薄白腻。

[**处方**]炙黄芪150g，制川乌（先煎2h）75g，当归30g，人参（另炖）25g，三七（另炖）25g，筠姜50g，炒小茴香60g，上安桂（后下）

25g，广陈皮 45g，生白术 50g，补骨脂 30g，透骨草 45g，骨碎补 60g，清半夏 60g，生南星（先煎）60g，龟甲胶（烊化）30g，鹿角片（先煎）45g，炒杜仲 30g，川芎 30g，炙甘草 15g。30 剂，日 1 剂。

[**辨析**] 二诊在疏通的同时开始填精，炒杜仲配合川芎，疏通带脉及五脏六腑；凡病在骨者，更适合应用三骨汤，"三骨" 者，一能至骨、二能补骨、三能透骨，搜风剔骨、拔毒散寒、壮骨充髓，再配以龟鹿二仙，更利补益骨髓，直补真精。

**三诊：2017 年 3 月 18 日。**
上方服用至今（约 7 个月），各种不适症状消于无形，各项化验检查均正常。脉沉细、缓滑稍滞；舌淡红，苔薄白腻。

[**处方**] 江油制附子 150g，制川乌 75g，上安桂 30g，三七 50g，人参 50g，赤芍 50g，刺五加皮 45g，骨碎补 100g，补骨脂 75g，透骨草 50g，龟甲胶 60g，鹿角胶 60g，紫河车 60g，筠姜 50g，炒小茴香 100g，生白术 60g，广陈皮 45g，川芎 45g，当归 60g，独活 60g，桑寄生 75g，炒杜仲 60g，炙甘草 15g，清半夏 60g，制南星 60g。上方研细粉，每次 5g，日 3 次。

上方坚持服用至今，诸症均无而停药。

[**辨析**] 此方加用制附子，构成乌附法，以川乌、制附子、上安桂

205

为三君，亦是卢门治痹证之法，扶阳填精，蠲痹止痛，作为后期巩固治疗。

[**结语**]《内经》云："风、寒、湿三气杂至，合而为痹也。"现代称之为风湿病、类风湿病、骨质增生、骨关节炎、强直性脊柱炎等，均属于中医痹证的范畴。痹者，阻塞不通也，因卫外之气不固，风、寒、湿三邪侵入人体，日久则窜入经络、筋脉，痹阻于骨节、脏腑，导致人体气血流行失常，轻者酸麻困重，重者疼痛不可屈伸，甚者变形肿胀。

若从病位区分，则有皮痹、脉痹、肌痹、筋痹、骨痹之"五痹"。若从风、寒、湿三气之偏盛而言，又有"行痹""痛痹""着痹"之分。若重感于风寒湿邪，日久则深入脏腑，遂成内舍五脏之痹："皮痹不已，复感于邪，内舍于肺，则成肺痹；肌痹不已，复感于邪，内舍于脾，则成脾痹；脉痹不已，复感于邪，内舍于心，则成心痹；筋痹不已，复感于邪，内舍于肝，则成肝痹；骨痹不已，复感于邪，内舍于肾，则成肾痹。"由于痹证发展缓慢，病程较长，由郁滞而形成痹阻是需要一段时间的，故重点应在养慎和防范，勿令渴而穿井，斗而铸锥。《金匮要略·脏腑经络先后病》云："若人能养慎，不令邪风干忤经络，适中经络，未流传脏腑，即医治之，四肢才觉重滞，即导引、吐纳、针灸、膏摩，勿令九窍闭塞。"此乃内养外慎之理，内养正气，外慎邪气，暗合内经"虚邪贼风，避之有时，恬淡虚无，真气从之"之理也。

由于风寒湿邪久客，由皮肉而至筋脉，由筋脉而深入骨节和脏腑，常肢体酸胀、麻木、疼痛，关节屈伸不利，腰背困重疼痛不能挺直，甚者关节肿胀变形，严重者瘫痪在床。及病已成势，邪已成痼，则需振奋阳气，大起沉寒痼冷，制附子虽温热散寒，但祛风气之力不足，其性沉重凝聚，守不善走；桂枝虽温通祛风，但功于营卫，无法直达沉寒久痹之处。故此虎踞龙盘之地唯有川乌能及，风寒湿纠缠之势唯有川乌能破，因此川乌法是治疗痹证的首选大法。但川乌法的应用范围不仅仅限于筋脉骨节的病变，诸如风寒湿邪内舍五脏之痹、内伤形质之病等，采用川乌治痹证之法均能获得满意效果，后期可用乌附法进行巩固和收功。

## 🔥 填精法

填精法也是收功之法，扶阳医学的填精法有很多种，有的已经体现在以上所叙述的医案中，如三骨汤填精，龟鹿二仙胶填精，杭巴戟、菟丝子、胡芦巴填精，还有参芪填精，四黑散以及新四黑散填精等。为什么川乌法也要填精？川乌法是一个开破疏通之法，如何去配加填精之药？还是要从现代人的体质情况说起：现代人多湿、多痰、多郁、多瘀、多毒、多经络不通、多脏腑亏虚、多精气不足、多本虚标实。由于川乌法具有强大的枢转病邪的能力，枢转病邪的同时本身就要消耗人体的精气，同时，在疏通之后，由于气血阴精不能速生，人体的经络很快就会空虚下来。此时，若不与补气血填精之药结合应用，人体就有可能因缺少气血而虚脱，此正如薛己所说的"不惟无益，适足以取败"。因此，在川乌法里，自始至终均体现出扶正填精的圆融枢转之意，到了疾病的后期，或身体恢复到一定程度，川乌法的填精之法，除已运用的参芪填精法外，还要配合其他的填精之法，先固上焦心肺之气，再缓图下焦肝肾之精血，以保证人体的精气恢复充足，而达到有病治病，无病延年的目的。因此，川乌法之填精法，同扶阳医学的基本收功之法一样，在临床上最终都要结合患者的不同体质，进行合理的填精治疗。

刚才已经述及，参芪的填精，是贯穿在整个川乌法的全过程中。对于其他的填精之法，在这里我做一简述。

1) 三骨汤填精法。透骨草搜风剔骨、拔出寒湿，为精气入骨至髓扫清道路、腾出空间；骨碎补炒过之后有很多细密疏松的小孔，类似于骨小梁，从药象而言，其收藏固守的气势中还蕴藏着一股舒展爆发之力，因此能维持肾气气场的饱满和稳定，有利于骨折后骨痂的形成；补骨脂滋脾液，益脾阴，引脾液交流于肾宫，补肾壮骨而生髓，药如其名，能补骨之脂液，"谷入气满，淖泽注于骨，骨属屈伸，泄泽，补益脑髓，皮肤润泽，是谓液"。三者联袂而出，透骨草由内而外，透达骨髓，骨碎补沟通内外，蓄藏舒展，补骨脂由外而内，填补精髓，用于风寒湿痹诸痛和内舍脏腑之痹痛的填精及透邪。此法用之宜早，由于有川乌法的疏通攻破，三骨汤就更能增强其蠲痹强骨的作用，对一些骨病或骨损伤的患者，均可以取得较快的疗效，并且可以起阳事而治阳痿。

大家可能都知道现在很多人经常服用钙片来治疗骨密度减少、骨质疏松、钙流失。可补钙真能改变这种病症吗？我看很难，骨质脱钙除肾虚的原因外，还与经络的瘀滞而不能将钙沉积到骨质中有很大关系。川乌法加三骨汤，疏通经络，健运脾胃，强壮肾气，自然能达到补钙的目的。

2) 四黑散填精法。自 20 世纪 80 年代运用至今，在药量上加以改进，除大量应用生地黄、熟地黄和玄参外，同时还重用了上安桂。以生地黄收聚浮游离位之相火，熟地黄入肾直补真精元阴，玄参加水稀释，清上焦之浮火，上安桂引水引火归元，气化蒸腾，四黑联袂可活血化瘀、凉血散血、通经止痛、养阴增液、祛湿祛痰、引火归元。

用于精亏血少、干血瘀热、痰瘀凝结、虚阳上浮导致的牙痛齿衄、头晕耳鸣、面赤便干、脑梗及脑出血、心梗及供血不足、腰膝酸软、脉沉细虚数或浮大中空。从舌象来看，其辨证要点是舌质红暗，少苔无苔或浮松苔；或是舌体胖大有齿痕，舌质晦暗，苔糙老干燥或无苔，均提示精亏液少、油尽灯枯，难以稀释干血痰瘀，无法气化蒸腾而形成舌苔和津液。

3) 龟鹿二仙填精法。是运用血肉有情之物，来填补人体先天之真精。二仙一阴一阳，一任一督、一静一动、流通滑利，无病者久服可延年益寿，精亏者直补可添油续命。

4) 新四黑散填精法。其组成为鹿角片、水牛角、紫石英、肉苁蓉，又称"腾笼换鸟"之法，即把病邪"腾"出去，精气"换"进来，如此一"腾"一"换"，枢出病邪，转开空间，精气布人，海阔天空，这就是腾笼换鸟之法的妙用。

5) 杭巴戟、菟丝子、胡芦巴、黄精、益智仁、补骨脂等，是扶阳医学附子法中常用的填精之药，亦可兼收并蓄纳入到川乌法的填精体系中来。

## 川乌法的煎煮方法

1. 制川乌要先煎 2h，进一步进行解毒。川乌在煎煮的过程中使乌头碱水解转化成乌头次碱，直至乌头胺、中乌头胺及次乌头胺等胺醇类碱，现代中药药理研究认为，胺醇类碱的毒性是乌头碱毒性的 1/2000 ～ 1/4000。这就使毒性大减而疗效不减，煎煮期间不能加凉水，如果煎煮期间水少了，需要加水，要加滚烫的开水。

2. 另炖的药品如人参、三七参等，一般另炖 1h，滤出药汁放到一边，等药全部煎好后将另炖的药汁加入混合。因二参较贵重，与其他药同煎时，有效成分易吸附在其他药渣内，降低二参的疗效。由于人参和三七中的主要有效成分皂苷在 95℃ 以上就会变成气泡挥发掉，所以我们采用传统隔水另炖的方法，以保证炖盅内的温度始终不超过

95℃。另炖后的药渣与其他药再同煎。

注意：另炖前要将二参打成黄豆大小的粗颗粒，以利于有效成分的溶出，若处理过碎或成药粉时则容易滞锅。二药可放在一起另炖。

3. 所有标"先煎"的药品，均是先煎 0.5h。

4. 所有标"后下"的药品均是第一煎至结束前还有 10min 时再下。

5. 应用生半夏、生南星和滴水珠时，要将三药切片或打成如黄豆大的粗颗粒，先煎半小时。注意此三药的毒性成分在短期浸泡或煎煮时不溶于水，可溶于乙醇及氯仿，因此应用此类药品时不可与酒及酒制品同煎，酒炮制的药品也不可与之同煎，以免使毒性成分溶出而中毒。煎煮后的药渣要深埋，以免使人和动物误食后中毒。

6. 生半夏、生南星和滴水珠不宜久泡久煎，只宜先煎半小时即可，久泡久煎后（如 3h 以上），易使有毒成分部分溶出而中毒。先煎此类药品时可以与姜同时先煎而减毒。若有先煎 2h 的川乌或制附子，当川乌或制附子煎至 1.5h 时，可以加入不带凉水的生半夏、生南星和滴水珠及姜，再煎 0.5h 亦可。

7. 所有先煎的药品均可以在一起混合煎煮，先煎后再与其他药品进行煎煮。第 1 煎要将先煎后的药品和其他未煎药品、另炖药品的药渣一同煎煮；第 1 煎煎煮时间 45min，至后 10min 时，将后下药品加入，再煎 10min 滤药；若没有后下药品，即煎至 45min 时滤药。煎煮时间到时，不论有多少药汁均要滤出。第 2 煎煎煮 30min 即滤药，将两次药汁混合后并兑入另炖药汁、烊化药汁，分 3 ～ 6 次温服。

8. 煎煮时间均以水开后计时，一般煎药时，先用大火将水烧开，再调成小火煎煮。

## 临床禁忌及应用后的反应

### 1. 临床禁忌

药无贵贱，对证则良，法无高下，应机则妙，川乌法也是一样，再好的法也要辨证来用。虽然川乌法对现代大多数人来说，在治疗各类疾病时有其独特的优势，但对于某些人还是有所禁忌，所以，有的人须禁用，有的人则须慎用。

1) 孕妇忌用。

2) 气血亏损，精亏血少，以及气虚阳虚不固的患者，或因阳气亏虚阴血不固的出血，同时没有明显湿、痰、瘀、毒壅滞的患者均应忌用。

3) 肾脉浮大无根，阴阳将要离决的患者忌用。

4) 阴虚火旺，肝阳上亢，肾精亏虚，郁滞不重者忌用。

5) 阳明腑实证或阳明热化证忌用。

6) 阴血亏虚兼有外感者忌用。

7) 热毒炽盛的红肿热痛，而没有湿痰瘀滞与阳气亏虚的患者忌用。

8) 气若游丝，汗出如油者慎用。

9) 经络气脉畅通，郁滞不重，阳气充足，病邪轻潜者慎用。

## 2. 应用后的反应

由于川乌法的枢转透邪之力很强，难免会有一些排病反应出现，这都是病情向愈的佳兆，若医者为一时病情之变化与起伏所牵绊，则必将错失战机。现根据我多年的临床经验，把一些常见的排病反应汇总罗列如下。

1) 身体以往有什么损伤，如手术创伤、碰伤、扭伤、骨折损伤、风湿痹阻等处，均有经络的不通和气血的瘀滞。应用川乌法会使该处

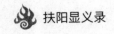

有几个小时甚至几天的疼痛，此时不要做特殊处理，可以用热敷的办法使血脉扩张、血流加快以减轻疼痛，加速修复。有时一次疏通不能彻底，还会再有一两次的疏通过程，但其疼痛的程度均会一次比一次减轻。

2) 凡有肿瘤、结节、囊肿、炎症的地方，均会有一两次或者反复的疼痛过程，但不是大痛，皆可以忍受。若是肿瘤引起的疼痛，此法可先止痛而后疏通，因此服用此法，早期可能肿瘤不痛了，以后又有一些不定时的疼痛出现。

3) 若胃肠不降、痰饮湿滞较重时，服用此法后有些患者会出现拒药现象，药入口即吐，此时要少量频服，随着痰饮湿浊逐渐化开后即会缓解；有时也会有胃痛或腹痛的现象，但此类疼痛均可以忍受，甚至痛后更觉舒畅。

4) 服用此法后，出现矢气较多而味重，大便色黑而恶臭，此均属正常的排毒反应。大部分患者还会经历一段腹泻或便溏的阶段，此时，可将生白术易茅术或苍术即会减轻或缓解。有时用此法一段时间后，会有一部分患者水样泻一到两天，此时不要停药，更不能止泻。因为川乌法将体内垃圾打扫在一起后，会有一个集中排泻的过程，不仅腹痛、虚弱或泻后难受的症状不会出现，反而自觉很轻松。

5) 服用此法后，一部分人会有皮肤痒疹的出现，或者以前就有而

现在会加重，这都是从皮肤排毒的通道，此时不要停药，一般 3～5
天痒疹即会消失或减轻，较重者也可能持续 10 天左右。

6) 若以前长期应用抗抑郁、抗生素、激素等药品时，肝脏没有充
分代谢药物，致使毒素存留在内，因此服用川乌法时会有一过性肝功
能不正常，一般一个月左右可以自行消失，此刻不要停药，此法可以
将人体内或脏腑中的毒素充分排出而保护内脏功能的正常。

7) 肾病或肝病患者在用此法后，会有一段时间肝功和尿检不正常，
待机体将毒邪枢转排出后，才能使这些指标逐渐降低或恢复正常，特
别是服用过乙肝抗病毒药者更明显。

8) 运用此法治疗糖尿病、痛风时，血液内的血糖、血尿酸检测指
标会有一段时间增高，但患者的不适症状和体力均可以得到减轻或恢
复，若先前服用降糖药或降血尿酸药时，不要增加服药量，待指标降
下来后就可以逐渐减少用药量，一直到将其彻底停掉为止。

9) 服用本法时，高血压患者若服降压药时间长或经络瘀实较重，
会有一段时间的血压波动，此时不能再增加降压药量，而没有服用过
降压药的亦无须服用。

10) 服用本法时，视力不好或有眼疾的患者，会有一段时间的视力
模糊，过后即会恢复，而且比以前更亮，看得更清楚。服用本法有时

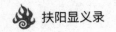 

会有一两天的头晕，过后头脑更清晰，记忆力更好。

11）川乌法治疗的效果通常在停药后 3 ～ 5 天才会显现，刚停药时的舌苔有可能比治疗之前更糟糕，此非病情加重，而是因为深层次的垃圾和毒邪刚被枢转到气分和阳明胃肠，还没来得及代谢排出体外。

以上排病反应只出现在少数人或病情复杂、较重的患者身上，一般情况下不会有太剧烈的反应。对于一些病重邪深的大病危证，在川乌法所向披靡的强大枢转之力下，毒邪往往溃不成军，被连根拔出，表现为一派摧枯拉朽的排解之势，如感冒发热、暴泻下注、水肿加剧、病痛加重、素疾又起、指标升高或皮肤病暴发……患者往往猝不及防、惊慌失措，若医者于此关键时刻立场不稳，乱了阵脚，必定败下阵来。正所谓"泰山崩于前而色不变，麋鹿兴于左而目不瞬，然后可以制利害，可以待敌"，为医者要有这种气魄和定力，再加上扎实的理论功底，丰富的临床经验，以及迥脱根尘的远见和超凡入圣的胆识，才能真正驾驭川乌法这匹烈马以挽狂澜于既倒，扶大厦之将倾。

桂枝法调气化如在二维平面的推进，川乌法的枢转则是在三维空间的穿越，针对现代人之沉疴顽疾疗效明显。但是好法也要用好，由于此法药宏力专、势大力沉，因此脉法和辨证就显得十分重要，川乌法犹如一把双刃剑，用得好是治病的仙丹，用不好则成伤人之凶器。掌握和使用川乌法，前提是一定要学好和精通扶阳医学的各个大法，而且脉法一定要过关，否则不可轻用，请大家慎之又慎！

我的报告到此就结束了，但是我想对于川乌法的推广普及却是刚刚开始！我在这里抛砖引玉，希望能够给大家一点启发，也敬请专家和各位老师们多多指点！

## 篇后记

识自本心，当为医者最初之决定。此决定者，不仅儒门如是，曰夫子之道，忠恕而已；不单道门如是，曰谷神不死，否则流于精气神之浅说而失真道；不独佛门一法如是，以明心见性为正宗者！所谓大医精诚，金石为开，不独医圣如是，累世医医如是。总不外最先决定于心，舍此更无二途，离此别无二法，此即"苍生大医"之本意。如此平易浅显，而实证体悟，又何其精深严密！否则一句话可以道破而无余，不知一句话或可道破，经千百世竟难以彻了，因地不明，果遭迁曲。必先明乎于此，则一切问题，迎刃而解。

王师以扶阳大义为体，勤求古训，博采百家，自辟蹊径，独树大法，一语"枢转"而道破天机，于医而言是向上一路，实为有道便得，无心自通之典范！盖其至意深心，会取天籁，故能抽秘骋妍于寻常揉染之外，卓然而立。

一叶知秋，一个伟大的立法，是可以定义一个时代的。川乌法如金雉擘海，香象截流，使千军扶阳，横扫邪毒更无疑滞。用"雄浑"一品以蔽之：

大用外腓，真体内充。

反虚入浑，积健为雄。

具备万物，横绝太空。

荒荒油云，寥寥长风。

超以象外，得其环中。

持之非强，来之无穷。

第四篇│**川乌法衍义**

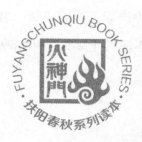

就在 12 月 27 日，行将跨年之际，2017 年最后的收功也是暗香疏影，余霞成绮。71 岁的老婆婆脑干出血做穿刺引流术，术后昏迷不醒 40 多天，中西医束手无策，用川乌法 2 剂，醒了……

第四篇
# 川乌法衍义

题记：沉舟侧畔千帆过，病树前头万木春。

行将跨年之际，2017 年最后的收功也是暗香疏影，余霞成绮。71 岁的老婆婆脑干出血做穿刺引流术，术后昏迷不醒四十多天，用川乌法 2 剂后终于醒了……

2018 年 1 月 2 日，紫燕衔春，青鸟殷勤，微信里又传来应用川乌法的捷报，多发性骨髓瘤患者当日血常规检查，血红蛋白 122g/L，完全正常！血小板 $342 \times 10^9$/L，基本正常！川乌法，又把一个大病危症患者从死亡线上拉了回来。

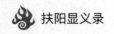

| 年龄 32 岁 | | | | |
| --- | --- | --- | --- | --- |
| 围范围 | 代号 | 检验项目 | 结 果 | |
| 0~10.0 | 13 # HGB | 血红蛋白 | 122.0 | |
| 42~75 | 14 HCT | 红细胞压积 | 41.80 | |
| 20~48 | 15 MCV | 红细胞平均体积 | 76.7 | ↓ |
| 3~10 | 16 MCH | 平均血红蛋白含量 | 22.4 | ↓ |
| 0.5~5 | 17 MCHC | 平均血红蛋白浓度 | 292 | ↓ g/L |
| 0~1 | 18 RDW-SD | 红细胞分布宽度 | 46.80 | |
| 1.68~7.5 | 19 RDW-CV | RDW-CV | 17.0 | |
| 0.8~4 | 20 # PLT | 血小板计数 | 342 | ↑ $10^9$/ |
| 12~1 | 21 MPV | 血小板平均体积 | 10.7 | |
| ~0.5 | 22 PCT | 血小板压积 | 0.361 | ↑ |
| ~0.1 | 23 PDW | 血小板分布宽度 | 12.4 | |
| 5 | 24 P-LCR | P-LCR | 30.60 | |

## 戊戌变法，革故鼎新

2018 年是戊戌年，历史上 120 年前的戊戌年（1898 年），曾发生过中国近代史上一次重要的政治改革——戊戌变法。戊戌年，注定是不平凡的一年。我想，对于中医来说，亦是如此。

社会发展至今，疾病也与时俱进，"错综复杂"之势，木已成舟，单凭一派一法，无论经方时方，俱是捉襟见肘，疲于应付了。所以，中医在回归经典的基础上，励精图治，革故鼎新，临床变法势在必行！上篇中王师已经于此点明眼目。

我们看中医的历史，自岐黄传道，仲景立论以来，流派枝繁叶茂，但也时常硝烟弥漫，原因就在于攸关生死的博弈。中医带有浓厚的临床实践色彩，虽穷究于"术"，却更重在"道"的层面上展开，可以说是解决生死的哲学。在"生与死"的问题上，主要侧重于"生"，比如有学者称之为"生命哲学"。那么，如何"生"呢？

曰：平和。

借《论语》之意而言：医之用，和为贵。岐黄之道，斯为美；小大由之。有所不行，知和而和，不以法制之，亦不可行也。《礼记·中庸》写道："喜怒哀乐之未发谓之中，发而皆中节谓之和。"和，即是恰到好处。

221

《素问·平人气象论》有一个非常简洁的定义："平人者，不病也。"
王冰的说法是："如是则应天常度，脉气无不及太过，气象平调，故曰
平人也。"平人就是健康之人。《素问·三部九候论》："无问其病，以平
为期"，《至真要大论》也说："无问其数，以平为期"，"谨守病机，各
司其属，有者求之，无者求之，盛者责之，虚者责之，必先五胜，疏
其血气，令其调达，而致和平，此之谓也"。

《老子》云："天之道，损有余而补不足。"有余损之，不足补之，
此即"以平为期"。

中医之用，以和为贵，暗合天理，故为长久之道。用现代的语言
描述，即在动态中寻求平衡。但是，只知"和"而不以相应的方法来
配合制约，"亦不可行"。那么，如何"动"就成了关键所在！王师于此
洞若观火，以移山之志卧薪尝胆，锐意进取，融合百家，独具慧眼地
创立了以"枢转"为核心的疗愈体系，并在临床治疗上大放异彩。川
乌法的横空出世，预示着历尽沧桑的古老中医，将在 2018 年开始迎来
真正的变法而峰回路转，浴火重生。

古德云：画饼充饥，从门入者不是家珍，应从心而悟。从第三篇
王师对川乌大法的宏论雄文中可见，扶阳医学并非在二元对立的阴阳
虚实上精打细算，而是真正回归到"一"的层面，以"取势"为胜，以
"枢转"为机，以平为期，已臻空灵之境，诚为医之上品。如王师所常
说"纸上得来终觉浅，绝知此事要躬行"，所谓"工夫在诗外"，就是"躬

行"。王师之秘行隐德虽不可测，但以其经年亲证后厘定之大法，医者如依止而修，从心而悟，必可于期内证入医道，而无一生问津之苦，造福苍生，实为医者并患者之大幸。

本篇接着再分享几个川乌法体系中的法中法，并以医案故事写实，分段贯释，作为上篇的补充，帮助大家能够更好地领悟和运用川乌法。

## 法中法一：御剑驱霜寒，天赐杀破狼

首先是川乌法系列中的第一个法中法——杀破狼。

过去跟文师父学习道家理论，他将 108 味中药类比成 108 颗星。其中，最重要的 14 颗主星：紫微、天机、太阳、武曲、天同、廉贞、天府、太阴、贪狼、巨门、天相、天梁、七杀、破军，分别坐落在先天命盘中的十二宫位，而落在命宫中的星即为命宫主星，代表每张先天命盘的主要个性特质，影响着个人的行为和命运。十二宫位正好对应着十二味威力强大的药物，这十二味药物又形成了十二大立法体系。

过去我们讲过道医的桂枝法和贯众法，今天来谈谈另一个立法——杀破狼。

杀破狼是古代命理学中的一种格局，按照传说，历代那些征战沙场的大将军，多半都属于这种命格，如果一个人身上出现杀破狼的格局，在古代都是很了不得的事情。

杀、破、狼三星的格局，体现在用药上就是：川乌、南星、半夏。七杀星配川乌、破军星配南星、贪狼星配半夏，三者合用，中医称之为三生饮，本门道医就叫作"杀破狼"！

## 七杀星配川乌

七杀星古书称之为"将星"，在14颗主星之中个性最强，是一颗坚毅勇敢的星曜，象征威勇，主肃杀，具有刚烈偏激、冒险犯难的特性。这正类似于川乌的药性，如同指挥百万雄师的将军，斩关夺隘，走而不守，通行十二经及奇经八脉，专入坚凝闭塞之处。

## 破军星配南星

《黄老经》说破军星是"天关星之魂明"。破军是军队中的急先锋，冲锋陷阵，孤军深入，先破后立。破军坐命的人和七杀一样，颇难管理。近朱者赤，近墨者黑，碰到不好的搭档或上级就很容易出问题；但若遇见伯乐，则常能发挥所长。如南星的药性一样，可攻可补、可升可降、可燥可润、可温可寒、可散可敛。

## 贪狼星配半夏

贪狼星,《黄老经》称之为"阳明星之魂神"。在 14 颗主星之中,贪狼最为多才多艺,个性极具多变。就像破军的"破"代表破坏,七杀的"杀"代表冲杀,贪狼的"贪"字即点明了它的特质,就是欲望。贪狼在四颗开创型主星中排在最后,阳刚性渐减,阴柔性渐增。因为阳刚,所以主动积极;因为阴柔,所以灵敏机巧。因此,半夏是一味阳刚与阴柔完美结合的药物,其阴阳属性在十四颗主星中最为协调。恰如半夏的药性:上承天机,下接地气,可阴可阳,交通天地。

杀、破、狼三星合一便成"三生饮",为川乌法体系中的第一大法中法,是一把划开血肉见骨头的好刀,威力强大无比,对风寒、痰湿、水饮纠缠难解,瘀而化毒的患者尤其适用。所以,杀破狼是治疗重大疾病不可或缺的一把利器!是直捣黄龙、破关擒王的天兵神将!

乌头开散出去就形成了附子,如果没有这样,最终只结成一个独苗,就是"天雄"。所以,天雄的补性是凝聚不散的,其散寒的效果弱于附子,但补"精"的作用就强一些。而乌头相对于附子来讲是开散出去的,因此其力偏于祛风散寒。

"一门三杰",川乌破阴、祛风寒湿痹,附子温阳扶阳,天雄补精。

川乌的主要功用是驱散风寒湿痹,其热性比附子要弱很多,但逐风气的力量比附子要大得多。风、寒、湿三者混杂的时候，用川乌的效果就会比附子要好。若仅为纯粹的虚寒证，张仲景在《伤寒论》里面就用附子而不用川乌。如果仅仅只是阳虚阴寒，而没有风寒湿毒痹阻的现象，附子法就够用了。据此，我们稍做一个简单分类：风寒湿毒痹阻用川乌法；单纯之虚寒用附子法。这样一来，川乌法与附子法基本的分野就清晰可见了。

厥阴经称之为厥阴风木，是一个风气很重的经，如果寒气与风气纠结在一起，此偏寒的风气自然会同气相求，纠结在厥阴经的地界就可能形成寒疝；若夹湿夹痰，瘀而化热化毒就会出现痛风；若客于骨节即是风寒湿痹，这些病都是标准的川乌适应证。

当湿与痰饮纠结在一起，加用半夏就能把湿与痰饮分开；风痰作祟则需南星以分之。那么，如果是风寒湿杂居加上痰饮而化瘀化毒，纠缠不清时，临床上就要用三生饮，即杀破狼之川乌、南星、半夏，一个都不能少。

杀破狼的功效就是把体内积聚的风寒湿与痰饮瘀毒枢转分流，然后如金寿老人所言之"分化浊气于二阴"，再将这些转出的毒邪从二阴通过大小便排掉。所以，用了三生饮后经常会转矢气、拉肚子，这恰恰就是身体向外排毒的良性反应，此类腹泻在毒邪排尽后会自动停下来，发而中节即止，非但不伤正，反觉身轻体健。有的还会出现筋肉疼痛与口渴引饮，但投药至痊愈之后，其邪祛毒化，经络通畅，气化得行，则痛、渴俱消，这些都是人体功能在得到恢复过程中的自然表现。

现代人的身体，一眼望过去，大多是"痹证体质"，经络瘀滞严重，精气亏空不足，这种"泛痹证现象"的产生与我们现在所处的时代是息息相关的。川乌法可以从外感一路治到半身不遂，甚至能够深入血分和骨髓治疗癌症与肿瘤，针砭时弊，正是此类疾病的克星。

### 杀破狼的性能：能攻善补

杀破狼最主要的功用是攻中寓补、以攻代补，而且，组成杀破狼的三味药：川乌、南星、半夏，虽各有所长，但都具有"攻"的性能。只有充分领悟了这个原理，我们在临床上才敢于运用如此锋锐的武器来应对现代人虚实夹杂的痹证体质。

杀破狼的核心目的是疏通经络脏腑，经络脏腑一旦疏通了，对于所谓的虚实寒热、升降出入，人体就能够自行调节。或者在川乌法的立法体系里面，再通过其他药物的枢转配合，来帮助人体实现自我调整和平衡。

杀破狼的"攻"体现在《金匮要略》的乌头汤，其主证为"病历节，不可屈伸，疼痛"，已经痛到关节僵硬变形、不可屈伸的程度。病历节之脉"寸口脉沉而弱，沉即主骨，弱即主筋，沉即为肾，弱即为肝"，说明体虚久寒，邪入肝肾，痛在筋骨，就要用乌头汤。由于肝主筋、肾主骨，麻黄和乌头共同构成了一个非常强有力的攻击性组合，犹如一把锋利的手术刀，可以直入少阴，散寒拔毒、搜风剔骨；乌头配芍药，一急一缓而入厥阴，破筋之结，缓筋之急；再入黄芪、炙甘草、白蜜以甘缓和中，补经络大气之空虚，又能益卫固表、疏达三焦以治"历节黄汗出"。

但是对于风寒湿痰饮瘀滞化毒，纠缠在脏腑、经络、血分、骨髓等很深的地方，那么乌头汤的这个组合就显得力不从心了，此时就需要南星和半夏的加入。在扶阳医学的川乌法体系里，川乌、南星、半夏的杀破狼组合，其药力能深达体内至幽之地，一路冲杀通关，直捣黄龙，一举荡平瘀滞，疗效立竿见影。

在临床应用中，川乌、南星、半夏，三者可以联袂而成杀破狼，合而攻邪；也能够单兵作战，分路出击。合而分，分而合，当机立法，灵动无间。如果只是脏腑的痰湿水饮，以一味半夏单兵突击即可药到病除，如果是经络之风痰作祟，单凭一味南星亦可解除，如果单纯是风寒痹阻，只取一味川乌即可，未必非要三者全上。特别是少阴咽喉肿痛，生半夏尤其能发挥"攻"的性能，我们看伤寒少阴篇中有好几个治疗咽痛的方子，其中的半夏散及汤，仲师用半夏搭配桂枝，目的就是把痰湿瘀滞打开，恢复肾经的通畅，咽喉肿痛也就随之消失了。

但是，如果要治疗更加严重、内陷很深的瘀毒，比如阴疽、脱疽这一类的病，整个肌肉组织都溃烂坏死了，人体气血无法达到，要攻破这样的阴实，半夏加桂枝的力道就鞭长莫及了。此时必须要用川乌法，其所包含的法中法就少不了杀破狼。

总之，如果血脉为风寒湿痹所凝结，瘀堵严重，体内毒素代谢不出，用杀破狼就可以将之一举歼破，然后从二阴分化出去，这就是杀破狼"攻"的性能。

本篇后面分享的几则医案中，其中一例是亚急性肝衰竭，由于肝脏功能已衰竭，某一项转氨酶数值达到了一千四百多，胆红素也高得离谱。这个时候，法中法之一就用了杀破狼攻进去，然后把毒邪由内达外代谢出来，很快病情就得以缓解，2 剂退热，10 剂转氨酶下降90%，20 剂便如常。另一例多发性骨髓瘤的医案，最后阶段也同样用了杀破狼直捣黄龙，一举攻入人体最深的骨髓地界，追风拔毒的同时透邪枢转，骨髓功能得到稳步恢复，直至各项指标完全正常。

前段时间有位学员介绍了一位香港的患者，是非常严重的硬皮病，皮肤表面已经质变成大象皮一样。对此我同样用了川乌法，很快，患者就高兴地反馈说疗效是这么多年来最好的一次。其实，这类病还是属于风寒湿纠结在一起的痹证，"皮痹不已，复感于邪，内舍于肺，则成肺痹"，所以，硬皮病后期往往会进展为肺纤维化。如何才能把这么严重的风寒湿痹推散出去呢？最适宜的立法就是川乌法，用杀破狼去冲锋陷阵，攻破风寒湿痹。

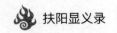

杀破狼攻中寓补，以攻代补，顿超二元对立的阴阳虚实层面，辨证思维，临证用药，一片海阔天空之景象也！《素问·通评虚实论》云："邪气盛则实，精气夺则虚"，实也罢，虚也罢，阴阳虚实，一体两面，运用之妙，存乎一心，尽显于扶阳医学的川乌大法之中。

关于杀破狼的"补"，历代医家对于南星、半夏的释义，都不尽相同。比如王好古说南星、半夏补肝；王肯堂《证治准绳》用南星补肾，半夏补心、补胆、补脾；沈金鳌以南星、半夏补肾，南星益气；汪昂《本草备要》里面说南星、半夏可以补肝；黄宫绣在《本草求真》里面也说半夏可以补肝。

南星、半夏这种所谓的"补"，究竟是怎么做到的呢？举个例子，在郑卢医学的桂枝综合法里面，用法夏、石菖蒲、砂仁，三者联合使用就可以补肺气。从脉象上看，如果右手寸脉湿滞带紧，或者滑滞带紧，说明肺里面有痰，或者说肺上覆盖有一层黏黏的"膜"，影响气体交换的效率，人体吸入的氧气就会减少。南星、半夏可以撕掉肺上那层"膜"，这样肺就能接受到更多的新鲜空气，从而达到补肺气的效果。

天不清则地不朗，扶阳医学的治病次第，非常关键的一步就是要用半夏先把肺打扫干净，这样人体的呼吸才会顺畅，从而能吸到更多的新鲜空气。所以说，桂枝综合法中的半夏可以补肺气，张仲景的黄芪建中汤，"虚劳里急，诸不足，黄芪建中汤主之；及疗肺虚损不足，补气加半夏三两"，用半夏也是同样的道理。

因此，所谓补肺气其实就是化痰饮，虽然最终的结果是补气，但整个过程还是有"攻"的力道在里面的。半夏和南星都有将痰饮化掉，然后从二阴分排出去的功能，这到底是"攻"还是"补"呢？我们的理解是，南星半夏的"补"是攻中寓补，或者叫作以攻代补，或假攻以补。是攻其碍和之邪、达其致和之正，它并不是直接作用，而是通过枢转来达到攻补平衡的，所谓邪去正安是也！农家锄草安禾的丰田之法亦可神而诠之。

陈师文、裴宗元在《和剂局方》里面的方子，可以见到很多补剂中都用了南星、半夏；再比如，苏轼、沈括在《苏沈良方》里面以南星入颐养之剂；李东垣在《脾胃论》中以半夏养气，其本质同样都是"间接补"，或者干脆就叫"攻中寓补，以攻代补"。

总之，南星、半夏的这些"补"法，是从结果的角度看，但在"动"的层面，在药力发挥作用的过程中则是以攻和破进行枢转的，其目的是为最终的"补"铺平道路，从而巧妙地形成了一个攻补两全的闭环，这才是问题的核心和本质！

再比如，下面要讲的亚急性肝衰竭医案，由于用了川乌、南星、半夏构成了杀破狼的格局，很快病情就得以缓解。如果单从结果上看，这么短的时间肝功能就恢复正常了，也可以说杀破狼"补"肝的效力强大，但其机制并非在此。杀破狼攻入厥阴腹地，透邪拔毒，将瘀毒邪气枢转代谢出去之后，肝功能恢复正常，自然就达到了"补肝"的效果。

另一例多发性骨髓瘤的医案同样如是，最后阶段用杀破狼直捣黄龙，骨髓功能一步步恢复，直至各项指标完全正常。特别是血红蛋白，从一开始的 50g/L，到最后完全恢复正常的 131g/L，从这个意义上来说，杀破狼是能够"补血"的。其实，这同样是以攻代补的枢转，结果是"补"，但过程是"攻"。

所以，万不可急功近利，人云亦云，看到书上说南星、半夏补肝就每天去吃，反而很可能会伤到肝。是药三分毒，有病病受之，无病元气受之，我们说南星、半夏能攻亦能补，是放在整个大的立法体系中去讲的，是要有一定脉证指征的，千万不能片面理解。如果不思处方结构、没有药物配合、不讲药物剂量、不懂辨证论治而去空谈什么攻或者补，在实际临床中都是没有任何意义的。

前辈医家们对于三生饮的应用为我们留下了许多宝贵的经验，比如金希聪老前辈就指出了南星、半夏可以治疗八大类相反相成的疾病。

### 1. 筋张与筋弛

筋张，《灵枢》谓："筋挛、筋急"，张仲景《金匮要略》称之为"筋急"。比如中风、四肢痉挛、帕金森病、呃逆不止、吞咽困难、百日咳（痉咳）、神经性长期低热等，用南星、半夏均可见效，即使重用、久用也没有副作用。

筋弛，亦称筋解，即筋肉懈弛乏力。《灵枢》谓："痱之为病也，身无痛者，四肢不收，智乱不甚。"汉《华佗中藏经》谓："肉痹也，肉痹之状，其先能食而不能充悦，四肢缓而不收者也。"比如重症肌无力、风湿性面神经瘫痪、目珠斜视、二便失禁、下颌骨经常脱位等，用南星、半夏都有良好效果。

2. 疼痛与麻痹

疼痛，指肌肤疼痛。肌肤一处或数处疼痛，或奇痒，或皮肤过敏，治以南星、半夏往往显效。头部与阴囊奇痒（绣球风）以及风湿性舞蹈病最好用滴水珠煎服，风湿痛以生南星和滴水珠甚效。

麻痹，指肌肤麻木不仁，即知觉迟钝，甚至知觉全无。治皮肤某一处或数处知觉迟钝或消失，以南星、半夏连续煎服数日，服药后若感到口渴或口麻或口中不适，患处或痛或热或发痒，则必将见效。

3. 失眠与多眠

失眠，白天神志恍惚、眉眼不开，夜间失眠，用生南星、生半夏煎服往往有效，若久服其效减低，则可改用滴水珠煎服。滴水珠主小儿夜啼不眠，尤其是患麻疹期间烦躁不安、不眠、梦游、噩梦、梦话等症。

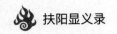

多眠，痰迷心神、湿蒙清窍造成的嗜睡不醒，特别是热性病治疗的后期出现"但欲寐"的少阴证，如小儿麻疹热退之后仍嗜睡不醒者，用生南星或生半夏煎服甚效，如能用滴水珠更佳。

### 4.腹泻与便秘

腹泻，特别是治疗神经性腹泻或腹泻型肠易激综合征，用生南星、生半夏煎服甚效，用滴水珠更佳。

便秘，特别是治疗神经性便秘或便秘型肠易激综合征，每用生南星、生半夏或滴水珠煎服甚效，尤以半夏最效。若便秘日数过久者，第一剂最好配入大力子五钱至一两，或夜明砂三钱至五钱，先通其宿屎，以后仍继续投三药巩固疗效。

### 5.尿数与癃闭

尿数，指尿频不易忍耐，甚者淋漓不尽，或尿量多。三生饮可以治疗遗尿、尿不尽、尿频数，或尿后尿意不除、尿后淋漓，或一有尿意不能忍耐，用南星、半夏投服均效，治疗多饮多尿的尿崩症亦佳。

癃闭，《灵枢·本输》谓："实则闭癃，闭癃则泻之"。今谓之排尿困难，严重者称之为尿潴留。南星、半夏可以治疗神经性排尿困难、尿潴留，用于产后尿潴留更效。老年人前列腺肥大引起的排尿困难，应连续施用。

### 6. 肠紧与肠宽

肠紧，指肠胃功能亢进之类的疾病，如呕吐反胃、腹痛恶心、肠痉挛等，南星、半夏均可治之。对于晕车晕船的呕吐，南星、半夏亦效。

肠宽，指腹胀气、鼓肠、食后饱闷，如《素问》所说的"浊气在上，则生䐜胀"，《灵枢》的"胃病者，腹䐜胀"，指的是肠胃功能不足，用南星、半夏均效。例如鼓肠（腹气胀）用南星、半夏后会出现腹中雷鸣，继而矢气胀除，即汪昂所谓："使气运则胀消"的道理，这是功能恢复、气体与粪便能排泄的良好效果和表现。

### 7. 贪食与厌食

贪食，南星、半夏可以治疗贪食无度、饥感难忍，如小儿贪食无度而腹泻成疳等。南星、半夏对多食、多饮、多尿的糖尿病也有疗效。

厌食，南星、半夏可以开胃进食，如果是大便秘结的厌食，服之肠胃即开，有一举二得之妙。

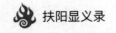

8. 多汗与无汗

多汗，不论盗汗自汗，南星、半夏均可治之，产后多汗伴大便秘结者更效。南星、半夏的止汗作用，是止其过多之汗，没有副作用。

无汗，即时而不出汗的症候，常因邪闭、表实、津血不足等原因所致。《赤水玄珠·汗门》引丹溪语曰："盛夏浴、食无汗为表实"，又有阴血耗伤无汗者，《灵枢·营卫生会》所谓"夺血者无汗"，亦有阳虚无汗者，《伤寒明理论·无汗》："诸阳为津液之主，阳虚则津液虚少，故无汗"，用南星、半夏治之甚效。

上面是金老对于南星、半夏和滴水珠功用的归纳，中肯到位，大家可以参考。但是其中隐含的道理要明白：不论筋张与筋弛，还是疼痛与麻痹或者是上面相反相成的八大类疾病中任何一类，都是以南星、半夏和滴水珠攻中寓补，枢转璇玑来达成疗效的。

如果再入一味川乌，则川乌、南星、半夏即成杀破狼之格局，其攻中寓补的枢转之力大增，适用范围也就更加广泛了。川乌让南星、半夏如虎添翼，杀破狼之格局一出，立时便如天兵神将，气雄横行，所向披靡，又岂止限于治疗上面八大类的疾病呢！在川乌法的立法体系中，杀破狼是川乌法的灵魂，只要明白了其攻中寓补的枢转之道，理明则事显，无论何种相反相成的疾病，如高血压与低血压、高血糖与低血糖、血小板高与血小板低、血红蛋白高与血红蛋白低、手脚烫与手脚凉……杀破狼均能及锋一试，攻而破之，这就是"知其要者，一言而终"，关键是弄清楚这个枢转之"要"。

人体的衰老，其本质就是气脉经络逐渐堵塞的过程。一般情况下，人到了五十岁的时候，经络瘀堵会达到 50% 左右；七十岁之后，则会升至 70% 以上。随着年龄的增长，人体会越来越堵，最终百病缠身，生命完结。更严重的是，现在很多人虽然年轻，但因不良的嗜好和生活习惯，过早导致经络瘀堵，也同样是危如累卵，终致四面楚歌，未老先衰，甚至英年早逝。

王献民老师创立的川乌法，很大程度上解决了上述这种使现代医学一筹莫展、屡战屡败的普遍性难题，即这种"泛痹证"现象。最为难能可贵的是，川乌法不仅仅是一个简单的"法"，或者所谓的"秘方"，而是以充分严密的思考，谨终慎始，在扶阳的大层面上将伤寒与温病以一贯通，构建起一整套以"枢转"为核心的临床疗愈法统和理论体系。因此我们说，川乌法不仅可能改写中医史，甚至有机缘厘革世界医学史！

为了让读者朋友们更好地掌握理解和临床应用川乌法，现在我以亲身经历，讲述几个刚刚发生的病例。

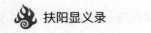

## 拨霾见日，危崖枯木重逢春（亚急性肝衰竭案）

本例患者是亚急性肝衰竭，从始至终都是应用川乌法治疗。2 剂热退，10 剂转氨酶下降 90%，20 剂基本如常。

王某，男，37 岁。

**初诊：** 2017 年 10 月 22 日。

谷草转氨酶 1454U/L，谷丙转氨酶 1355U/L，全身黄染严重。精力差，动则喘急，坐久了也喘，需斜卧方可不喘。实验室检查有胸水和炎症。每天都发热一段时间，上午体温始终在 37.7～38.3℃范围波动。该患者一开始在湖北省人民医院住院治疗，医院诊断为亚急性肝衰竭。住院期间病情一天天加重，黄疸和转氨酶不但退不下去，反而越治越高。之后，患者对西医治疗丧失信心，遂出院求治于武汉张天任医生。

肝衰患者生命枯萎的速度非常惊人，有时发病两三个小时便有死亡可能。该患者病势汹汹，随时都有生命危险。此病之治，先是由张天任老师切脉诊断，并用微信告知脉象、舌象与症状，最后由王献民老师处方，终使患者起死回生。

[**处方**] 炙黄芪 90g，制川乌（先煎 2h）60g，土贝母 45g，人参（另炖）15g，三七（另炖）25g，筠姜 50g，炒小茴香 50g，郁金 60g，生

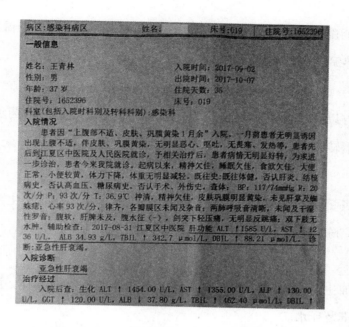

半夏 60g，生南星（先煎）60g，生白术 50g，广陈皮 50g，茵陈 75g，墓头回 45g，云茯苓 50g，上安桂（后下）25g，油厚朴 60g，海藻 60g，炒车前子（包煎）60g，独活 30g，川羌活 30g，枳实 30g。5 剂，水煎 2 次，混合后分 6 次服完，日 1 剂。

[**方解**] 从患者体征看，有胸腹水、黄疸、发热、肝胆内结石、肝脾肿大，舌淡嫩白腻水滑。发热主要分外感、内伤两大类。外感发热指的是时疫之邪自皮毛而入，郁于肌表，营卫失和而出现形寒发热等外感表证，以鹿角片法、桂枝综合法、藿香法、白芷法等，合解三阳，解表散邪。本案的肝病发热属于内伤发热，是伏邪由阴转阳的发热，因此要用四逆败毒或川乌法因势利导，从三阴枢转肝毒，由三阳鼓邪外出。特别是像这种急性肝衰发热，若出现高热不退，则可能并发多

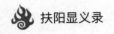

脏器功能的衰竭，最后危及生命。临床治疗务必以透瘀毒湿邪为主，内伏湿热瘀毒一旦祛除，各项症状均会好转。

初方以祛邪为主，利水消肿、利胆退黄、解表退热，药力集中在透邪、枢转以及分消上。

1.炙黄芪，制川乌，人参，三七，筠姜，炒小茴香，生半夏，生白术，广陈皮，此为川乌基本法。

2.加生南星形成杀破狼的结构，枢转透邪，攻中寓补，清剿体内痰湿瘀毒及死水。

3.海藻协助杀破狼引流入海，将水毒痰饮由十二经枢转至阳明肠胃。墓头回入肝归心，清热解毒，以腐化腐，敛肝燥湿，配合杀破狼攻毒透邪而退黄。

4.油厚朴宽肠下气，宽肠能增加阳明胃海的容量，下气可以帮助排泄。枳实推陈导滞、破气消积，增加胃肠推动力。枳实厚朴法于厚朴三物汤，不用大黄，通便重用生白术。诸药相合，将病邪污秽一泻了之。

5.茵陈、茯苓、白术，法于茵陈五苓散；桂枝换成上安桂温阳化气行水，不用猪苓、泽泻，入一味炒车前子，利尿的同时可以补肝肾，茵陈可以把纠结在一起的湿和热打散分消，是一味专门用来退黄的药。胆红素的排出一从小便，二从大便，初诊处方用茵陈五苓散形成尿解而分消湿热，以厚朴三物汤宽肠下气，给阳明以动力而促进大便排泄亦是同理。诸药相合，既加速了水肿的消退，也可以将黄疸灭于无形。

6. 独活、羌活一内一外，枢转少阴太阳，调解寒热。即少阴的风寒湿以独活由内而外，再用羌活温经走表，从太阳由外而出，故汗出表解热退。

7. 郁金破肝郁结气，化坚瘕结块，与陈皮、半夏、厚朴同用，舒肝脾之郁，降冲逆之气；与枳实同用，可松动胆囊结石，缓解胁肋胀痛及胸胁苦满，一切有形之积皆可治之。

8. 土贝母分清别浊，散结解毒，将混杂纠结在一起的异类挖出，再排离体外。

9. 肝衰患者多数都会有水肿、胸水、腹水等问题，而甘草最富土性，有类激素样作用，其蓄水之力会造成水钠潴留（如激素导致的满月脸、向心性肥胖水肿），故本方不用甘草，以利于水毒的排出。

［**反馈**］患者服用上方 2 剂之后体温便恢复正常，5 剂后全身体黄消去大半，之后又加服 2 剂。目前主要症状是乏力，耳随呼吸而轰轰

作响。小便色黄，大便日1～2次，质稀，不成形。患者动则喘，不能平卧，脉沉迟无力。

**二诊：2017年11月1日。**

[**处方**] 炙黄芪120g，制川乌（先煎2h）60g，当归30g，土贝母45g，人参（另炖）25g，三七（另炖）25g，筠姜50g，炒小茴香50g，生半夏（先煎）60g，生南星（先煎）60g，生白术60g，广陈皮45g，茵陈60g，墓头回45g，上安桂（后下）25g，

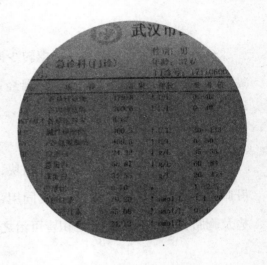

油厚朴60g，海藻60g，炒车前子（包煎）60g，枳实25g，独活30g，炙升麻15g，炙鳖甲（先煎）30g，内金30g。10剂，水煎2次，混合后分6次服完，日1剂。

[**反馈**] 二诊处方服完5剂后进行肝功检查，ALT和AST两种转氨酶都降低至原先的1/10。继续服完剩下的5剂中药后，患者体力、精神、饮食均好。目前体温正常，体黄已退，主要症状是耳鸣未减，下肢较前更肿，感觉头经常轰轰响。

[**方解**] 第一方服完后，热解黄退水消，转氨酶降低，三阳气分之表邪得以清理。故去云茯苓、川羌活，枳实的用量亦减少至25g。二诊处方开始向更深层次的三阴及血分推进。将郁金换成升麻鳖甲，深入肝经里透外达，枢转厥阴少阳。当归与贝母，法于当归贝母苦参丸，当归和血润燥，贝母化肺经之燥郁，并可散结解毒。郁解则热散，结通则水行，湿祛则毒蠲，上通下利，宣肺开窍，小便通利，湿热下降。由于旧邪尚未排尽，新邪又被转出，故下肢水肿更重，此乃由内达外的良性反应，几天之后下肢水肿即可全消。

## 三诊：2017 年 11 月 11 日。

[**处方**] 炙黄芪150g，制川乌（先煎2h）60g，人参（另炖）25g，三七（另炖）25g，当归30g，土贝母45g，上安桂（后下）25g，筠姜50g，广陈皮45g，生白术60g，生半夏（先煎）60g，生南星（先煎）60g，油厚朴60g，海藻60g，墓头回45g，炒车前子（包煎）60g，云茯苓50g，防风30g，炙升麻25g，炙鳖甲（先煎）30g，炒枳壳25g，茵陈50g。10剂，水煎服，1天6～8次服完。

243

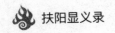

[**反馈**] 下肢水肿消退，肝功能指标基本正常。

[**方解**] 由于水肿加重，第三方在透邪的基础上继续加强利水消肿的力量，故重用云茯苓50g，再以升麻25g将鳖甲挖出的毒邪尽快枢转至少阳。少阴风寒湿已经基本转出太阳，故去独活加防风，补充太阳卫分之能量，固表补漏，升发脾阳，祛风胜湿。

防风的功用是"飞补"，如果防风与他药配合就可以驱散群风。如在三诊处方里，防风配黄芪就有了玉屏风散之意，能益卫固表祛风；再合白术、半夏、茴香，又可以祛脾胃系统之风；配当归以润木和血息风。本例患者是一个风气百疾的患者，身体里充满各种风气，用防风作为引药，法于薯蓣丸，风气吹到哪里，防风就补到哪里，并顺势把补药的药性拉进去。

**四诊：2017年11月27日。**

[**处方**] 炙黄芪180g，制川乌（先煎2h）60g，当归30g，土贝母45g，人参（另炖）25g，三七（另炖）25g，筠姜50g，炒小茴香50g，生半夏（先煎）60g，生南星（先煎）60g，生白术60g，广陈皮45g，

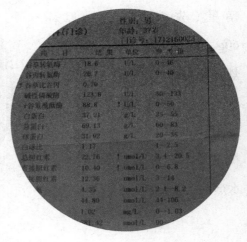

墓头回 50g，平地木 30g，苏木 30g，防风 30g，炒杜仲 30g，川芎 30g，上安桂（后下）25g，油厚朴 60g，海藻 60g，炒车前子（包煎）60g。10 剂，水煎服，1 天 6 ～ 8 次服完。

［**反馈**］各项检查指标均基本正常。

［**方解**］肝功能指标正常，肝毒已经基本透尽，因此去升麻鳖甲，继续清扫转出三阳的毒邪。平地木和苏木，利水退黄、祛湿解毒、活血祛瘀；川芎、炒杜仲疏通经络，为下一步收功做准备。

**五诊：2017 年 12 月 18 日。**

［**处方**］炙黄芪 180g，制川乌（先煎 2h）60g，当归 30g，土贝母 45g，鹿角片（先煎）45g，水牛角（先煎）75g，上安桂（后下）25g，筠姜 50g，炒小茴香 50g，人参（另炖）25g，三七（另炖）25g，生白术 60g，广陈皮 45g，生半夏（先煎）60g，生南星（先煎）60g，平地木 30g，墓头回 50g，炒杜仲 30g，川芎 30g，炒车前子（包煎）60g，防风 30g，炙甘草 15g。20 剂，水煎服。

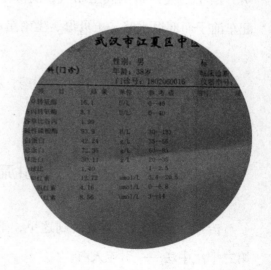

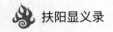

[**反馈**] 上方 20 剂服完后，正在后续巩固治疗，2018 年 2 月 6 日检查结果显示，各项指标全部正常，B 超显示肝脏形态正常。

[**方解**] 水肿消除，故不再用云茯苓、海藻、厚朴，以免误伤正气；平地木和墓头回作为肝病解毒专药继续发力；水牛角与鹿角片，一寒一热，枢转阴分之伏邪，一个攻中有补，一个补中有攻，开始向下一步收功填精阶段过渡。

整个过程，处方用药搜剔托透、达邪外出，大法、常法、法中法，法法连珠，搜托内里之寒湿瘀毒。杀破狼斩关夺隘，势如破竹；升麻鳖甲枢转乾坤，托邪外出；海藻厚朴引流归海，十二经之痰水借道阳明分消于二便；参芪固正布气，夏陈术枳朴贯通中道；茵陈、墓头回配车前子而邪退水路，土贝母、生南星肃杀病气。

回天之手，神鬼为泣；组方用药，精妙绝伦！

## 法中法二：万岳朝宗，引流入海

治疗肝衰竭的故事就讲到这里，下面为大家分享川乌法体系中的第二个法中法——引流入海。

上一个亚急性肝衰竭的医案里，大家可能已经看到了，在总共五诊的处方中，一至四诊处方均应用了海藻、厚朴。这就是我们要讲的第二个法中法：引流入海。

《素问》云："六经为川，肠胃为海"，此即眼目。六经与肠胃就是百川与大海的关系，引流入海之法即据此而构建，目的是打通由川到海，也就是由六经到阳明的渠道。通过这个渠道，我们就能把六经的病变，把脏腑的病变，都枢转到阳明这个系统里面来，然后一泻了之。

这种由六经至阳明的枢转方法，我们称之为"引流入海"之法。

阳明是精华和糟粕同在之所，既是聚宝盆，水谷在这里；又是藏污纳垢的地方，大便也在此，有正有邪，正邪同居。所以，阳明的功能主要是通和降，如果病变在阳明这个系统，可以直接用通下的方法，很容易就把毒邪祛除掉。那么，如果病邪不在阳明这个系统里，而是在其他地方呢？

那就需要枢转！

《韩非子·难势》中说，"抱法取势则治，背法去势则乱"，从自然的角度来看，百川是一定要流归大海的，这就是"势"，大势所趋，顺之者昌，逆之者亡，人体是小宇宙，是天地的凝缩和精华，当然也要遵循自然的规律。如果病邪当至阳明而未至，就要想办法因势利导，把病邪枢转到阳明系统里。通过"枢转"而"取势"，临床只要掌握了

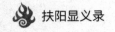

这个方法，不管是六经或者脏腑的病变，我们都可以引之归流入海，将病邪通过阳明这个渠道排出去。

引流入海之法，是川乌法枢转体系中的一环，它所枢转的病变主要是十二经水肿以及三焦水道的死水、痰饮、瘀毒，还包括部分很难化掉的瘀血、肿瘤，其核心药物是海藻、厚朴。六经为川，用之海藻；阳明为海，力在厚朴。

### 海藻：因势而动，荡气回肠

海藻生长在低潮线以下的浅海区，为海洋与陆地交接的地方，也就是说海藻生长在水与土的连接区域。由于这个区域阳光充足，因此海藻富含的叶绿素，能够与日光进行光合作用，制造食物并释放氧气。

海洋世界如此缤纷热闹，海藻的功劳实不可没，它所释放的氧气是海洋生物不可缺少的营养来源。再者，地球的生命也同样起源于海洋，没有海水，地球生命就没有延续的可能。水是构成人体的重要组成部分，一个人体重的六至七成都是水，婴幼儿则高达八成，我们脑部的90%更是由水所组成的。

海洋与人类之间，存在着令人惊异的关联性。海洋深层水中的矿物质和微量元素，与人类血液中矿物质组成比例结构惊人相似，且稳定均衡。连孕育胎儿的子宫里，都有一个充满胎儿发育所需养分的小小海洋～羊水，不仅成分比例与海水极为相近，甚至与海水一样，有点咸咸的味道。

道家医学认为人体如海洋，海藻既然可以为海洋生物提供氧气，当然也能够为人体进行局部供氧。"氧"通"阳"，阳气不达之地即为"阴实"之所，也就是人体有病的地方，海藻能够洒布阳光，将之重新充氧，因此《神农本草经》上说："海藻，味苦。主治瘿瘤气，颈下核，破散结气，痈肿，癥瘕坚气，腹中上下鸣，下十二水肿。"许多前辈便循此理，以海藻治疗肿瘤。

海藻"主治瘿瘤气"。瘿瘤，就是绕在脖子里面一坨一坨的东西。"下十二水肿"，十二这个数字在《本草经》里面通常都是指正经，即十二正经，十二经络不通造成的水肿，海藻都可以治。《伤寒论》中治疗那种结成块、成坨的痰水，仲师主要是用海藻将之化掉。

海藻治"腹中上下鸣"。但是，经方里面腹中"雷鸣"，或下利，或腹痛指的是寒证，用的是生姜泻心汤、附子粳米汤等。然而海藻本来就是一味咸寒之药，为什么要用海藻来"以寒治寒"呢？

这里另有隐情！"腹中上下鸣"虽属于寒证，但是，海藻主治的这个"上下鸣"却有所不同，它很大程度上是太阴自愈的一个迹象，是病情向良性发展的一个必经过程。《伤寒论》274条即点明此太阴自愈的前兆：当人体气血水平和功能逐步恢复和提高后，自愈系统重新启动，身体就有能力进行大扫除，十二经痰水自然会向阳明肠胃汇聚，从而形成由百川到大海的自我枢转之势。此时，就会出现肚子咕噜咕噜响的"腹中上下鸣"。这个时候该怎么办呢？

顺势而为！

立法处方就要帮助人体完成这个难得的自我枢转！海藻就会帮助人体实现由川到海的枢转过程，其味咸以软坚散结从而加快了化痰水的速度，客观上也就实现了腹中寒水的消退。所以，海藻也就顺理成章地可以治疗"腹中上下鸣"了。

还有一种情形需要注意，假如一个人正在服用川乌法的引流入海之方，十二经痰水枢转至阳明肠胃之后，如果水偏寒，肚子也可能出现吐噜咕噜响的"上下鸣"，此是服药后的一种反应，是十二经痰水枢转至阳明肠胃的结果，是病情向良性发展过程中的一个阶段。如果病情向愈，继续良性发展，接着还可能会出现狂拉暴泻。但是这种腹泻会自动停止，也就是《伤寒论》278条描述的情景："至七八日，虽暴烦，下利日十余行，必自止，以脾家实，腐秽当去故也"，乃太阴病愈之吉象。这种下利时间在半天至两天之间，绝大多数在一天以内，不会时间太长，而且大多数人在狂泻之后自觉身体轻松舒畅，乏力并不明显，更不会导致脱水或电解质紊乱。

引流入海的关键和秘密，就是将十二经水肿枢转至阳明，利用阳明系统本具的通降功能，尽可能把病邪都排出去。那么，如果阳明系统的通降功能出现问题又该怎么解决呢？答案是重用厚朴。

### 厚朴：海纳百川，有容乃大

重用厚朴，法于厚朴三物汤，厚朴三物汤的构成是厚朴、大黄、枳实这三味药，小承气汤也是一样。小承气的组方思路是用大黄四两去冲大便，厚朴助力掰开肠子与大便，再用枳实将之推下去。

那么，厚朴三物汤的组方思路又是什么呢？

厚朴三物汤重用厚朴八两，小承气的厚朴只有二两，厚朴的量增加了四倍，但是厚朴三物汤的枳实却只比小承气增加了二颗，由三颗增加到五颗，张仲景并没有按增加厚朴的比例去增加枳实的用量。这又是什么原因呢？

再看大黄，两个处方相同的地方是都用了大黄四两。但是，厚朴三物汤的大黄是后下，张仲景说在五碗煮到三碗那一段时间下大黄，而小承气则无须后下。这个区别，对两个方子的功用会有什么影响呢？

小承气针对的是"不大便"和"燥屎"，即大便干结；厚朴三物汤

251

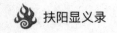

主"痛而闭者"，治的是单纯的肚子痛，虽然也是大便出不来，但并未干结。所以，两方的大黄都用四两，目的都是为了冲大便，这一点毋庸置疑。但是，两个方子厚朴的用量为什么悬殊那么大呢？

海纳百川，有容乃大！厚朴的功用体现在这八个字上，"有容"不仅仅是"静止"的容量和胸怀，它更是一种能量的动态流布，其着力点是恢复肠胃功能以能"海纳"，仲师在处方用药中神而明之，存乎一心，即此"枢转"的层次把握得恰到好处。肠子的蠕动是整体性的，如果某一段出了问题，功能紊乱，那么这段肠子就会与整体的蠕动不和谐，牵一发而动全身，人体整个肠胃系统就会陷入混乱。这时肠子会有一种被扯住的感觉，出现比较严重的"扯痛"。

比如西医的肠梗阻、肠粘连、肠麻痹、神经性肠紊乱等疾病，都是因为某段肠子被扯住而发生严重的扯痛。临床中遇到这种肠胃功能紊乱的情况，不管是肠紧还是肠宽，腹痛还是腹胀，亢进还是呆滞，仲师的做法就是重用厚朴，宽肠快胃。厚朴是一味让痉挛的肠子能放松下来的药，可以解除肠子胡搅蛮缠的状态，还能行气除胀，如汪昂所说的"使气运则胀消"。一言以蔽之，厚朴能够促进人体肠胃功能的恢复。

明白了这个枢转的道理后，我们再来看厚朴三物汤。打个比方，人体的肠胃系统如一部电脑，突然程序乱了，怎么敲打键盘都毫无反应，死机了，这个时候通常的做法是先关机，然后再重新开机。厚朴就是让瘫痪的肠胃先关机，而枳实则是让肠胃功能重新启动。关机用厚朴，开机用枳实，肠胃功能重新启动之后，肠子的蠕动就能慢慢协调到同一个共振的频率，腹痛而闭随之消除，厚朴三物汤的功用即在于此。

　　如果厚朴剂量小了，痉挛的肠子松不开，就如隔靴搔痒，无济于事，因此张仲景重用厚朴到八两。由于闭痛较急，故后下大黄以增通下之力，但枳实为什么要少用呢？这是因为人体的肠胃刚刚放松下来，疲劳状态还未缓解，如果用枳实强行增加蠕动，身体很可能就受不了，会加重疼痛，所以只是少量用，轻轻推，能够开机即可。因此，厚朴三物汤的枳实只比小承气汤增加了二颗，张仲景并没有按增加厚朴的比例相应地增加枳实的用量。引流入海之法在一般情况下不用枳实，如果肠子实在无法蠕动，再酌用也不迟。

　　小承气汤的结构是以通大便为主，厚朴三物汤之意在于重新启动肠胃功能，两个处方的目的各有侧重。引流入海重用厚朴，虽然法于厚朴三物汤，但其主要目的是启动肠胃功能，着眼处并不在肚子痛或不痛。海藻引流入海之后，厚朴能够帮助肠胃做到"有容乃大"，肠胃功能恢复后，自然就实现了"海纳百川"的目的。

　　六经为川，肠胃为海，用了海藻厚朴之后，很多污秽之物就从六经自然地被引归到阳明肠胃里面来了。通过引流归海而排泄出来的糟粕，有的是死水，所以会出现水样泻；有的是痰饮形成的垃圾，能排出来类似于果冻一样的东西；有时大便中会带有瘀血、污血，有些妇

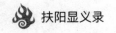

人则从月水而出，这些都是引流入海的枢转结果。因此，各种堵塞三焦的垃圾、痰水凝聚所形成的肿瘤、水肿等等，都有极大的机会用到引流入海之法。

引流入海之法与伤寒下法有什么相同点和不同点呢？

两者的相同点是都能通大便，严重一点会拉肚子，力量更大时则会狂拉暴泻。不同点则在于两者拉肚子的本质：引流入海其功在枢转，阳明肠胃只是枢转病邪的通道，病邪本身不一定在阳明这个系统；而伤寒下法工于通大便，病邪本身就在阳明肠胃，其主要特征是"不大便"和"燥屎"，因此就必须要用下法才可以解决。一个是由川到海枢转的结果，是病情向良性发展的反应和过程；一个是病情已经发展到了阳明系统，不下不足以解决问题，这是二者最本质的区别。

伤寒下法是承气之法，引流入海是枢转之法，虽然是截然不同的两个法，但由于都牵涉到阳明，因此两者之间存在着必然的联系，那么一个问题随之而来：如果患者"大便难"、有"燥屎"，出现了真正的阳明病，临床上是用三承气，还是枢转之法呢？

这又是一个关键的秘密所在！

在《伤寒论》中，承气法有三个代表方，分别是调胃承气汤、小承气汤和大承气汤。三方都言承气，承什么气呢？当然是承胃家之气。

胃家之气以通降为顺，因此三方都有通降的功能。只是通降的程度不同，就导致了在治法称谓上的差异。通降在调胃承气汤这个维度和层次上，其功用是调胃气；在小承气汤上是和胃气；而到了大承气汤，就变成了攻下之剂。承气法的这三个层次，张仲景在《伤寒论》里面分解得细致入微。

大承气汤是真正的下法，实实在在的下法，是伤寒下法的代表方。但小承气汤却不言"下"只言"和"，是和胃气之法，是伤寒和法的代表方。这方面仲景交代得清清楚楚。

比如 208 条云："阳明病，脉迟，虽汗出不恶寒者，其身必重，短气腹满而喘，有潮热者，此外欲解，可攻里也。手足濈然汗出者，此大便已鞭也，大承气汤主之；若汗多，微发热恶寒者，外未解也，其热不潮，未可与承气汤；若腹大满不通者，可与小承气汤，微和胃气，勿令至大泄下。"

又如 209 条云："……其后发热者，必大便复硬而少也，以小承气汤和之。"

再如 250 条云："太阳病，若吐若下若发汗后，微烦，小便数，大便因硬者，与小承气汤和之愈。"

综上条文可知，仲景用小承气汤原不在"下"而在"和"，故小承气汤应为和法之代表，而非下法之代表。

再看调胃承气汤，仲景用调胃承气汤亦不言"下"，该方之后注云："温顿服之，以调胃气"。诚如其所冠方名，调胃承气汤目的在于调胃，而非下剂。大承气汤的方后注是"分温再服，得下余勿服"；小承气汤是"初服汤当更衣，不尔者尽饮之，若更衣者，勿服之"，更衣是古人对大便的一种称谓，仲景说小承气汤服后就会大便，而一旦如此就无须再服了。

承气和通降程度的差别，其功用以及治法的称谓也就完全不同，因此，把握好上述这个度就成为一个很关键的技术问题。如果辨证不准确，这个度把握不好，就会给人体带来伤害。因为三承气是以泻热为主的方子，而大病危症是不能强行泻下的，如果盲目地用大黄芒硝，有的重病患者就会脱阳而亡。

那么，引流入海之法是如何掌握这个度的呢？

引流入海的这个度，是人体本身自我调节的，自己的身体说了算。换言之，引流入海通过本草自然能量的枢转流布，促进和恢复了人体的自愈功能。但是，这个促进也是有度的把握。如何能够做到呢？在这里，给大家提供一个思路，我们来看看献民老师的一个方子。

[**处方**] 炙黄芪 180g，制川乌（先煎 2h）60g，当归 30g，土贝母 45g，人参（另炖）25g，三七（另炖）25g，筠姜 50g，炒小茴香 50g，生白术 50g，广陈皮 45g，墓头回 45g，上安桂（后下）25g，水牛角（先

煎）75g，鹿角片（先煎）45g，牡丹皮45g，玄参30g，油厚朴50g，海藻50g，独活30g，炒车前子（包煎）30g，炙甘草15g。3剂，水煎服，1天6～8次服完。

上方是献民老师治疗肝昏迷患者的一个处方，两三剂药下去，大便一通，人就醒了。我想，这个处方悟透了，那么对引流入海在"度"上的把握，就基本上能够做到心中有数，扶颠持危。

此方中，海藻、厚朴、玄参、白术是最关键的几味药。海藻厚朴引流入海，玄参的功用我们讨论过，添水稀释，是醒脑开窍法中非常重要的一味药；重用白术可以利大便、固精气。在川乌法的结构中，这几味药一用，如草船借箭，伤寒三承气的意就拿过来了，胃肠腑气一通，秽浊得降，清气上升，脑府之元神即恢复晴朗，随后人就苏醒了。

由上方可见，王师对于这个疾病的把握，对引流入海这个度的把握，几乎到了登峰造极的地步，临床功底深不可测，让人叹为观止。

从这个医案切入分析，根据病情"度"的不同，我们可以将引流入海分为几个层次，也就是说，引流入海也是有加减法的。比如，当病情趋向严重，应该怎样去把握这个度呢？曾见王师治疗一位癌症晚期患者，在用引流入海的基础上，又加用了大黄炭和五运六气的药，疗效显著，这是否意味着引流入海的加强版呢？是否说明这是在伤寒

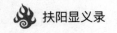

大承气这个层面上进行枢转的呢？大家可以思考。

如果病情没有那么严重呢？是否可以不用玄参？或者不重用白术？甚至不用海藻和厚朴？

我想是可以的，因为杀破狼本身就有枢转之功，能够分化浊气于二阴。我们甚至也可以不用南星，单纯就用川乌基本法加上对症治疗的药，同样能够达到枢转的目的，因为半夏独大也有枢转之功。当然，这个枢转近乎在调胃承气这个度上，肺和肠胃系统的痰水，均可以被半夏搬运出去。

法无死法，这些度的把握和层次的转换都需要去认真思考，怎样在调胃承气汤这个度上枢转，怎样在小承气汤这个度上枢转，怎样在大承气汤这个度上枢转，都值得我们深入思考。只要肯下功夫，假以时日，我想大家都能在临床上达到一个新高度、新境界。

比如，上面肝昏迷的患者，王师为什么不用大小承气汤？为什么不用大黄芒硝？这是因为患者命悬一线，阳气危在旦夕，此时尽可能不用寒凉剋伐之药，为保万无一失，王师用了枢转之法，见可而进，应手而醒。

下面我们继续进行医案分享，为大家讲述第二个病例。

## 虎穴蛟宫，搜剔枢转拔髓毒（多发性骨髓瘤案）

这个故事讲的就是本篇开首提到的那个多发性骨髓瘤医案，王师和我始终未与患者见过面，整个治疗过程都是在微信群里完成的。也是 2018 年的第一个工作日，患者找阙主任检查血常规，检验报告显示各项指标已基本正常。患者拿到检验报告后，用阙医生的微信向王师与我道谢，这才第一次听到了患者本人的声音。

该患者于 2017 年 6 月 8 日入院，医院予以抗感染及抗病毒治疗，病情未见缓解。医生怀疑为多发性骨髓瘤，建议骨穿检查，患者不愿意，遂要求出院。出院后西药继续口服二甲双胍（每日两次）并服用中药。他医曾用三仁汤、六一散、青蒿鳖甲汤等中药治疗，症状无改善，病情反复不愈。主要症状是每天 14:00 开始发热，时有发热至 40℃，口服布洛芬后出汗，到次日凌晨 4:00—5:00 点热才退下来，但到了下午 2 点多又开始发热并伴随头痛。同时，患者血红蛋白往下掉得很快，基本上是每天下降 1g/L。

杨某，男性，31 岁。偏胖，反复发热伴左侧头痛（风池穴附近）一个多月，曾在玉林某医院住院治疗，诊断：发热查因、糖尿病、脂肪肝、贫血查因（多发性骨髓瘤？）。

2017 年 7 月初，患者经人介绍到阙医生处就诊。症见午后发热，时有发热 39 ～ 40℃，乏力，胃口不好，吃得很少。咳嗽，微喘，不

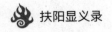 

欲饮水，喜热饮，口水多，二便正常，睡眠尚可。舌苔黄腻，脉滑偏紧，肾脉弱。阙医生曾予蒿芩清胆汤合麻杏石甘汤并配合针灸进行治疗，但症状无明显改善。之后，于7月14日改用四逆败毒合解三阳类型加减。

[**处方**] 制附子（先煎2h）80g，炙甘草15g，生姜60g，清半夏50g，陈皮45g，独活30g，白芷50g，黄芩25g，前胡30g，白术15g，麦芽15g，白豆蔻（后下）15g，炒车前子（包煎）50g，炙麻黄（先煎）25g，杏仁30g，鲜竹沥（兑入）250ml，鱼腥草60g。10剂，水煎日1剂，分6～8次温服。

[**反馈**] 服药第3天头疼消失，但每日下午5点后开始发低热，体温在38℃以下，一两个小时后便慢慢自行消退，有时喝点稀饭出点汗也可以退热。无咳嗽、气喘、头痛等症状，胃口较前有改善，能食一碗饭，但不能多食，食多易吐，发病前能食2～3碗。

| | | 检验报告单 No: | 20170731XC |
| 代号 | 检验项目 | 结果 | 单位 | 参考范围 |
| | | | | |
| 13 # HGB | 血红蛋白 | 60.2 ↓ | g/L | 120～160 |
| 14 HCT | 红细胞压积 | 21.82 ↓ | % | 36～50 |
| 15 MCV | 红细胞平均体积 | 82.3 | fL | 82～100 |
| 16 MCH | 平均血红蛋白含量 | 22.6 | pg | 27～34 |
| 17 MCHC | 平均血红蛋白浓度 | 275 | g/L | 300～370 |
| 18 RDW-SD | 红细胞分布宽度 | 43.80 | % | 37～50 |
| 19 RDW-CV | RDW-CV | 15.1 | | 11.5～17 |
| 20 # PLT | 血小板计数 | 702 ↑ | 10^9/L | 100～300 |
| 21 MPV | 血小板平均体积 | 8.3 | fL | 7.2～13 |
| 22 PCT | 血小板压积 | 0.581 ↑ | % | 0.11～0.28 |
| 23 PDW | 血小板分布宽度 | 8.4 ↑ | | 8～17 |
| P-LCR | P-LCR | 12.02 | | |

（样本类型：血液，临床诊断：暴风客热病，年龄 30 岁）

虽然各项症状均在好转，但血红蛋白还是直线往下掉，控制不住下滑趋势，而且，患者血小板也在持续升高。在7月31日进行血常规检查时，发现患者血红蛋白已降至 60.2g/L，血小板升高至 $702 \times 10^9$/L，病情非常急迫。

若病情继续照此发展下去，瘀毒瘀血会使血红蛋白全部耗尽，患者会逐步走向死亡，这是疾病发展的一般规律。阙医生遂在微信群征求治疗意见，我考虑此病为日晡发潮热，首先是湿郁化热，湿热并重，以湿为主。暑天中暑湿化热，最伤气血，因此血红蛋白越来越低。又由于连日来食少消耗大，气血更加难以恢复，故 7 月 31 日处以下方。

[**处方**] 制附子（先煎 2h）80g，干姜 50g，炒小茴香 30g，广陈皮 45g，炙黄芪 45g，川芎 30g，白芷 50g，黄芩 25g，独活 30g，前胡 30g，荷叶 45g，清半夏 60g，油厚朴 25g，炒紫苏子 30g，淡豆豉 30g，炙甘草 5g。10 剂，水煎日 2 剂，分 6～8 次口服。

[**反馈**] 患者服药 5 剂后仍然低热不断，之前是下午 5 点之后低热，服上方 5 剂后变成了整天都有低热现象，从上午 10 点之后开始发热，至下午 5 点左右慢慢退去。患者偶觉心慌，但食多易吐的现象有缓解，乏力有改善，并自觉开始有发热感，甚至有种发热舒服的感觉。因为之前高热至 40℃，头痛难忍，但却没有发热的感觉。患者血压 121/80mmHg；脉搏 110/min 左右；舌脉变化不大。8 月 4 日处方，上方去炒紫苏子、淡豆豉；加当归 25g，辽沙参 30g，白前 25g，予以养血、补气、祛痰。

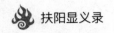

[**处方**] 制附子（先煎 2h）80g，干姜 50g，炒小茴香 30g，广陈皮 45g，炙黄芪 45g，川芎 30g，白芷 50g，黄芩 25g，独活 30g，前胡 30g，荷叶 45g，清半夏 60g，油厚朴 25g，炙甘草 5g，当归 25g，辽沙参 30g，白前 25g。10 剂，水煎日 2 剂，分 6～8 次口服。

[**反馈**] 服上方 10 剂后，患者气力明显改善，依旧低热，血红蛋白下降至 57.2g/L，血小板 $729 \times 10^9$/L。此时，高度怀疑患者是变应性亚败血症，遂建议患者抽血检查铁蛋白，果不出意料，铁蛋白已升高至 1523ng/ml。

血小板增多，是疾病后期向弥漫性血管内凝血发展的基础，随时有生命危险。因此在治疗上万不可急于求成，立法处方当以透血毒为主，法宜四逆败毒透营转气类型，8 月 11 日处方如下。

262

[**处方**] 制附子（先煎 2h）90g，白芷 75g，茵陈 60g，金银花 75g，水牛角（先煎）50g，独活 30g，筠姜 60g，炒小茴香 30g，炒车前子（包煎）30g，生白术 45g，炙升麻 15g，炙鳖甲（先煎）30g，炙黄芪 50g，三七（另炖）25g，广陈皮 45g，乌梅 45g，当归 25g，水蛭 30g，炙甘草 15g。6 剂，水煎服，日 1 剂，分 6～8 次服完。

[**反馈**] 患者因血红蛋白不断下降，血小板继续升高至正常值以上 2～3 倍，随时有生命危险。家属带患者到广西玉林市第一人民医院住院检查和治疗，其间输血 2 个单位，输血后血红蛋白提高至 60.2g/L。住院诊断：糖尿病、发热查因、多发性骨髓瘤？

住院期间行两次骨髓穿刺检查，其中一次血样送往武汉专业机构进行分析，但还是未能明确诊断。医生建议第 3 次骨穿，患者不愿意，要求出院。出院后，继续服用中药治疗。

患者症见午后低热，早上觉乏力，下午体温逐步正常。舌苔黄腻，双手轻取脉很沉，几乎摸不到，沉取脉滑带劲。实验室检查：血红蛋白 60.2g/L，血小板 $748×10^9$/L。王献民老师认为第一阶段扶阳及透血毒治疗告一段落，当前应进入第二阶段的治疗，按多发性骨髓瘤进行立法和处方。法宜制川乌为大法，直达骨髓，搜剔托透，达邪外出，8 月 31 日处方如下。

[**处方**] 炙黄芪 90g，制川乌（先煎 2h）50g，筠姜 50g，炒小茴

香 50g，人参（另炖）15g，三七参（另炖）25g，水蛭 60g，赤芍 60g，骨碎补 50g，广陈皮 50g，蜈蚣 7 条，清半夏 60g，独活 30g，川羌活 30g，炙升麻 25g，生鳖甲（先煎）45g，水牛角（先煎）75g，炙甘草 25g。10 剂，水煎日 1 剂，分 3～6 次口服。

[**反馈**]患者服完上方 10 剂后，舌苔黄腻改善明显。患者每天从中午开始体温慢慢升高，至傍晚后逐步又开始退热。王师认为，发热乃正邪相争的良性结果，是瘀毒外透过程中的正常反应。从治疗过程及舌苔上看，预计再发热 20 天左右即可自行退热。9 月 16 日复查血常规，血红蛋白 62.2g/L（9 月 7 日为 60.2g/L）略有提高；血小板数值为 737×10⁹/L，稍有下降（9 月 7 日为 748×10⁹/L）。9 月 18 日处方如下。

[**处方**]炙黄芪 120g，制川乌（先煎 2h）60g，筠姜 50g，炒小茴香 50g，人参（另炖）15g，三七参（另炖）25g，水蛭 60g，赤芍 75g，广陈皮 50g，蜈蚣 5 条，生白术 45g，独活 30g，川羌活 30g，青蒿 30g，生鳖甲（先煎）30g，墓头回 30g，白花蛇舌草 60g，牡丹皮 30g，水牛角（先煎）75g，炙甘草 15g。10 剂，水煎日 1 剂，分 3～6 次温服。

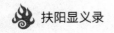

| 代号 | 检验项目 | 结果 | 单位 | 参考范围 |
|---|---|---|---|---|
| 13 # HGB | 血红蛋白 | 62.2 ↓ | g/L | 120～160 |
| 14 HCT | 红细胞压积 | 22.62 ↓ | % | 36～50 |
| 15 MCV | 红细胞平均体积 | 73.9 ↓ | fL | 82～100 |
| 16 MCH | 平均血红蛋白含量 | 20.3 ↓ | pg | 27～34 |
| 17 MCHC | 平均血红蛋白浓度 | 274 ↓ | g/L | 300～370 |
| 18 RDW-SD | 红细胞分布宽度 | 45.90 | % | 37～50 |
| 19 RDW-CV | RDW-CV | 17.6 ↑ | % | 11.5～17 |
| 20 # PLT | 血小板计数 | 737 ↑ | 10⁹/L | 100～300 |
| 21 MPV | 血小板平均体积 | 8.8 | fL | 7.2～13 |
| 22 PCT | 血小板压积 | 0.651 ↑ | % | 0.11～0. |
| PDW | 血小板分布宽度 | 8.7 ↓ | % | 9～ |
| P-LCR | P-LCR | 15.20 | | |

由于患者在当地买不到墓头回，致使上方无法按期服用。但患者求生欲望强烈，不愿意中途停药，故在等待购药的过程中继续服用前一处方。直至9月22日新药购齐之后，患者才开始服用上方。在此期间，患者继续规律性低热，最高体温至37.8℃，心率偏快，每分钟110次以上。

[反馈] 患者于9月22日开始服用上方，至9月27日上午，已连续3天没有发热，体温均在正常范围之内。不发热，乃正邪相争停止，体内瘀毒外透基本告一段落。患者每天自行检查血糖发现，空腹以及餐后2h血糖均已正常，这是在治疗多发性骨髓瘤过程中的"副产品"，也就是说，在治疗多发性骨髓瘤的过程中"顺便"治好了糖尿病！故要求患者自即日起，服用的降糖药二甲双胍开始减半，由原来的每日2次，改为每日1次。

2017年9月27日下午3:00，
重大转折出现！

患者于27日下午3点左右出现由阴转阳之兆，体温开始慢慢升高，至晚上10点左右体温上升至39℃，然后又自行下降。嘱患者坚决不能自行服用退热药，只能多喝水，多休息。当天复查血常规，血红蛋白 71.2g/L，血小板 691×10⁹/L，继续向愈。

从 9 月 27 日下午 3 点开始，患者连续 3 天均反复发热至 39℃ 以上，然后又慢慢下降至正常范围。至 10 月 1 日早上 8 时左右，患者体温恢复到 36.7℃，全天最高体温也没超过 37℃。患者自 10 月 1 日当天开始，体温完全恢复正常，从此之后没再发热。10 月 2 日

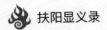

| | 代号 | 检验项目 | 结果 | 单位 | 参考范 |
|---|---|---|---|---|---|
| | 至检验报告单 | | No：20171002X | | |
| | 年龄 31 岁 | | 样本类型 血液 | | |
| | | | 临床诊断 体检 | | |
| 10.0 | 13 # HGB | 血红蛋白 | 74.2 ↓ | g/L | 120～160 |
| ~75 | 14 HCT | 红细胞压积 | 27.40 ↓ | % | 36～50 |
| ~48 | 15 MCV | 红细胞平均体积 | 73.9 ↓ | fL | 82～100 |
| ~10 | 16 MCH | 平均血红蛋白含量 | 19.9 ↓ | pg | 27～34 |
| ~1 | 17 MCHC | 平均血红蛋白浓度 | 270 ↓ | g/L | 300～370 |
| ~1 | 18 RDW-SD | 红细胞分布宽度 | 46.30 ↑ | % | 37～50 |
| ~7.5 | 19 RDW-CV | RDW-CV | 17.9 ↑ | | 11.5～17 |
| ~4 | 20 # PLT | 血小板计数 | 514 ↑ | 10⁹/L | 100～300 |
| | 21 MPV | 血小板平均体积 | 9.8 | fL | 7.2～13 |
| | 22 PCT | 血小板压积 | 0.501 | % | 0.11～0. |
| | 23 PDW | 血小板分布宽度 | 10.6 | % | 9～ |
| | 24 P-LCR | P-LCR | 23.90 | | |
| | | SDIFF | | | |

复查血常规，血红蛋白 74.2g/L，血小板 514×10⁹/L，病情持续好转，10 月 2 日处方如下。

[**处方**] 炙黄芪 120g，制川乌（先煎 2h）60g，筠姜 60g，炒小茴香 50g，人参（另炖）20g，三七参（另炖）25g，水蛭 60g，赤芍 75g，独活 30g，桑寄生 50g，青蒿 30g，生鳖甲（先煎）30g，墓头回 45g，重楼 30g，蜈蚣 5 条，水牛角（先煎）75g，牡丹皮 30g，生白术 45g，广陈皮 45g，炙甘草 15g，清半夏 50g，炒车前子（包煎）45g。10 剂，日 1 剂，水煎 2 次混合，分 3～6 次温服。

[**反馈**] 患者的体温，空腹及餐后血糖均完全恢复正常，彻底停用

降糖药二甲双胍，10 月 16 日处方如下。

［**处方**］炙黄芪 150g，制川乌（先煎 2h）60g，生南星（先煎）60g，清半夏 60g，郁金 50g，云茯苓 30g，乌梅 30g，人参（另炖）20g，三七参（另炖）30g，筠姜 50g，炒小茴香 50g，生白术 50g，水蛭 60g，赤芍 90g，当归 30g，炒车前子（包煎）60g，独活 30g，广陈皮 45g，炙升麻 15g，炙鳖甲（先煎）30g，炙甘草 15g。10 剂，日 1 剂，水煎 2 次混合后，分 3 ～ 6 次温服。

［**反馈**］继续服用中药治疗，患者精神好，体温血糖均正常。复查血常规，血红蛋白 94g/L，血小板 $584 \times 10^9$/L，胜利在望，10 月 26 日处方如下。

［**处方**］炙黄芪 180g，制川乌（先煎 2h）60g，生南星（先煎）60g，清半夏 60g，郁金 50g，云茯苓 30g，乌梅 30g，人参（另炖）25g，三七参（另炖）30g，筠姜 50g，炒小茴香 50g，生白术 50g，水蛭 60g，土贝母 45g，赤芍 90g，牡丹皮 45g，当归 30g，独活 30g，广陈皮 45g，炙升麻 15g，炙鳖甲（先煎）30g，炙甘草 15g。10 剂，水煎，日 1 剂分 3 ～ 6 次温服。

因个别药未买到，在等待购药期间继续服用前一处方。复查血常规，血红蛋白 87g/L，血小板 $606 \times 10^9$/L，铁蛋白数值为 877ng/ml，病情又有反复。详细询问患者后得知，抽血前一天，因家人的车坏在路上，患者晚上出去帮忙修车，天亮才回家，一夜未眠。阙医生狠狠地批评了患者，并告知患者目前是冲关养血阶段，非常关键，宜静卧休息，否则一旦病情反复，就将前功尽弃。

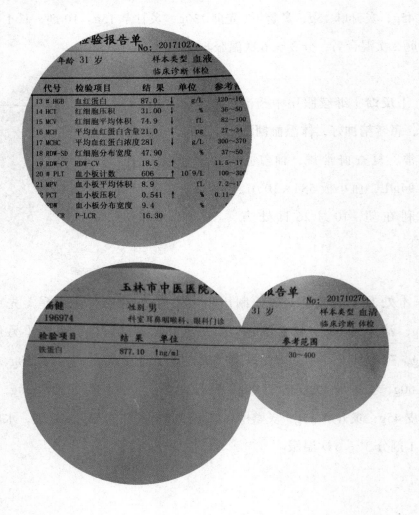

[**反馈**]患者自 11 月 3 日起服用 10 月 26 日的处方。服完 5 剂后血常规检查：血红蛋白上升至 97g/L，血小板降至 $362×10^9$/L（正常值为 $300×10^9$/L），血糖完全正常，此时已全部停服降糖药 1 个月余。

患者自认为身体已经康复，进而未按时间要求服用中药，至 11 月 16 日勉强服完 10 剂。患者体温，血糖均正常，但自觉服药十分钟后非常困倦，需上床静卧休息半小时方可缓解。近 2 日开始有口干症状，稍有黏腻感，喜温饮，食欲好，饮食正常，每餐一碗米饭。近 3 日来，大便每日 3～4 次，成形通畅，腹部无不适，小便正常，夜尿每晚 1～2 次，不能坐久，坐久易腰累。11 月 17 日自称体重为 142 斤，与 6 月 9 日的 192 斤相比减少了 50 斤。舌质偏淡暗，苔黄腻明显，舌尖红，脉象没那么沉而劲了，肝脉湿滞，心脉促，肾脉弱。故 11 月 17 日处方如下。

[**处方**]炙黄芪 190g，制川乌（先煎 2h）60g，生南星（先煎）60g，生半夏（先煎）60g，当归 30g，土贝母 45g，人参（另炖）20g，三七（另炖）30g，筠姜 50g，炒小茴香 60g，生白术 50g，广陈皮 45g，郁金 50g，赤芍 90g，水蛭 60g，牡丹皮 60g，独活 30g，生薏苡仁 60g，

生瓦楞子（先煎）60g，乌梅30g，油厚朴50g，海藻50g。10剂，日1剂，水煎2次混合后分3～6次温服。

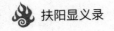

[**反馈**]至2017年11月26日服完上方10剂后，当日血常规检查：血红蛋白上升至114g/L，血小板降至342×10⁹/L，基本恢复正常。12月13日处方如下。

| 代号 | 检验项目 | 结果 | 单位 | 参考范围 |
|---|---|---|---|---|
| 13 # HGB | 血红蛋白 | 114.0 ↓ | g/L | 120～160 |
| 14 HCT | 红细胞压积 | 40.20 | % | 36～50 |
| 15 MCV | 红细胞平均体积 | 77.8 ↓ | fL | 82～100 |
| 16 MCH | 平均血红蛋白含量 | 22.1 ↓ | pg | 27～34 |
| 17 MCHC | 平均血红蛋白浓度 | 284 ↓ | g/L | 300～370 |
| 18 RDW-SD | 红细胞分布宽度 | 49.30 | % | 37～50 |
| 19 RDW-CV | RDW-CV | 18.1 ↑ | % | 11.5～17 |
| 20 # PLT | 血小板计数 | 342 ↑ | 10⁹/L | 100～300 |
| 21 MPV | 血小板平均体积 | 9.5 | fL | 7.2～13 |
| 22 PCT | 血小板压积 | 0.320 ↑ | % | 0.11～0.28 |
| 24 PDW | 血小板分布宽度 | 10.1 | % | 9～17 |
| P-LCR | P-LCR | 22.00 | | |

[**处方**]炙黄芪90g，制川乌（先煎2h）50g，当归30g，土贝母45g，墓头回45g，平地木30g，炒小茴香50g，人参（另炖）15g，三七（另炖）25g，筠姜50g，白芷50g，黄芩25g，生白术45g，广陈皮45g，清半夏60g，郁金50g，茯神25g，生南星（先煎）45g，上安桂（后下）25g，鹿角片（先煎）45g，炙甘草15g。10剂，日1剂，水煎2次混合后分3～6次温服。

[**反馈**]舌苔微黄腻，整体脉沉，肾脉弱。血常规检查，血红蛋白为115g/L，继续好转。由于去掉了活血药水蛭，血小板有所反弹升高，这是正常现象。再治疗一段时间之后，待骨髓功能完全恢复，血红蛋白及血小板均会恢复正常。12月22日处方如下。

[**处方**] 炙黄芪 150g，制川乌（先煎 2h）60g，鹿角片（先煎）45g，水牛角（先煎）75g，上安桂（后下）25g，玄参 50g，生南星（先煎）60g，生半夏（先煎）60g，土贝母 45g，人参（另炖）25g，三七（另炖）25g，筠姜 50g，生白术 45g，广陈皮 45g，郁金 50g，水蛭 60g，生薏苡仁 60g，生瓦楞子（先煎）60g，乌梅 30g，肉苁蓉 30g，紫石英（先煎）30g，炙甘草 15g。15 剂，日 1 剂，水煎 2 次混合后分 3 次温服。

[**反馈**] 患者于 12 月 27 日发热，上午 10 点自测体温 39.2℃。有点怕冷，头微痛。无鼻塞流涕，无咽痛，二便正常。停服上方，当日改服下方，2 剂即可退热。

[**处方**] 上方去乌梅，肉苁蓉，紫石英；加川羌活 30g，独活 30g，白芷 60g，黄芩 25g，前胡 30g。2 剂。

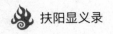
某某市中医医院门诊检验室检验报告单　No：20180102XCG0003

| 姓　名 杨健 | | | | | | | | | |
| --- | --- | --- | --- | --- | --- | --- | --- | --- | --- |
| 门诊号 196974 | | | 性别 男　科室 视力康复科门诊 | | | 年龄 32 岁 | | 样本类型 血液　临床诊断 体检 | |

| 代号 | 检验项目 | 结果 | 单位 | 参考范围 | 代号 | 检验项目 | 结果 | 单位 | 参考范围 |
| --- | --- | --- | --- | --- | --- | --- | --- | --- | --- |
| 1 # WBC | 白细胞计数 | 7.52 | $10^9$/L | 4.0～10.0 | 13 # HGB | 血红蛋白 | 122.0 | g/L | 120～160 |
| 2 NEU% | 中性粒细胞百分数 | 63.6 | % | 42～75 | 14 HCT | 红细胞压积 | 41.80 | % | 36～50 |
| 3 LYM% | 淋巴细胞百分数 | 31.1 | % | 20～48 | 15 MCV | 红细胞平均体积 | 76.7 ↓ | fL | 82～100 |
| 4 MON% | 单核细胞百分数 | 4.1 | % | 3～10 | 16 MCH | 平均血红蛋白含量 | 22.4 ↓ | pg | 27～34 |
| 5 EOS% | 嗜酸粒细胞百分数 | 0.80 | % | 0.5～5 | 17 MCHC | 平均血红蛋白浓度 | 292 ↓ | g/L | 300～370 |
| 6 BAS% | 嗜碱粒细胞百分数 | 0.40 | % | 0～1 | 18 RDW-SD | 红细胞分布宽度 | 46.80 | % | 37～50 |
| 7 NEU | 中性粒细胞数 | 4.78 | $10^9$/L | 1.68～7.5 | 19 RDW-CV | RDW-CV | 17.0 | % | 11.5～17 |
| 8 LYM | 淋巴细胞数 | 2.3 | $10^9$/L | 0.8～4 | 20 # PLT | 血小板计数 | 342 ↑ | $10^9$/L | 100～300 |
| 9 MON | 单核细胞 | 0.31 | $10^9$/L | 0.12～1 | 21 MPV | 血小板平均体积 | 10.7 | fL | 7.2～13 |
| 10 EOS | 嗜酸性粒细胞 | 0.06 | $10^9$/L | 0.05～0.5 | 22 PCT | 血小板压积 | 0.361 | % | 0.11～0.28 |
| 11 BAS | 嗜碱性粒细胞 | 0.03 | $10^9$/L | 0～0.1 | 23 PDW | 血小板分布宽度 | 12.4 | % | 9～17 |
| 12 # RBC | 红细胞计数 | 5.45 | $10^{12}$/L | 3.5～5.5 | 24 P-LCR | P-LCR | 30.60 | | |

　　［**反馈**］服药 2 剂后退热，体温恢复正常。第一天服药排便 13 次，之后人感觉特别舒服，自认为已经痊愈。嘱继续吃 2 剂，一鼓作气，除邪务尽。至 2018 年 1 月 2 日血常规检查，血红蛋白 122g/L，血小板数值为 342×$10^9$/L，各项指标已基本正常。嘱将 12 月 22 日未服完的中药继续服完。之后再次血常规检查，血红蛋白已至 131g/L。

　　至此奏功！

| 姓　名 杨健 | | | | | | | | | |
| --- | --- | --- | --- | --- | --- | --- | --- | --- | --- |
| 门诊号 196974 | | | 性别 男　科室 视力康复科门诊 | | | 年龄 31 岁 | | 样本类型 血液　临床诊断 体检 | |

| 代号 | 检验项目 | 结果 | 单位 | 参考范围 | 代号 | 检验项目 | 结果 | 单位 | 参考范围 |
| --- | --- | --- | --- | --- | --- | --- | --- | --- | --- |
| 1 # WBC | 白细胞计数 | 7.57 | $10^9$/L | 4.0～10.0 | 13 # HGB | 血红蛋白 | 131.0 | g/L | 120～160 |
| 2 NEU% | 中性粒细胞百分数 | 59.8 | % | 42～75 | 14 HCT | 红细胞压积 | 42.80 | % | 36～50 |
| 3 LYM% | 淋巴细胞百分数 | 33.0 | % | 20～48 | 15 MCV | 红细胞平均体积 | 76.3 ↓ | fL | 82～100 |
| 4 MON% | 单核细胞百分数 | 4.9 | % | 3～10 | 16 MCH | 平均血红蛋白含量 | 23.4 ↓ | pg | 27～34 |
| 5 EOS% | 嗜酸粒细胞百分数 | 1.60 | % | 0.5～5 | 17 MCHC | 平均血红蛋白浓度 | 306 | g/L | 300～370 |
| 6 BAS% | 嗜碱粒细胞百分数 | 0.70 | % | 0～1 | 18 RDW-SD | 红细胞分布宽度 | 45.50 | % | 37～50 |
| 7 NEU | 中性粒细胞数 | 4.53 | $10^9$/L | 1.68～7.5 | 19 RDW-CV | RDW-CV | 16.7 | % | 11.5～17 |
| 8 LYM | 淋巴细胞数 | 2.5 | $10^9$/L | 0.8～4 | 20 # PLT | 血小板计数 | 372 ↑ | $10^9$/L | 100～300 |
| 9 MON | 单核细胞 | 0.37 | $10^9$/L | 0.12～1 | 21 MPV | 血小板平均体积 | 9.5 | fL | 7.2～13 |
| 10 EOS | 嗜酸性粒细胞 | 0.12 | $10^9$/L | 0.05～0.5 | 22 PCT | 血小板压积 | 0.350 | % | 0.11～0.28 |
| 11 BAS | 嗜碱性粒细胞 | 0.05 | $10^9$/L | 0～0.1 | 23 PDW | 血小板分布宽度 | 10.5 | % | 9～17 |
| 12 # RBC | 红细胞计数 | 5.61 ↑ | $10^{12}$/L | 3.5～5.5 | 24 P-LCR | P-LCR | 20.80 | | |

| 姓　名 杨健 | | 性别 男 | | 年龄 32 岁 | | 样本类型 血液 | | |
|---|---|---|---|---|---|---|---|---|
| 门诊号 196974 | | 科室 视力康复科门诊 | | | | 临床诊断 体检 | | |
| 代号 | 检验项目 | 结果 | 单位 | 参考范围 | 代号 | 检验项目 | 结果 | 单位 参考范围 |
| 1 # WBC | 白细胞计数 | 8.05 | 10^9/L | 4.0～10.0 | 13 # HGB | 血红蛋白 | 131.0 | g/L 120～160 |
| 2 NEU% | 中性粒细胞百分数 | 61.5 | % | 42～75 | 14 HCT | 红细胞压积 | 43.50 | % 36～50 |
| 3 LYM% | 淋巴细胞百分数 | 30.8 | % | 20～48 | 15 MCV | 红细胞平均体积 | 75.9 ↓ | fL 82～100 |
| 4 MON% | 单核细胞百分数 | 5.3 | % | 3～10 | 16 MCH | 平均血红蛋白含量 | 22.9 ↓ | pg 27～34 |
| 5 EOS% | 嗜酸粒细胞百分数 | 1.50 | % | 0.5～5 | 17 MCHC | 平均血红蛋白浓度 | 301 | g/L 300～370 |
| 6 BAS% | 嗜碱粒细胞百分数 | 0.90 | % | 0～1 | 18 RDW-SD | 红细胞分布宽度 | 45.80 ↑ | 37～50 |
| 7 NEU | 中性粒细胞数 | 4.95 | 10^9/L | 1.68～7.5 | 19 RDW-CV | RDW-CV | 17.1 ↑ | 11.5～17 |
| 8 LYM | 淋巴细胞数 | 2.5 | 10^9/L | 0.8～4 | 20 # PLT | 血小板计数 | 352 ↑ | 10^9/L 100～300 |
| 9 MON | 单核细胞 | 0.43 | 10^9/L | 0.12～1 | 21 MPV | 血小板平均体积 | 10.1 | fL 7.2～13 |
| 10 EOS | 嗜酸性粒细胞 | 0.12 | 10^9/L | 0.05～0.5 | 22 PCT | 血小板压积 | 0.361 ↑ | % 0.11～0.28 |
| 11 BAS | 嗜碱性粒细胞 | 0.07 | 10^9/L | 0～0.1 | 23 PDW | 血小板分布宽度 | 11.5 | % 9～17 |
| 12 # RBC | 红细胞计数 | 5.73 ↑ | 10^12/L | 3.5～5.5 | 24 P-LCR | P-LCR | 27.20 | |

　　[**按语**]该患者瘀毒痰湿较重，阴霾充斥全身经络，铁蛋白高于正常值3倍以上，血小板也高于正常值3～4倍。该患者属于多发性骨髓瘤早期，由于骨髓功能障碍，从而导致严重贫血，又因血红蛋白直线下降，血液循环容量严重不足，血液浓缩引起血小板增高。临床可见，血小板长期增高的患者，最终多以心脑梗、肿瘤等疾病而终结生命。

　　本例患者的治疗过程可分为2个阶段。

　　第一阶段应用四逆败毒综合法，先将浅表瘀毒祛除。具体治法是利用患者发热之机，一边扶阳，一边透邪，由内而外枢转，剿抚兼施。利用发热之机治疗重大疾病，是枢转体系的一个重要方法和思路。王献民老师当前正在治疗的癌症患者有100多例，总体看疗效都很好，其中一个关键因素就是充分利用了患者发热之机，借势枢转发力，其结果每每令人称奇。本例患者发热属于正邪相争，是治疗过程中的自然反应，随着治疗的不断深入，当出现由阴转阳征兆之后，患者就会

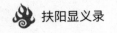

完全退热。

治疗发热也是区别中西医的一个分水岭，西医一般比较注重数据分析，它所依赖的是物理和化学手段检测出来的客观指标，判断疾病的进退，西医同样是依赖数据和指标。而中医则有很大的不同，强调脉诊和舌象，审察病机，注重的是客观指标背后人体气机的升降出入。比如，第二篇讲到的十个月高热不退的那位患者，其治疗过程和思路就体现出了中西医的区别，当患者体温降至35℃时，中西医对此会有完全不同的结论和看法。

再回到本案中来，我们看第二阶段应用的是川乌法，这一步是疾病得以痊愈的关键，其目的是由深而浅逐步透邪枢转，抽丝剥茧，一层层剥除病邪，攻中寓补，补中寓攻，使患者各项指标一步步好转。特别是到最后一方，应用杀破狼直捣黄龙，完全深入腹地，全面清剿伏邪，终至大功告成。

## 法中法三：鹿鼎牧牛泯邪踪，紫英东来意从容

下面开始讲第三个法中法——腾笼换鸟。

第二篇我们讲到的四黑散是由生地黄、熟地黄、上安桂和玄参所构成。当精气极亏且兼有痰湿瘀阻之证，舌象出现光苔或浮松苔时，

就要用四黑散补益精气，以添油加水，同时又不至于瘀阻经络。本篇为大家介绍另一个法中法——新四黑散，也称作"腾笼换鸟"之法。

腾笼换鸟的组成是鹿角片、水牛角、紫石英、肉苁蓉。

第一眼看到王师应用腾笼换鸟之法的时候，即便自己没在临床上使用过，还是为其结构的巧妙和内在之神韵所倾倒，把填精之法构建得如此完美，婀娜多姿，真乃出神入化！那些精亏瘀阻的患者，那些本虚标实、攻补两难的患者……真的是有救了！

王献民老师总结了腾笼换鸟之法的功用及适用范围。

腾笼换鸟能直入阴分，内达骨髓血分，填精透邪，枢转瘀毒，以补肾填精为主，透转伏邪为辅，补中有透而不碍邪，透中有补而不伤正。既可镇潜浮阳而安神定志，又可填精以补肾阴；既可透出深渊之伏邪而使精气得补，又可剔除血内瘀毒而使血液更纯；既可清热解毒、凉血消斑，又能温阳散结、润燥软坚。适用于肝肾亏虚，精血不足，虚阳外越，上扰心神，寒凝燥结，瘀毒化热，难以透达之证。

腾笼换鸟，把病邪"腾"出去，精气"换"进来，如此一"腾"一"换"，枢出病邪，转开空间，自此精气布入，这就是腾笼换鸟之法的妙用。颂云：

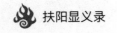

鹿鼎牧牛泯邪踪，紫英东来意从容。

镇潜丹阳归故里，万象森罗一体空。

## 鹿角片：填精透邪，补中寓攻

鹿茸是鹿新生的嫩角，如果长老了叫作鹿角，鹿角切成的片就是鹿角片。《神农本草经》：鹿茸，味甘，温。主漏下恶血；寒热；惊痫；益气强志；生齿；不老。角，主恶疮，痈肿；逐邪恶气，留血在阴中。

鹿茸主"漏下恶血"。"漏下"说明冲任虚寒、失于统摄，鹿茸补肾阳、益精血而能固冲任，止漏血带下。"恶血"意味着有不洁之物，鹿茸可以把邪气推出去。所以，鹿茸同时具有攻和补两方面的功效，一面补阳气，一面祛瘀毒。

鹿角是用来打架的，是攻击对手的武器，从这个意象延伸出来，说明"角"具有攻破之力，也就是透邪祛瘀的药性。鹿角里面血管密布，充满了血，故其补益阴血精髓的力道也很大。因此，鹿角片同样具有两方面的功用：既可以透邪祛瘀，又能够填补精髓，一言以蔽之，即透邪填精也。

鹿茸主"寒热，惊痫"，属于《伤寒论》少阴病和厥阴病的讨论范围。

太阳少阴在六经中是调节寒热的，用鹿角片既可填精，又可透邪，从而就能够补强少阴，以达到从少阴救太阳的目的。补强少阴透达太阳，正是王师创立"鹿角片法"的原因和依据之一，特别是针对孩童的外感发热，王师基本上都是用鹿角片法进行处理。

"寒热、惊痫"多牵涉到厥阴，比如乳腺癌，西医的治疗需要外科手术；而中医的"手术刀"则是《外科证治全生集》里面的阳和汤。阳和汤虽然对治阴疽，但它还可以治疗很多阴实证，以鹿角的攻击力钻进去打通道路，复用地黄包住麻黄的药性在里面"做手术"，发散邪气，不让麻黄的力量发散到体表，这个作用与麻杏竹甘综合法里的应用相似，麻杏竹甘是用鲜竹沥把麻黄的药性集中于肺部发散邪气，阳和汤是用地黄和鹿角胶把麻黄的药性引入阴疽处发力。

鹿茸主"益气强志，生齿不老"。肾藏志，"强志"说明它能够入少阴，补肾益精。由于鹿角胶能够养肝，治肝血受损的伤魂，相对来说"安魂"也可以"强志"。肾主骨，齿为骨气之余，所以鹿茸能"生齿不老"。

鹿角主"恶创痈肿，逐邪恶气，留血在阴中"，说明鹿角可以把瘀毒、恶气推赶出去。本品补阳气、益精血而达到温补内托之用，治疗正虚邪恋，阳气无力托毒外出，疮疡久溃不敛，阴疽疮肿内陷不起者。鹿角片与鹿角胶有什么不同呢？鹿角片攻和破的药性相对较强，鹿角胶则偏于滑利流通，一个攻补，一个通补，只是在枢转的力量上有刚柔之侧重。

在《神农本草经》里面，鹿茸、鹿角是中品，鹿角胶也叫作"白胶"，是上品。为何如此呢？因为鹿角胶是鹿角用水熬出来的胶块，偏于温壮元阳，强精益血，祛瘀止血。胶力稍缓，不能如茸之力峻，鹿茸行通的力道胜过鹿角胶，其胶相比茸之火力较为柔润，比较容易吸收，所以鹿角胶偏"静"，鹿茸偏"动"。

鹿角片则既有茸之"动"以开破透邪，又有胶之"静"以填精益髓。鹿角以骨治骨、益肾坚骨，治疗肾虚骨痛、腰脊冷痛，如《济生方》的鹿角丸，治骨虚极，面肿垢黑，脊痛不能久立，气衰发落齿槁，腰脊痛，甚则喜唾；《产乳集验方》以鹿角屑，熬令黄赤，研，酒服方寸匕，日五六服，治腰痛；《本草纲目》以鹿角，烧存性，为末，酒服一钱，日二服，治筋骨疼痛。因此鹿角还可以治疗肾虚风寒湿痹以及痹证体质的外感。

以上鹿茸、鹿角胶及鹿角片的药性，都是王师形成鹿角片法和腾笼换鸟之法的理论基础。在川乌法的立法体系里面，杀破狼攻中带补，新四黑散补中带攻，一个以攻为主，一个以补为主，这两个法中法都具备攻中寓补，补中寓攻的枢转功能，可谓攻补两端各显神通。

### 水牛角：天地为栏，透转阴阳

道教有个太上老君收服青牛的故事，青牛最后成了太上老君的坐骑。《封神演义》里面写道："只听得半空中一派仙乐之声，异香缥缈，板角青牛上坐一圣人，有玄都大法师牵住此牛，飘飘落下来。元始天尊率领众门人前来迎接。"而这头青牛在《西游记》里面就是连孙悟空都奈何不了的牛魔王。《西游记》中形容说："独角参差，双眸幌亮。顶上粗皮突，耳根黑肉光。舌长时搅鼻，口阔版牙黄。毛皮青似靛，筋挛硬如钢。比犀难照水，象牯不耕荒。全无喘月犁云用，倒有欺天振地强。两只焦筋蓝靛手，雄威直挺点钢枪。细看这等凶模样，不枉名称兕大王！"

《山海经·海内南经》里面说：兕，状如牛，苍黑，板角。逢天下将盛，而现世出。《西游记》里面的兕大王就是太上老君的坐骑青牛，趁着老君炼丹的时候跑到凡间作乱来了。当然，这些都是令人莞尔的神话传说而已。

一见水牛角，便联想到犀角地黄汤。犀角地黄汤的功效是清热解毒、凉血散瘀，但犀角贵重又不易找到，临床上常常用水牛角代替。那么，水牛角在新四黑散中的功用到底是什么呢？

按书上的说法，水牛角的功用是清热、凉血、定惊、解毒，可以治疗温病入血分的惊狂、烦躁、谵妄、斑疹、发黄、吐血、衄血、下血、痈疽肿毒等疾病。看上去似乎与填精没有任何关系，但是，为什么要把这样一味无关的药用于填精方呢？

这就需要洞察入微到水牛角的药势和作用力，究竟其"品"！

从本书开篇的麻杏竹甘至第二篇的四逆败毒，再到第三篇的川乌法本要和本篇的衍义，讲了半夏的搬运，独活的由内而外，升麻鳖甲枢转厥阴少阳，还有海藻厚朴的引流归海……我们分析每味药的药性都是在一个动态的作用范围内，描述其在人体内自然能量流动的过程。也就是说，扶阳医学很少用"静止"的思维和观点去理解和应用某一味药，立法处方都是在药物之间枢转"互动"中完成的。

水牛角也是一样。

首先，水牛角与鹿角片类似，其"角"都是用来打架和攻击的武器，同样具有攻和破的力量，也就是透邪的功效。之前讲过鳖甲和青蒿的作用范围：鳖甲引之入也，青蒿领之出也，鳖甲是入厥阴的药物，相比之下，水牛角攻入的地方更深，不仅能进厥阴，还可入厥阴之后的血分以及骨髓。所以，在本篇亚急性肝衰的医案中，主要是应用升麻鳖甲，而在多发性骨髓瘤的医案中，水牛角的应用概率相对就较多。一个病在厥阴，一个病在血分；厥阴者鳖甲也，血分者水牛角也。

其次，水牛角的第二个功用是枢转。水牛角有平行的纹理，一圈一圈的"车辐之纹"。金寿老人在讲解升麻的时候说："升麻气味微辛微温，有车辐之纹，乃半阴半阳之品。能分阴分阳，分清分浊，引毒气外出或下行，凡毒凝于气血之间，皆能治之。"升麻，我们在第二篇四逆败毒中已经分析过了，其主要作用就是枢转。

水牛角与升麻一样具有车辐之纹。按卢老的说法，凡具"车辐之纹"的药物或多或少都有枢转之功，这是中医的特色，一种"形而上"的取象比类之法。水牛角常常替代犀牛角，二角都是清热解毒的角类，其作用力同在血分，走的是肝经和心经。但是犀角清热解毒的力道远大于水牛角，特别是解毒功效，水牛角几乎没有。那么，水牛角的独到之处又是什么呢？

枢转！

因其有"车辐之纹"，与升麻一样，枢转才是水牛角最主要和独特的功用。如四逆败毒透营转气类型中，在退高热的时候我们用水牛角进行枢转，而真正清热凉血的是牡丹皮、生地黄。水牛角能够引领群药攻入厥阴之里的血分，再把营血里的毒邪枢转至气分，以达透热转气。

攻破和枢转是水牛角在腾笼换鸟中两方面的作用力。攻和破主要是用于打通厥阴及血分的通道，群药能够进得去；枢转就是把厥阴和血分的病邪转出来，如果病邪出不来，占据要地，精气就无法填入。

形象地说，水牛角双面发力的目的就在于，把病邪剔除，笼子"腾"空，"换"成精气填入，这就是腾笼换鸟！

### 紫石英：直入冲任，补血纳气

紫石英是一种矿物类的中药，因其色紫能入心，心主血，故能补血；其质重能降气，故能入于下焦。紫石英出自《吴普本草》：紫石英，生太山或会稽。采无时。欲令如削，紫色达头，如樗蒲者。

《本草经疏》云：紫石英，心属阳而本热，虚则阳气衰而寒邪得以乘之，或为上气咳逆，或为气结寒热、心腹痛，此药温能除寒，甘能补中，中气足，心得补，诸证无不瘳矣。惊悸属心虚，得镇坠之力，而心气有以镇摄，即重以去怯之义也。其主女子风寒在子宫，绝孕无子者，盖女子系胎于肾及心包络，皆阴脏也，虚则风寒乘之而不孕，非得温暖之气，则无以去风寒而资化育之妙。此药填下焦，走肾及心包络，辛温能散风寒邪气，故为女子暖子宫之要药。补中气，益心肝，通血脉，镇坠虚火使之归元，故又能止消渴，散痈肿。

紫石英的传统用法多在妇科，因其本身有着天然的热度，功在直入下焦而温宫散寒。子宫属冲脉、血海，如果风寒入于其中，则风寒妨孕。紫石英色紫入血分，质重能下达，故能入于冲脉之底，散寒祛风，补血纳气，使人有子。

冲为血海，任主胞胎。如果血海空虚，胞宫虚寒，则如冱寒之地不生草木，重阴之渊不长龟龙，以致不孕或经闭。紫石英可以直入冲任，温补肾阳而又暖心，是故因温化成而胞胎受荫。故《本草经疏》云："紫石英其性镇而重，其气暖而补，故心神不安，肝血不足及女子血海寒虚不孕者，诚为要药。"

重镇浮阳、直入冲任、祛风散寒、补血纳气，正是紫石英在腾笼换鸟中的功用。紫石英不独用于妇科，于男科亦可。比如《备急千金要方》卷二方的庆云散，用紫石英 2 两治疗男子阳气不足，不能生育。《圣惠》卷九十七的三石猪肾羹，用紫石英 3 两，肉苁蓉 2 两，主治肾气不足，阳道衰弱。再如《中国传统性医学》中的紫石黄助阳方，用紫石英 30g 与淫羊藿、巴戟天、胡芦巴、菟丝子、肉桂等药配合，主肾阳虚衰，温补脾肾。这些治疗男科的方子，均利用了紫石英重镇和直补的功能，以期温暖下元，补强冲任，益精壮阳。

紫石英还可以通肝肺，摄魂敛魄。如《临证医案医方》的降压汤 1 号，用紫石英平肝降压。肝阳冲肺，痰色青灰，木叩金鸣之咳嗽，同样也可以用紫石英，比如《镐京直指》里的平肝养肺汤即是。还有如《圣惠》的紫石英散，《金匮》的紫石寒食散，以及《圣济总录》里的紫石英饮和紫石英汤，方中的紫石英均作祛风散寒之用。

紫石英最突出的功用乃直入冲任，补血纳气，重镇浮阳。如《济阳纲目》卷五十四的茯神补心汤，用紫石英治疗心血不足和五心烦热。

《千金方衍义》里的紫石酒，用紫石英治疗久风虚冷，心气不足，或时常惊怖。《普济方》的扶血丸，用紫石英治疗妇人无子。《保婴撮要》卷五的治要茯苓补心汤，用紫石英治疗心气不足，善悲愁怒。《程门雪方》里的石英汤、《魏氏家藏方》的八物定志丸，也都是用紫石英主治心气不足。

### 肉苁蓉：沙漠人参，勇者从容

"自信人生二百年，会当水击三千里"，从容意味着自信，是一种难得的境界。庄子说："鲦鱼出游从容，是鱼之乐也。"可惜当年庄子没有遇到肉苁蓉，如果望其宽而有制，从容以合的模样，一定会如此感叹："肉苁蓉来去从容，是苁蓉之乐也。"

肉苁蓉是中国九大仙草之一，被中医界誉为沙漠人参。肉苁蓉是植物的根茎，遍身长着犹如鱼鳞一样的片，其末端开满紫色的小花，给人一种娇艳欲滴、环花似锦的视觉享受。其功效是补五劳七伤，养五脏，益精气，多子，妇人癥瘕。换句话说，肉苁蓉能够提高人的生殖能力，还可以治疗妇人的肌瘤肿块等疾病。中国南北朝时期有个名医叫甄权，是一位活到一百多岁的高寿之人，他酷爱服用肉苁蓉，说其能够益髓，大补壮阳，日御过倍。

肉苁蓉曾被历代王朝作为"贡品"，每年送入皇宫供皇室贵族们享用。肉苁蓉又名大芸，主治男子绝阳不兴和女子绝阴不产。金寿老人对肉苁蓉的阐释是："滋肾精，补骨髓，有阴阳会合之妙用"，真可谓极致之语。卢老对众多补肾药物都进行过阐释，但被冠以"阴阳会合之妙用"的，唯有肉苁蓉。

那么，卢太师说的这个"阴阳"是怎样"会合"的呢？这个"妙用"又妙在何处呢？

其实，一般本草的种植与栽培，只要有适合的土壤和环境，其种子就会自由自在地发芽、生长，直至成熟。但肉苁蓉大不一样，其生长环境非常特殊，在沙漠之中，每二三百颗肉苁蓉的种子只能存活一两颗，成活率非常低。

这是什么原因造成的呢？

原因就在于这个"阴阳会合"的过程异常艰难，肉苁蓉必须依附于梭梭树才能成活和生长，也就是说先要有梭梭树，然后才可能孕育出桑寄生的肉苁蓉。肉苁蓉的种子是圆圆的，用显微镜可以看到中央有个非常细小的孔，如果梭梭树极细的根正好能穿透这个小孔，那么肉苁蓉的种子就像受精卵一样，发生裂变并存活下来。这个概率，犹如瞎猫撞上死耗子。

20世纪六七十年代，每个家庭的老人都会做针线活儿，首先是穿针引线，一手拿针，一手拿线，眼睛盯着针孔和线头，然后将线头从小针孔穿过去。这个过程虽然困难，但相比梭梭树的根穿透肉苁蓉种子中央的小孔就容易多了。

梭梭树的根穿透肉苁蓉种子中央的小孔，就是"阴阳会和"，这个过程是在地底下的深层土壤里面完成的，靠的是偶中，因此，二三百颗种子只有一二颗碰巧被穿透，"阴阳会和"才会成功，这个过程犹如精子致卵子受精一样，概率极低。

人类孕育下一代是十月怀胎，但肉苁蓉则需要漫长的孕育和等待，幸存下来的肉苁蓉"受精卵"要经过两到三年，有的甚至需要五到八年的孕育过程，之后才能冒出地面。在这期间，肉苁蓉透过梭梭树的细根吸收营养，如同胎儿通过脐带连接着母体一样，悄无声息地就把母亲体内的营养物质吸入自己体内。

梭梭树的种子只能存活几个小时，是世界上寿命最短的种子，为了适应在沙漠环境里生长，于是摇身一变，把自己变成了发芽最快的种子，只要给它一两滴雨水，两三个小时就能在沙窝里扎下根来，发芽生长。然而，肉苁蓉的种子则可以存活几十年，是世界上寿命最长的种子，它们小如尘埃，飘浮在沙尘里几十年如一日耐心等待着。一旦时机成熟，风吹尘动，它们就会选中年满三岁、枝繁叶茂的梭梭树根而依偎下来，准备着"阴阳会和"。

肉苁蓉的种子是从哪里来的呢？关于这个问题说法不一。有一个传说，讲肉苁蓉是天神派神马赐给成吉思汗的神物。历史上著名的"十三翼之战"是成吉思汗统一蒙古草原的重要战役，在此战役的关键时刻，一匹神马惊天一跃，来到成吉思汗身前，一边仰天长鸣，一边将精血射向梭梭树根，然后用蹄子刨出了像神马生殖器一样的肉苁蓉。成吉思汗与部将们吃了肉苁蓉，神力涌现，便取得了"十三翼之战"的胜利。所以，卢铸之说肉苁蓉"得水土之精而成，马精落地，与地质相合而长"，唐容川也认为"初为马精滴地所生，后传入苗"，这些说法均与成吉思汗的传说有关。

一个世界上寿命最长的种子，与一个世界上寿命最短的种子，通过奇妙的"阴阳会合"完美结合在一起，之后就长成了被誉为"沙漠人参"的肉苁蓉。它温而不热，补而不峻，暖而不燥，滑而不泄，故有苁蓉美名。其妙用正如金寿老人所言："润骨养筋，凡骨空、骨痿、筋痿之病，男子精气不足不收，女子带下淋滴，均可用之。"肉苁蓉在腾笼换鸟中的功用就在于此！

天底下的补药不少，补肾的方子也很多，为什么还要创立新四黑散？

人的一生，不如意事常八九。众多的邪气由郁而瘀，再瘀而化毒，堆积在体内，造成经络脏腑越来越堵，越堵越死，人在虚弱的时候，身体被堵住，什么补药都很难补入。脾胃消化功能差，气虚到运化不动，甚至吃扶阳医学的建中理中法也无济于事，吃虚劳综合法也不效，

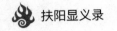

这个时候怎么办？

腾笼换鸟！

那些攻补两难，因虚致瘀，精亏血少，瘀毒内伏之人，一补就上火，一通人就虚，这个时候就需要有一种特殊的补法，其核心就是应用腾笼换鸟之法，"腾"出病邪，"换"入精气。鹿角片填精的同时可以透邪，水牛角攻破的同时能够枢转，紫石英和肉苁蓉直补冲脉血海及元阴元阳。病邪出得来，补药进得去，这么漂亮的补药临床上当然好用！

在一些医家看来，可能会觉得这个立法不过尔尔，或者干脆会说是假的，既不是仲景方，也非郑卢之法。遇到这种情况，有些人或许会用升阳散火汤的结构，以补中益气汤打底，再反佐一点苦寒药去治疗。可是，这种方法还能适应现代人的体质吗？

临床实践告诉我们，很难！

今非昔比，在立法处方的问题上，我们必须要有创新，要有发展，按照现代人的疾病谱和生活环境，创造出更适合现代人体质的立法体系，在这一点上，王献民老师已经为我们树立了榜样。如果要搞中医现代化，我认为这就是！反观腾笼换鸟之法，处方结构是如此精妙，所谓"万法唯心造"，这种触动心灵的感觉已经很久都未出现过了，如此"与时俱进"的立法体系，不就是中医的现代化吗！

# 道是无情却有情——学习川乌法的体会

"夹岸桃花风雨后，马蹄何处避残红。"

一条路的两边，种满了桃树，在经过一番风雨之后，路上落满了桃花瓣，骑马经过此处时，马蹄又怎能避开遍地的残花呢？这幅画面，无疑是古人对生命之经典的哲学思索。人是如此风雨一生，生老病死不可避免，此为自然规律，所谓"大道无情"，但人非草木，孰能无情？

所以才要尊重生命，养生、卫生。据《五灯会元》记述："世尊在灵山会上，拈花示众，是时众皆默然，唯迦叶尊者破颜微笑"，拈花一笑，便有了宗门的心灯之传。同样的，中医正是从博大精深之中华文化百花园里绽放出来的一枝绚丽之奇葩，自《内经》岐黄师徒，拈花传道，仲景再立论《伤寒》以降，历代大医继之披肝沥胆，济世救人，扶阳大义至此传承无间，心灯永续。

人世间，飘忽几何，如凿石见火，窥隙观电。往事如烟，学习中医有太多的辛酸，九死一生的磨难，偶遇奇缘的惊喜，失去了许多东西，但亦有回报。有魂断神伤的日子，也有欢欣雀跃的时光，一个疾病，一个治愈，就在这样的矛盾中踽踽前行，慢慢地学会了与身体的对话，于时间中感悟生命，洇染岁月。

时代发展至今，物质饮食的丰富，生活习惯和形态的剧变，人的体质也随之发生了天翻地覆的改变。30年前，碰到一个糖尿病患者就像听到癌症一样稀奇，而如今我们周围的癌症患者比比皆是。现代疾病复杂多变，千奇百怪，亚健康已成常态，给患者诊病，基本一搭手上去都是六经皆病，时时令医者无所适从。

疾病的复杂，医者的无奈，犹如李白在《蜀道难》中所说："上有六龙回日之高标，下有冲波逆折之回川。黄鹤之飞尚不得过，猿猱欲度愁攀援。青泥何盘盘，百步九折萦岩峦。扪参历井仰胁息，以手抚膺坐长叹。"但是，三军可夺帅，匹夫不可夺其志，更何况作为医者！《通书》说："寂然不动者，诚也；感而遂通者，神也；动而未形，有无之间者，几也。诚精故明，神应故妙，几微故幽。诚、神、几，曰圣人。"

江山代有才人出，方所以力挽狂澜！

川乌法，正是在现代人普遍血脉淤积、痰饮随滞的背景下产生的，它的出现，是时代的选择。川乌法建立了一个相对完备的疾病疗愈体系，一个开放性的枢转系统，真正体现了王师学术思想的核心——枢转。

枢，《说文》：户枢也，户所以转动开闭之枢机也。《参同契》言："知白守黑，神明自来，白者金精，黑者水基。水者道枢，其数名一"，《吕氏春秋·尽数》中也说："流水不腐，户枢不蠹，动也"。枢，几也，机也，如《通书》之语"动而未形，有无之间者，几也"，是融合沟通"诚"（定）与"神"（慧）的关键所在，枢机流动，方能达到诚明神妙之"圣"的层次。天下万物，莫不是相对而生，无情待有情，太过与不及，而取中才是正道，《庄子·齐物论》中对此有一段妙论："彼是莫得其偶，谓之道枢。枢始得其环中，以应无穷。"草木金石本属"无情"，无情的本草如何对治有情的疾病呢？

曰：枢转！

本草之性，春夏秋冬，生长化收藏，在枢转之下，无不汇归环中，化无情为有情，乃至"道常无为而无不为"。枢转，即为"得其环中，以应无穷"，是自然能量的灵动流转。

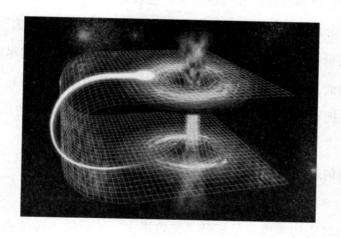

天人合一，和其光而同其尘。"虫洞效应""空间折叠""时空扭曲"，这些看似最时髦的科幻词汇和最前沿的宇宙物理学理论，正悄然趣向

和诠释着《内经》运气学说的深邃玄冥，而暗合古老中医学的天机妙道——枢转理论体系。在标本中气理论的指导下，用药物打通人体内部的枢转通道，便如同穿越连接两个维度的时空隧道，足以扭转乾坤，化腐朽为神奇，变不可能为可能。

川乌法的核心就是枢转体系的建立，其最大特点是寓通、寓攻、寓转、寓补于一体。通，打通经络道路；攻，攻进去直达病灶；转，把病邪枢转出去；补，将精气填补进来。这几个步骤可以同时进行，也可以分步实施，针对不同的患者，适情而定。其中最重要的环节便是"转"，就是如何把病邪枢转出去。

张子和有云："夫病之一物，非人身素有之也。或自外而入，或由内而生，皆邪气也。邪气加诸身，速攻之可也，速去之可也。"这里的重点一个是"速攻"，一个是"速去"。"攻"就是攻邪，"去"就是祛除，这种兵贵神速、除邪务尽的方法，川乌法就体现得淋漓尽致、极具风采。因此，在伤寒所载的 113 方中，透邪的方子占了 2/3，显而易见，仲景是把透邪作为重中之重，通过透邪来实现扶正的目的。

如何透邪呢？其眼目和手段就是枢转！

川乌法的本质就是枢转，先攻进去，然后把六经的病变，把脏腑的病变都枢转出去。《内经》云："其在上者，因而越之；其在下者，引而竭之；其在皮者，溃形以为汗。"由此可知，枢转之途径无非上、下、

表三个方向。不管是从上而出，从下而出，还是从表而出，选择不同的川乌法立法系列都可以达到目的。

太阳病的外感、发热、咳嗽，能不能用川乌法枢转呢？

答案是明确的！我们看王师的川乌法讲座，九个川乌法的示例中，第一个立法便是解表、祛痰、止咳喘法。处方如下。

[**处方**] 炙黄芪 90g，制川乌（先煎 2h）50g，西洋参（另炖）30g，三七（另炖）25g，筠姜 50g，炒小茴香 50g，广陈皮 45g，清半夏 60g，生南星（先煎）45g，炙麻黄（先煎）25g，鲜竹沥（兑入）250ml，杏仁 30g，独活 30g，羌活 30g，白芷 50g，黄芩 25g，炒紫苏子 30g，炒车前子（包煎）60g，炙甘草 15g，油厚朴 45g，金银花 75g。5 剂。

患者服完上方后，日大便 3～5 次，恶臭难闻，体温由 39℃降至 37℃左右。这个处方中，独活羌活由内达外，由少阴之里，达太阳之表，此枢转一也；麻杏竹甘加半夏、厚朴、车前子，打通三焦水道，助胸水通过膀胱而尿解，此枢转二也；杀破狼攻中助补，分化浊气于二便，此枢转三也。此方既有合解三阳用药，也有通降阳明之药，取一味油厚朴，通降阳明的效力在川乌法的条件下就充分发挥作用了。所以，这个处方虽然没有用三承气，但同样实现了泻下的结果。

这种枢转方法对于治疗大病危症、慢性病以及阳虚阴寒加痹证体质的感冒等都有着非常积极的指导意义。我们看《伤寒论》第15条："太阳病，下之后，其气上冲者，可与桂枝汤，方用前法；若不上冲，不得与之。"

此条中为什么要写"下之后"？这个"下"到底是误下，还是下法呢？

我们既不把它视为误下，也不将其看作下法，而应看作是枢转病邪的一种手段或方法。张仲景在太阳篇为什么写了那么多"下之后"呢？原因就是下去阴气才可升得阳气，降浊方能升清，这是治太阳病的正法。所以本条中，仲师接着又说"其气上冲者，可与桂枝汤"。此"其气上冲者"，指的就是阳气，堵在里面的阳气冲冒出来了，就可以用桂枝汤顺势往外一推，将病邪排出。这个桂枝汤最后用于表解，原来是"下之后"的收功方！

但是，如何实现这个枢转，完成这个"下"的结果呢？

医者如果总是想着用三承气，或者泻心汤和大柴胡这些方剂去下，那么"下之后"和"大下后"恐怕真就成了误下和妄下了，此正是《伤寒论》中为仲师所诟病和不齿之处！

《伤寒论》中，仲师以生花妙笔，勾勒出一幅幅疾病传变和药物枢转的生动画面。其实，川乌法系列，包括其基本法、法中法和法变法，就是一整套暗合伤寒金匮的，相对完备的疗愈枢转体系。该体系可上可下，能内能外，六经脏腑，何去何从，完全构建在不同的枢转药物应用上。从第一篇的麻杏竹甘，到第二篇的四逆败毒，再到第三篇和第四篇的川乌法本要和衍义，枢转之法旋相为用，如环无端。半夏独大的尿解，独活的由内达外，升麻鳖甲枢转厥阴少阳，杀破狼分化浊气于二阴，引流入海下十二经水肿，新四黑散腾笼换鸟……这些枢转之法，升降出入，因势而动；股掌水火，纯青入化；枢转三阴于三阳的沙场上，叱咤风云，纵横捭阖，起人于垂危之际，救人于顷刻之间……

在这里，我想再细致地讨论一下由三阴至阳明的枢转，与大家进一步分享自己学习川乌法的亲身体会和思考。

我们在前文的引流入海中表述过一个非常重要的观点，即六经到阳明的这个渠道是能够建立起来的。由此，六经枢转至阳明而病愈，这个目标当然也是能够实现的。三阴（太阴、少阴、厥阴）转出阳明，在《伤寒论》中确如神龙首尾，若隐若现，但凭借仲师给出的线索，我们还是能够发现一些蛛丝马迹的。下面逐条分析。

### 1. 太阴转出阳明

我们看《伤寒论》太阴篇的 278 条："伤寒脉浮而缓，手足自温者，系在太阴。太阴当发身黄，若小便自利者，不能发黄。至七八日，虽

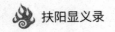

暴烦下利，日十余行，必自止，以脾家实，腐秽当去故也。"

如何解读呢？此条是说，假如一个人感冒了，脉是浮而缓的，又觉得手脚有点热烘烘的，仲师就认为"系在太阴"，点出此时正邪交战于太阴，手脚会热说明战场在脾，也就是太阴管辖的区域。

接着，仲师说病入太阴之后会出现黄病，因为人体内的湿毒要靠太阴的运化才能排出去，如果太阴郁遏不能枢转，湿毒就会淤积化热而出现黄病。土乃黄色，大家都有这个经验，病入太阴，脾胃不好之人的脸色确实是黄黄的。

条中又说，假如这个人小便是正常的，说明其太阴还具备把湿热排泄出去的能力，自然就不会发黄了，所以，"若小便自利者，不能发黄"。

那么，等到七八天左右，这个人忽然烦得不得了，而且每天要如厕腹泻十几次，"下利日十余行"。仲师指出此因"脾家实"，即脾胃及肠道的功能恢复了，于是"腐秽当去"，一鼓作气把垃圾和毒素都排泄出去之后，枢转和排邪会自动停止，下利"必自止"。

为什么会出现上述情形呢？

因为病在太阴，脾胃系统紊乱，肠道里面的垃圾和毒素无法排出而堆积太多，也就是仲师说的"腐秽"。当太阴功能恢复之后，人体立刻开始大扫除，把这些垃圾和毒素一泻了之，这就叫作"脾家实，腐秽当去故也"。其实这是太阴向愈的一种情形，是病情良性发展的一种自然反应。

临床中，服用川乌法出现太阴病愈的情形时常可见，很多肠胃系感冒以及许多水毒较重的患者，用了川乌法之后大抵都会出现这种现象。有的患者服药后一天狂泻十几次；有的则比较和缓，一天排便三四次或者七八次，这些都是太阴转出阳明而病愈的反应。

举个例子，这个医案就是应用川乌法进行枢转，从而由太阴转出阳明的情形。

张某，51 岁，男。每天 16 点之后开始发热，最高体温至 37.7℃，21 点之后体温恢复正常，如此低热持续 1 周，大便不成形，失眠烦躁。观舌淡白，苔厚腻。因暑天淋雨或洗澡受风，加之脾虚湿盛，同气相求，遂成里湿表湿郁滞，气机不畅，太阴太阳不开而形成风湿外感困遏。

［**处方**］炙黄芪 75g，制川乌（先煎 2h）45g，桂枝尖 30g，筠姜 50g，炒小茴香 50g，川羌活 30g，独活 30g，清半夏 50g，荷叶 30g，前胡 30g，广陈皮 45g，茅苍术 45g，防风 30g，人参（另炖）10g，三七（另炖）25g，炙甘草 15g。7 剂，水煎服，2 天服 3 剂药。

[**反馈**] 服药至第三剂体温恢复正常，每次服药后半个小时开始腹泻，平均每天 4 次，3 天时间瘦了好几斤。

这个医案便符合《伤寒论》278 条太阴转出阳明而病愈的情形。其实 278 条只是仲师给我们提供的一个线索，一幅从太阴枢转至阳明的画面。当太阴病愈之际，这幅"画面"在临床中常常都会出现。

过去在应用扶阳医学附子理中法的时候，制附子、白术、小茴香、公丁香，甚至有时加上了补骨脂、益智仁，本来这些都是热药，甚至是温脾固涩止泻之药，怎么吃着吃着却突然拉肚子了呢？甚至还会狂拉暴泻。一开始确实有点张皇失措，丈二和尚摸不着头脑，然而在明白了枢转的道理之后，便知这是病情向愈的必然结果。这个时候，更当"宜将剩勇追穷寇"，加大用药剂量，2 天 3 剂或者 1 天 2 剂，彻底将病邪一豁而出，铲草除根，不留丝毫余孽。

2016 年，我的婶娘到扶阳基地治疗糖尿病和高血压，当时她的病情比较严重，用了西药和 30 个单位的胰岛素，血糖数值还是在 16 左右，如果不用西药则在 20 以上，于是寻求中医治疗。当服用扶阳药 2 个月左右的时候，突然一天出现了狂拉暴泻，由于没有任何思想准备，所以她很是紧张，认为是吃药吃坏了，或者是得了急性肠胃炎之类的病。我以自己的亲身经历与她沟通后，并说服她加倍服药，结果自此次狂拉暴泻之后，血糖数值降到 5 ～ 7 之间，血压也正常了。她一时高兴，认为自己的病彻底好了，便停用了西药和胰岛素，回到老家之后，又彻底停用了中药。结果好景不长，慢慢地，血压血糖又开始逐步上升，病情又被打回原形。

这又是什么原因导致的呢？

如果疾病不仅仅在太阴，还牵涉到少阴，或者厥阴，甚至是三阴同病，五毒俱全，临床上是不可能做到一"泻"而愈的。这就需要抽丝剥茧，层层深入，接连枢转，持续透邪，这个过程中，病情向愈的"画面"可能会三番五次地出现。每次出现这样的"画面"，就意味着身体的气血水平会向上提升一个量级，同时病邪就随之减少一个量级。反复折腾几次，邪去正复，此消彼长，最终便能将诸毒一一除去，身体自然就完全康复了。

我们在临床中经常见到一些发热的患者，既有正气不足，又有外邪郁闭，在治疗的前一两天，患者会有大便不畅或不大便，甚至食欲明显减退或不食，特别是儿童患者。若一两天后大便日二三次，稀溏臭秽，则体温很快便会下降，第二天即可退热。这是因为发热是正邪的相互斗争，斗争越激烈则体温越高，此时，机体会调动大量能量来抗邪，胃肠消化的能力会减退，出现纳呆便秘。此时要给机体以力量，如四逆败毒或鹿角片法，扶助阳气，枢转阴经之邪到阳明时，就会一泻而病愈，热退后往往胃口大开，食眠均佳。

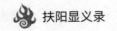

### 2. 少阴转出阳明

细研《伤寒论》，我们也能从中发现一丝"少阴转出阳明"的痕迹。比如，少阴篇的急下三条，即 320 条、321 条、322 条，里面就隐含着少阴转出阳明的情形。少阴病一般都是里虚寒以及下利等症状，是不适合用下法的。尤其是在前面仲师种种严厉提醒的情况下，《伤寒论》至此却急转直下，突然来了个急下三条。

在少阴篇三急下证的原文中，除了第 322 条仲景说"不大便"之外，其他两条均未见到与大便相关的明确表述，这一点与标准阳明病的描述是存在差别的。《伤寒论》阳明病篇中，阳明腑实证频繁出现"不大便"与"燥屎"的提法，但三急下证却没有这样表述。这只能说明，三急下证与阳明腑实证是有区别的。这个区别在哪里呢？很显然，阳明病用大承气急下是为了解决燥屎干结；而三急下证用大承气未必就是阳明病，也不一定有燥屎干结。换言之，这个时候有或没有燥屎都要"急下之"或"可下之"。

既然不是阳明病，又不需要下燥屎，那么用大承气做什么呢？这应该就是仲师给我们的一个线索和提示，即"少阴转出阳明"！

首先，这种情形不是真正的阳明病，在人体功能恢复的情况下，病邪已经被枢转到阳明；其二，用大承气只是仲师给出的一个治法，此时必须予机体以一臂之力，帮助其彻底完成枢转的最后一步：排泄出去。用大承气的目的，就是要把少阴的病邪从阳明系统排出去，有或没有燥屎这个时候都要"下"。

把少阴的病邪通过阳明排泄出去，这是急下三条给我们提供的思路。那么在临床中，如何才能做到这点呢？首先，要能将少阴的病邪引到阳明，形成阳明的格局，这样才具备了泻的前提条件；其次，《伤寒论》里面用的是大承气汤去下，我们可以借鉴这个思路，但不能生搬硬套，在实际临床中，用大承气去攻下还是有风险的，特别是现代人阳虚的体质，冒用寒凉药剋伐攻下，容易使微薄之阳气一损再损，一旦脱阳便会危及生命。

临床上更加安全有效的方法就是运用扶阳医学的枢转之法！

不管是麻杏竹甘、四逆败毒还是川乌法，都是在枢转上见真功。比如，在前面引流入海一篇中，我们讲了川乌法枢转的三个层次，它可以在调胃承气、小承气和大承气这三个不同的维度上进行枢转，此过程中很可能会出现泻和下的结果。但这个结果只是排病的一种反应，是人体自愈功能恢复后，自发产生的一个排毒过程，并非用攻下之剂简单地为"下"而下。其功在于不泻而自泻，不下而自下，自泻和自下的同时又能护正扶阳，其结果当然是越泻越精神。但是，假如单以寒凉攻下之剂去泻，或者是急性肠胃炎的泻，则只能适得其反！

前辈医家对急下三条的解释不尽相同。特别是 321 条，有人认为是"燥屎干结，粪水旁出"的"热结旁流"；也有说是少阴实热证，是温病过程中的气分实热，与阳明病无关。这些解释令人生疑，比如原文中的"自利清水"，说明肠中水分很充足，既然如此又怎会形成燥屎呢？如果燥屎在肠道里面已经形成，那么当肠中又重新聚集了大量水分之后，燥屎应该被软化才对，怎么还会干结呢？按常理，燥屎不可能在"自利清水"的情况下还滞留在肠道里；再者，如果大便秘结，把肠道堵得死死的，连气都难以泄漏通过，更何况是水，还怎么可能会"热结旁流"呢？所以对于这个说法，我一直很困惑。

自 1999 年我患肝病住深圳东湖医院始，继而发生心衰、肾病……在与疾病斗争的那几年间，急下三条所描绘的"画面"在自己身上反复呈现，特别是所谓的"热结旁流"，在九年寻医问药的过程中也没少"崭露头角"。那个时候，不仅医生惘然，自己也糊涂，反复地被失治和误治，原因自然是误服寒凉药和泻下药，阳气损之又损，常常因为虚弱之极而发作心衰，结果当然是被一次次地送往医院急救。自从接触了扶阳医学之后，再碰到这种急下三条所描绘的情形，临床上便扬弃了过去的思维和治法，反而是加大制附子的用量扶助阳气，用真武综合法，或者四逆加砂仁，两三剂药不但可以解决大便问题，而且还有助于病邪的枢转。在多年的自我体悟和临床实践中，更加坚定了急下三条是少阴转出阳明的一种反应，是病情向愈的情形，哪有可能是阳明病呢？那种情形，肠子里面的大便不一定是干结，也未必有燥屎。少阴病本来阳气就弱，无力推动大便外排，甚至连"便意"都没有。这个时候人体就是缺那么一口气，就是缺那么一把力，增加一点阳气大便就可以出来了，不去扶阳枢转，难道还有别的治法吗？这个关键时刻就像烧开水，已经到了99℃，还差1℃水就开了，此刻是应该加上一把火力将水烧开，还是用寒凉攻下之剂把水温降下来而一败涂地呢？

急下三条中，病邪看上去虽在阳明，但它不是阳明病，而是少阴转出阳明的一个动态过程，是病情向愈的反应。机不可失，如果临床上抓住这个拐点，把握时机引导枢转，将会对疾病的转归大有裨益。可见，正确的理念对于指导临床是多么的重要。

一个简单的急下三条，却令人眼花缭乱，有人说是阳明病，有人却看到了病情向愈；有人说是燥屎干结用大承气，有人慧眼识出疾病转归需要枢转。在对《伤寒论》整体思考的基础上，通过扎实的临床应用和体悟，我们建立了一整套治愈疾病的枢转体系，这能不能算是精华中的精华、结晶中的结晶呢？虽然还是在讨论一个经典中的问题，但我们已经不在原点，而是跨越了1800年的历史，如同把时间和空间压缩成了集成芯片，用现代的视角对传统的思维进行全新的起承转合，这样形成的一套扶阳体系，在临床中屡战屡胜，算不算是中医现代化呢？

当我们提出这样一个问题，做出如此思考的时候，突然发现，川乌法的顿悟，为从伤寒坚实的渐修而来，1800年的距离，只在刹那间！

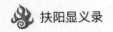

### 3. 厥阴转出阳明

我们在第二篇四逆败毒讨论过厥阴转出少阳的情形，应用升麻鳖甲枢转三阴，治疗发热及高热不退。三阴三阳开阖枢，厥阴是主阖的，当阳气蓄养到一定的时候，厥阴合机就要启动，从而结束蓄养状态，开始新一轮的生发状态。厥阴又是罢极之本，罢极就是使这个藏的状态结束，进入生的状态，进而开始新一轮的生长收藏。

从十二卦扶阳罗盘上可以看出，阳气行至厥阴坤卦，下一个卦便是复卦，阳气就应该转到出的状态，厥阴合机的功用是让阳气从收藏状态转为升发状态，从坤卦的六爻皆阴，转为复卦的一阳生，这个过程，就是厥阴合、太阳开。但是，厥阴的合机一旦发生障碍，阳气就不能从坤卦顺利地过渡到复卦，这个本来应该一阳生的热被闷在里面，当出不出而产生内热。《伤寒论》厥阴篇的大量篇幅都在讨论寒热错杂，即是此因。

厥阴的热与阳明的热不同，阳明的热是阳气在外，当降不降而生。厥阴的热是阳气在里，当出不出而发。阳明热与厥阴热的区别，即一个是外热，一个是内热；一个是气热，一个是血热。所以，到了厥阴之里的血热，四逆败毒法以透营转气类型，在枢转三阴的基础上又加了水牛角，将血热枢转到气分进行合解，即循此理。

四逆败毒应用升麻鳖甲，是打开厥阴合机非常关键的手段之一。

升麻鳖甲可以打开厥阴这道门，它的功用不仅仅是治疗发热。如果厥阴少阳能够正常枢转，这条路通畅了，厥阴的很多病变就有了一个向外枢转的途径，临床上就多了一分治愈厥阴病的把握。通过这种方法枢转，能排出病毒，从而在很大程度上提高了临床疗效。

用升麻鳖甲构建一个枢转病邪的出路，由厥阴转出少阳。那么，厥阴转出阳明肠胃的情形同样也是存在的，厥阴篇374条用小承气汤，就是仲师给予我们的线索和提示："下利，谵语者，有燥屎也，宜小承气汤。"此实热下利为厥阴阳复而热结胃腑，由虚转实，从而形成下利谵语的可下之证，所以仲师说"宜小承气汤。"

厥阴以阳复为佳兆，故下利属热者，为阴证转阳，也就是厥阴转出阳明，易于治愈。若阳复不及，或阴盛阳衰，则厥逆下利并见，此虚寒下利者，多属重症。我们在讨论引流入海的时候，曾提到王师治疗一例肝昏迷患者的医案，用引流入海之法，在大承气这个度上进行枢转，大便一通，人就醒了。三阴之间是递进的关系，少阴病除了有自身的病状之外，还兼有太阴的病状；而厥阴病除了有自身的病状之外，还兼有太阴、少阴的病状，到了厥阴实际上已经是三阴同病了，它们之间的关系是环环相扣、层层递增的。

病入厥阴，三阴同病，风寒湿毒杂居，一个都不会少。这个时候，如果仅仅着重在太阴的层面去立法处方，大方向虽然正确，但只是在整个毒环扣中拨出了其中一环，虽然在治疗上有了回旋的余地和空间，可是余毒会继续潜伏。这样的处方就无法做到除邪务尽，病程也会拖得很长，既加重了患者的经济负担，又让其遭受更长时间的痛苦，而且病程拖太久，会使患者对医生失去信心。

这个时候应该怎么办呢？

立法处方可以大法、常法、法中法，法法相扣、一体枢转，整个过程犹如行云流水，一气呵成，将诸毒一豁而解，不留余地。川乌法最伟大的地方就在于此，借助上、下、表3个途径，直接将病邪枢转排出。应用川乌法是一气呵成实现枢转的，如果欲将病邪由厥阴转出阳明，它不需要先形成阳明病的格局，更不用发展到谵语、燥屎的局面再用小承气，它是从厥阴到阳明，从枢转到泻下一并完成的，阳明仅仅是作为病邪转出的一个通道，这就是伤寒374条给予我们的启发。川乌法是一个具有强大枢转功能的立法体系，其枢转之功，力专效宏，所以一旦人喝下去，不知不觉间便发生着枢转的作用。川乌法所凝聚的力量，如神通变幻一般，吃着吃着，突然有一天开始发热而表解，或者拉肚子而下消，疾病就会向良性自愈的方向自然发展。

对于疾病的枢转，特别是针对慢性病及大病危症的枢转，临床中常常需要反复折腾，一步步地抽丝剥茧，这个过程，就是枢转病邪的过程。比如那个多发性骨髓瘤患者，2017年12月27日突然发热至39.2℃，王师将其正在服用的处方进行了调整，去掉填精药，应用合解三阳的白芷、黄芩、前胡，再加上温经走表的独活，服药 2 剂，泻了 13 次，之后患者感觉疾病完全好了，精力充沛，非常轻松，血常规检查也验证了患者的自我感受。

前面我们讲了麻杏竹甘治疗咳嗽哮喘，讲了四逆败毒治疗各种发热，这些法中法不仅能够在制附子法的架构下去应用，在川乌法中同样可以。其实，临床上的常见病、慢性病和各种疑难杂症，都有用到川乌法的机会。用川乌法去打通、去枢转、去填精，很多大病难病就有了真正解决的办法。比如，糖尿病、高血压、心脑血管疾病和各种肿瘤……都可以用川乌法去实现枢转，从而得以治愈。治疗这些疾病如何枢转？实现枢转所需要的特药专药又是什么呢？我们将在《扶阳显义录》第二册与大家继续讨论和分享。

过去治疗这些疾病疗效虽然也很好，但总觉得疗程太长，有时患者会失去耐心。现在用川乌法则截然不同，不仅提高了疗效，还缩短了疗程。曾在王师指导下治疗了一位糖尿病兼肾衰患者，此患者病情较重，可谓是六经皆病，如何去辨证呢？辨为什么证？

六经俱病，治疗上必须是六经合围，抓住主要矛盾和病机一体枢转，最好的选择就是川乌法，一法扫六经！

这个患者用川乌法治疗 2 个多月，化验室检查糖肾指标全部正常。而在过去，治疗此类疾病就没那么容易，时间会拖得很久。基地扶阳课本上有一个治疗肾衰的医案，我用的是正统扶阳立法——桂枝法、附子法、虚劳综合法、黄芪党参法，可谓一丝不苟，机关用尽，8个多月才治愈。其实，这个结果也算不错了，如同医生和患者同时中了彩票。但是，许多患者却没这么好的运气，换肾的也多得是。

假如现在再治疗此类疾病，我们应该怎样立法呢？这个问题留给大家思索。

掊击尔智，贯穿而后归宗！

扶阳显义绿芳草，时空传薪满春晖。王师以四十余年雄厚的临床实践功力，加上刻苦钻研经典，博采众长，百折不挠，终于创立了川乌法。于伤寒而言，是"青出于蓝而别于蓝"，是归宗而后立宗！如果说《伤寒论》是中医的精华，那么川乌法就是对精华之继承与发展，这就是我在学习、应用川乌法后的思考感悟和总体结论。

习医业医，态度和方法最重要！把川乌法贯穿于整个《伤寒论》来学习，从伤寒的六经气化，再到金匮的复形质，我都思考着如何用川乌法来处理。"贯穿"，而不是以成见来割裂伤寒之整体，作为一种学习方法，应当是可取的。以伤寒为理论指导，以川乌法为临床实践，口诵心惟，便会云开雾散，收获自然而得。

如老子所言："澡雪精神，掊击尔智。"《文心雕龙》又称："陶钧文思，贵在虚静，疏瀹五藏，澡雪精神。"雪色洁白，晶莹剔透，世间至纯，存此本心初心，具"澡雪精神"，此态度一也；"掊击尔智"，此方法二也，把世智聪明打掉，抛弃成见，胸怀虚广，一无所执，贯穿通达，方能悟道岐黄，起承伤寒。

沧海桑田，带际更迭，环境改变，人的体质今非昔比，疾病的特点也随之异化。抱残守缺，故步自封，绝不是中医人应有的态度。时过境迁，治病立法当与时俱进。例如，我们看上篇《本要》中王师的医案，从感冒发热到肿瘤癌症，《伤寒论》中很多病证都涉及了，全部用的是川乌法。

每看王师处方，处处纵横挥洒，满目逸彩飞扬，真如一幅幅山水写意，扑面而来，其中阴阳点染，得透为妙，始终不离枢转之意境。门里门外，枢机妙转，入则镇潜丹阳，归家稳坐，出则宠辱不惊，看庭前花开花落，望天空云卷云舒。死生契阔，与子成说；执子之手，与子偕老……作为医者，注定一生要与之结伴而行了。正是：

医海无涯难觅径，何妨吟啸且徐行。
千峰势入岳边止，道是无情却有情。

附　篇

# 火中生莲

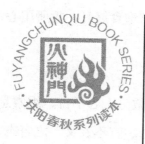

　　子曰："群居终日，言不及义，好行小慧""饱食终日，无所用心，难矣哉！不有博弈者乎？"夫子之意，"文以扶阳"是也。唯因大道衰微，人心不古，纲常悬绝，乃至世风日下，常现"饱食终日、无所用心、言不及义"之窘态，莫如嗜一癖好，从养高士情怀，退一步海阔天空以救之。然后世之人，多不解圣意……

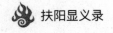

附 篇
# 火中生莲
题记：济世扶阳显大义，火中生莲终不坏

子曰："群居终日，言不及义，好行小慧"，"饱食终日，无所用心，难矣哉！不有博弈者乎？"

夫子之意，"文以扶阳"是也。唯因大道衰微，人心不古，纲常悬绝，乃至世风日下，常现"饱食终日、无所用心、言不及义"之窘态，莫如嗜一癖好，从养高士情怀，退一步海阔天空以救之。然后世之人，多不解圣意，死于句下者亦不在少，接踵而成"以癖而寄其块垒俊逸之气"，"人无癖不可与交，以其无深情也"，甚至于"观世上语言无味、面目可憎者，皆无癖之人"。

乾隆年间，才子袁枚，文名冠绝天下，著奇书《随园食单》，其中言及燕窝云："燕窝贵物，原不轻用……此物至清，不可以油腻杂之；此物至文，不可以武物串之。今人用肉丝、鸡丝杂之，是吃鸡丝、肉丝，非吃燕窝也。且徒务其名……俱属穿凿"，以"玉洁冰清"品评燕窝，煞有介事。又如其论饮茶："烹时用武火，用穿心罐，一滚便泡，滚久则水味变矣。停滚再泡，则叶浮矣。一泡便饮，用盖掩之则味又变矣。此中消息，间不容发也…我见士大夫生长杭州，一入宦场便吃熬茶，其苦如药，其色如血。此不过肠肥脑满之人吃槟榔法也。俗矣！"以"食癖"漫谑"时弊"，鞭辟入里，倾倒众生，令人读后，轻松莞尔之余而有所省，于"不有博弈者"实为一脉相承，此"文以扶阳"之另解也。

人有一癖，本在以真性情执着一物，一门深入，自能逸气满怀，甚或可达于"善养吾浩然之气"。此是古圣前贤济世医人，君子成人之美，以妄驱庸，以骇起惰，当机而施之方便法门。正所谓"人之所知不必同，而所为不敢异"，系中华文化之大义所在，此心同，此理同。推而及医，工者省病问疾，以毒攻毒，风行雷厉，亦同斯义。

自仲景以降，历代医家允称"宗师"者，其济世悬壶，均秉此心，甚至愤世嫉俗者，抑或曲高和寡者，俱知进退存亡，而不失其正。

"正"者，扶阳之大义也！

如何为之？曰：莫逆于心，曰：不徇乎情。"心"乃初心，"情"乃私情。细而推之，余云医者扶阳亦有三宝：曰慈，曰俭，曰不敢为天下先。

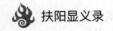

# 慈

慈，仁爱也。此扶阳之"本体"，佛门所云"无缘大慈，同体大悲"即是。于工者而言，以孙真人所论最详："凡大医治病，必当安神定志，无欲无求，先发大慈恻隐之心，誓愿普救含灵之苦。若有疾厄来求救者，不得问其贵贱贫富，长幼妍蚩，怨亲善友，华夷愚智，普同一等，皆如至亲之想。亦不得瞻前顾后，自虑吉凶，护惜身命。见彼苦恼，若己有之，深心凄怆。勿避险巇、昼夜、寒暑、饥渴、疲劳，一心赴救，无作功夫形迹之心。如此可为苍生大医，反此则是含灵巨贼"，"不得于性命之上，率尔自逞俊快，邀射名誉，甚不仁矣……夫一人向隅，满堂不乐，而况患者苦楚，不离斯须，而医者安然欢娱，傲然自得，兹乃人神之所共耻，至人之所不为，斯盖医之本意也"；更不可"多语调笑，谈谑喧哗，道说是非，议论人物，炫耀声名，訾毁诸医，自矜己德。偶然治瘥一病，则昂头戴面，而有自许之貌，谓天下无双，此医人之膏肓也"。

此真扶阳本体论也！

甚或有云："劣工医贼纵横四海，上工大医难觅一二。此医道之不传也久矣，欲人之无病也难矣！"金寿老人因而发"先医医，后医人"之疾呼，医者若就此而省，自当识扶阳大体，入扶阳之门，亦思过半矣。

# 俭

俭，简约也。此扶阳法要之"用"，大道至简。

扶阳医学卓尔不群之处，在其别具匠心，创独树一帜之立法体系！于医史上之"处方法"，实不可同日而语。

"处方法"首见于宋代医家许洪之《指南总论》。《内经》称作"方制"，《备急千金要方》名为"处方"，《景岳全书》云"八略"，程钟龄《医学心悟》出"医门八法"。于医史而见，先有方后有法，法由方演化而来，方为历代医家针对病症所创。扶阳医学之立法体系，为从一定数量的功用相同之方剂中，凝练而出之制方规律，更将此上升为理论高度，进而自成一统之完整体系，"从方到法、以法统方"实为运用中药治病历史性之质变与飞越。

方由药物组成，并非随意之机械堆砌，而是严格以立法为根据，精选适宜之药物配伍而成，依法立方。法乃制方之体与根本，方为法之用及印证。以方示法，方即是法；依法立方，法即是方，而体用双全。郑卢医学所谓"方解灵法，法解灵方"即此意也。唯有紧系立法，方能会解扶阳医学之制方原旨。

扶阳医学"立法"，为其治则之具现，于对疾病行以诊断、辨证，审明病机后而出方之理论依据。诊断、辨证、立法、遣药、出方，五

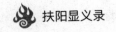

步进程，环环紧扣，为扶阳医学临床治病之核心。扶阳医学恶见照搬经方时方、套用成方死方，而是当机而施，方从法出，以法统方。

扶阳医学之简史，谓之有三：桂枝法阶段、附子法阶段、川乌法阶段，此三大立法体系之创建与完备过程，清晰可见扶阳医学与时俱进之发展轨迹。

扶阳医学上溯清中叶蜀中大儒刘沅止唐，发轫于清末大医郑钦安，自此以降，代有名师出，如金寿老人卢铸之，巴蜀火神补一，云南吴附子佩衡，上海祝味菊等，济世救人，俱显扶阳大义，各领风骚，名动一方。

止唐公语"火乃人身生化之源，无火则不能运化"，首彰扶阳要义。钦安师承止唐公，以"坎中一阳"立先天之体，以"火"立后天之用，体用分明，先后并茂，以极为归，发明扶阳之理法体系。金寿老人继之用为"人生立命在于以火立极，治病立法在于以火消阴"，桂枝法、附子法方始大成。

钦祖云："人咸目余为姜附先生，不知余非专用姜、附者也，只因病当服此。难道余不会写几个参、地、归、芍，芩、连、枝、柏之方乎？只因世风日下，不究病之阴阳，专究方药之平稳，不知水懦弱，民狎而玩之，多死焉；火猛烈，民望而畏之，鲜死焉。总之水能生人，亦能死人；火能生人，亦能死人。余非爱姜、附，恶归、地，功夫全在阴阳上打算耳。学者苟能洞达阴阳之理，自然头头是道，又奚疑姜、附之不可用哉！"

斯语重心长，掷地有声，阐发大义，念念"扶阳"，非仅重"姜附"之火，而在洞达天理阴阳，当机而用，祛病活人，是纠当世医家"滋阴降火"之偏，此时势所趋，天行所感也。然人多断章取义，无视扶阳真义，满目皆"火"，反讥之"有失偏颇"，甚至于数典忘祖云云，此真无可奈何也。

及王师出，渊渟岳峙，卓立川乌法体系，道破天机，"枢转"一义既显，灿若星辰！终于"火"中生莲，扶阳医学至此方臻圆融。

## 不敢为天下先

本"慈"为体，化"俭"为用，然后有"不敢为天下先"，扶阳之体用双全，圆融无碍，因势利导也。

《庄子》论"变化"："夫无力之力，莫大于变化者也。故乃揭天地以趋新，负山岳以舍故。故不暂停，忽已涉新，则天地万物无时而不移也，日新月异。""不敢为天下先"非"不敢"也，是不执强以为之，正循天理变化，而因势利导，委曲求全，方至圆融无碍。

"法圣人者，法其迹耳。夫迹者，已去之物，非应变之具也，奚足尚而执之哉！执成迹以御乎无方，无方至而迹滞矣。"郭象此语，当可为医家警言！天地时局日新月异，疾病变化亦随之错综复杂，工者若于此熟视无睹，不详审病体，细察病情迁化、病机盈缩、病势趋向，而仍目《伤寒》以为故，泥古而不思变通，"执成迹以御无方"，则定成交臂失之大义，岂不昧哉！

一代宗师，恒物之大情。

卢太师曾论附子道："辛，大温大毒，至刚至烈，且刚中有柔，能内能外，能上能下。如善发挥其力量，以之治人，人健而身轻。以之治国，人和而国泰。以之治天下，而亿万年皆成盛世矣。"又如王师言川乌："川乌真英雄，气贯长虹，雄烈走窜，百万军中可取上将首级！病邪深重，虎穴龙潭之地，更能赴汤蹈火，遇强愈强。"其神韵呼之欲出，已入"取势"之境，趣同《本经》，于药性之解至于斯矣！此真宗师之语，恒物之大情也。

工者有此恒物之大情，年深月久，一门直入，自可神乎其技，游刃有余。如《庄子·大宗师》所言："官知止而神欲行，以无厚入有间，恢恢乎其于游刃必有余地矣！是以十九年刀刃若新发于硎。"此则必先体慈悟俭，光明磊落，了达扶阳大义，方能普救含灵之苦。否则自逞俊快，恃己所长，必至经略财物，沽名钓誉，最终自误而入堕无间。

所以不通利害，非君子也，此云拨乱反正，"不敢为天下先"之又一诠解。《经》云："泉涸，鱼相与处于陆，相呴以湿，相濡以沫，不如相忘于江湖；与其誉尧而非桀也，不如两忘而化其道"。王师本圣义而不执成迹，法伤寒温病于扶阳一体，"两忘而化其道"。虽终日挥形而神气无变，俯仰万机而淡然自若，化体应务，坐忘自得。故能以宗统法，以法明宗，而彰显扶阳大义。故超圣人方内而寄情方外，然后忘其所寄，而游外弘内之道坦然自明。

退而言之，万法一如，本无高下，只为人心分别执着，其实当机便是好法，又何须赘言？拿起便得，放下自通。

余自2001年年初入扶阳道门修习桂枝法，首近大义，2008年师从彭公重善，亲炙附子法，发大心愿，弃商从医，再上层楼，至今日王师献民倾囊以授川乌法，醍醐灌顶，圆融汇通。感尔光阴似箭，浸淫扶阳医学已历春秋十八载，然因果不虚，终于扶阳大义，了然于胸，铭刻在心；躬行而作，不敢稍息，业医扶阳始见红日初升。

哲人云逝，纸墨犹新，低回展读，感慨之余，对古圣今贤，油然而生深远之缅怀，肃然而起崇高之敬意。

龙吟方泽，寄语云翠，与诸君共勉。

# 后记——治史的医学

"极天下之赜者存乎卦，鼓天下之动者存乎辞，化而裁之存乎变，推而行之存乎通，神而明之存乎其人，默而成之，不言而信，存乎德行。"

《易经》中的这段话，可以理解为对"扶阳"的高度概括和注释，从怀幽于图，到文生章成，再以化裁存变，推行贯通，达到神而明之，最终牧守仁明，而归于昭德。"扶阳"，一言以蔽之，即善养天地人身的浩然正气。这是从理体和务虚的层面上来说的，亦是中华文化的核心所在。

落实到临床应用上，"扶阳"是扶助、护持人体先、后二天运行之根本——元气的医学阐述，由此而发展出来以"枢转"为核心思想的严谨、完善的理论体系和一整套临床治疗系统，称为"扶阳医学"。从"务实"的层面上来理解，诚如范行准老先生所言："所谓医学，乃一匡助生理以恢复机能正常之技术而已……故不能无误……而病人康宁多赖自身匡复，不全恃医家之技术。"所以，一门医学如果脱离了文化和历史的背景，仅仅依仗于所谓灵丹妙药和临床手段（术），往往会流散于空洞，困穷于浅薄，其自身内在的因明逻辑和生命力就变得有限。而从这点上就能看出扶阳医学的与众不同，它从萌芽一路走到今天，历经两个世纪，一直生机勃勃，期间名医辈出，这种历史现象确实值得我们去认真思考和研究。

清代史学大家章学诚的"六经皆史"论，认为六经乃夏商周典章政教的历史记录，并非圣人为垂教立言而作，儒生空谈心性的虚浮学风，是"离器言道，离事言理"，于事无补，于生民无益。

由此而言，医经、医籍也可看作为史，医学必然绕不开历史，学医之人"穷究经典，博极医源，广采诸家"，本身就是一个学习历史的过程。其实，人的身体又何尝不是一部自然和社会发展的缩影呢？我们经常说"回望历史"，本质上就是在检索自己，不是为了历史而研究历史，总归要"学以致用"，这是"治史"的目的。

从这个意义上讲，扶阳医学是一门"治史"的医学。治史的文章，总以"春秋"为例，风骨为体，以史为鉴，学以致用。所以，我们整合扶阳医学的法脉、法理，就定位在春秋，这是"扶阳春秋"系列著作的缘起。

扶阳医学"治史"之文，体用双全，枝开两路：一路纵深，从扶阳医学独特全新的思维视角，系统解构《伤寒论》等不世经典，起承玄幽，神而明之，名之《扶阳春秋》，此为扶阳医学的理论本体；一路连横，从体起用，着重临床，名为《扶阳显义录》，条分缕析扶阳医学的各大法系在临床上的精准应用，除了本书条列的麻杏竹甘综合法、

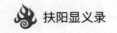 

四逆败毒综合法和川乌法三大法系外，其他如乌附法、白术法、鹿角片法、顶天立地法等扶阳医学重要立法，将陆续展开。

扶阳春秋系列读本的面世，是我们对历代火神祖师的感恩承诺，是对中华国医的至诚顶礼。

最后，有 3 点要特别加以说明。

1. 在本书出版过程中，中国科学技术出版社的各位编辑付出了辛苦劳动，在此向他们表达我们最衷心的敬意和感谢！

2. 在本书写作过程中，笔者参考了自身学习、实践中的读书笔记，其中部分引摘内容并未注明出处。为避免误会，在此申明，引摘内容之著述权益，自归原作。若书中内容有引摘不妥之处敬请各位原作者海涵，恭请读者览阅，择善而从，各取所需。

3. 医必先明理法，而后可言方药。扶阳医学的法脉有严格的传承，本书所条列的三大法系，是"示人规矩，不示人以巧"，打开的仅仅是扶阳医学的一扇窗。得其时不教，是谓失道；而传非其人，却又漫泄天宝，所以，提请本书的读者尊重扶阳法脉的传承，不可轻易用书中的内容在临床上套法、套方，避免草菅人命、害人害己。

王献民　张宇轩